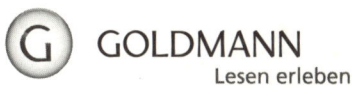

Buch

Wir alle träumen von einem langen Leben, wollen aber unsere Jugend nicht verlieren. Dr. Mike Moreno hat dafür die Lösung. Denn schlaffe Haut, schmerzende Knochen, Abgeschlagenheit und Vergesslichkeit sind vermeidbar. Um diesen unliebsamen Alterserscheinungen vorzubeugen, benötigen Sie nur je 17 Tage.
Mit Morenos 4-Phasen-Plan unterziehen Sie den Körper von Kopf bis Fuß einer Verjüngungskur. Sanieren, Renovieren, Restaurieren und Umgestalten lauten die Grundbausteine. Jede Phase konzentriert sich auf einen anderen Bereich des Körpers und zeigt, wie man dessen Funktionsweise schon in wenigen Wochen deutlich verbessern kann. Bewegung – sei es in Form von Gedächtnistraining oder Fitnessübungen – und eine ausgewogene Ernährung spielen dabei eine entscheidende Rolle. Alle Ratschläge und Übungen lassen sich bequem in den Alltag integrieren.

Autor

Dr. med. Michael Rafael Moreno praktiziert als Hausarzt in San Diego, USA. Als Vorstandsmitglied der American Academy of Family Physicians von Kalifornien engagiert er sich in einem der größten Medizinerverbände der USA. Mit seinem internationalen Megabestseller »Die 17-Tage-Diät« hat Moreno auch in Deutschland zahlreiche begeisterte Anhänger gefunden.

Von Dr. med. Mike Moreno außerdem im Programm

Die 17-Tage-Diät (auch als eBook erhältlich)

Dr. med. Mike Moreno

Der 17-Tage-Plan zum Jüngerwerden

Frischer aussehen,
gesünder sein, Kraft schöpfen

Aus dem Amerikanischen
von Imke Brodersen

GOLDMANN

Alle Ratschläge in diesem Buch wurden vom Autor und vom Verlag sorgfältig erwogen und geprüft. Eine Garantie kann dennoch nicht übernommen werden. Eine Haftung des Autors beziehungsweise des Verlags und seiner Beauftragten für Personen-, Sach- und Vermögensschäden ist daher ausgeschlossen.

Dieses Buch ist kein medizinisches Lehrbuch. Es soll dazu beitragen, informierte Entscheidungen über die eigene Gesundheit zu treffen, und ist nicht als Ersatz für eine ärztlich verordnete Behandlung gedacht.

Dieses Buch ist auch als E-Book erhältlich.

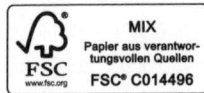

Verlagsgruppe Random House FSC® N001967
Das für dieses Buch verwendete FSC®-zertifizierte Papier *Classic 95*
liefert Stora Enso, Finnland.

1. Auflage
Deutsche Erstausgabe Oktober 2014
Wilhelm Goldmann Verlag, München,
in der Verlagsgruppe Random House GmbH
© 2014 der deutschsprachigen Ausgabe
Wilhelm Goldmann Verlag, München,
in der Verlagsgruppe Random House GmbH
© 2012 17 Day Diet, Inc.
Alle Rechte vorbehalten.
Originaltitel: The 17 Day Plan to Stop Aging
Originalverlag: Free Press, a division of Simon & Schuster, Inc. New York
Umschlaggestaltung: Uno Werbeagentur, München
Redaktion: Ruth Wiebusch
Satz: Uhl + Massopust, Aalen
Druck und Bindung: GGP Media GmbH, Pößneck
CL · Herstellung: IH
Printed in Germany
ISBN 978-3-442-17444-7
www.goldmann-verlag.de
Besuchen Sie den Goldmann Verlag im Netz

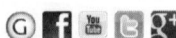

*Dieses Buch ist für meine geliebte Familie und meine Freunde, die mich so sehr unterstützen, für meine unglaublichen Eltern, die mich Tag für Tag inspirieren, und für die Millionen Menschen auf der ganzen Welt, die meine 17-Tage-Diät als Sprungbrett benutzt haben, um ihre Gesundheit und Vitalität zurückzuerobern.
Ich bin so stolz auf jeden Einzelnen, der damit erfolgreich Gewicht abbauen konnte! Ich freue mich darüber und empfinde es als eine Ehre, dass ich an diesem Erfolg mitwirken durfte.*

Anmerkung für die Leser

Dieses Buch vertritt die Meinungen und Vorstellungen des Autors. Es stellt hilfreiche Informationen und Materialien zu den darin angesprochenen Themen bereit. Der Verkauf erfolgt unter dem Vorbehalt, dass Autor und Verlag mit diesem Buch keine individuellen medizinischen oder sonstigen gesundheitsbezogenen Leistungen erbringen. Bitte halten Sie Rücksprache mit Ihrem Arzt oder anderen kompetenten Gesundheitsexperten, bevor Sie die Ratschläge übernehmen oder Rückschlüsse für sich daraus ziehen.

Der Autor und der Verlag lehnen ausdrücklich jegliche Haftung für persönliche oder sonstige Schäden, Verluste oder Risiken ab, die als direkte oder indirekte Folge der Nutzung und Anwendung jeglicher Inhalte dieses Buches entstehen.

Die Namen und identifizierbaren Merkmale der vorgestellten Patienten wurden größtenteils geändert.

Inhalt

Einleitung	11
Die Uhr anhalten	17
1. Die fünf Faktoren des Alterns	19
2. Aktiv gegensteuern	33
Phase 1: Sanieren	43
3. Mit ganzem Herzen dabei	45
4. Befreit aufatmen	63
5. Graue Zellen aktivieren	77
6. Der 17-Tage-Plan (Phase 1)	98

Phase 2: Renovieren — 125

7. Stärkung des Immunsystems — 127
8. Ein gutes Bauchgefühl — 147
9. Das Auf und Ab der Hormone — 170
10. Müde, alte Knochen? — 191
11. Der 17-Tage-Plan (Phase 2) — 211

Phase 3: Restaurieren — 227

12. Schreckgespenst Wechseljahre? — 229
13. Das starke Geschlecht — 252
14. Wenn die Blase drückt — 270
15. Der 17-Tage-Plan (Phase 3) — 288

Phase 4: Umgestalten — 299

16. Bedenkenlos Luft holen — 301
17. Ein erfülltes Leben — 321
18. Der 17-Tage-Plan (Phase 4) — 341
Epilog — 351

Anhang 353

Danksagung 372

Quellen und weiterführende Literatur 373

Register 407

Einleitung: Gesund und glücklich den 100. Geburtstag feiern

Wir altern mit jedem Jahr, jedem Monat, jedem Tag, jeder Stunde, jeder Minute, ja jeder Sekunde unseres Lebens. Irgendwann schmerzen die Gelenke, lässt die Hautspannung nach, wir bekommen Falten, die Haare werden grau oder fallen gar aus, und mit der Gesundheit insgesamt steht es nicht mehr zum Besten. Wenn ich Ihnen nun aber sage, dass der biologische Alterungsprozess nicht zwingend an das Lebensalter gekoppelt ist? Und wenn Sie die Macht hätten, die körperliche Alterung hinauszuzögern – so sehr, dass Sie Ihren 100. Geburtstag nicht nur erleben, sondern voraussichtlich auch *genießen* könnten? Wie das möglich ist, möchte ich an dieser Stelle erklären.

Mein Ansatz für Gesundheit und ein langes Leben fußt auf der Selbstorganisation des Körpers durch dessen Organsysteme. Wir werden von einem ganzen Netzwerk an Organen und Gewebearten am Leben erhalten: Herz-Kreislauf-System, Nervensystem, Atmungssystem, Immunsystem, Reproduktionssystem und so weiter. Üblicherweise beginnt der Abbau innerhalb der körperlichen Systeme schon mit etwa 20 Jahren (wie eine Langzeitstudie zur Alterung aus Baltimore verrät). Wer darauf achtet, diese Systeme gesund zu halten – und durch eine entsprechende Lebensweise ihr Altern hinauszögert –, hat gute Aussichten, den 100. Geburtstag gesund feiern zu können.

Als Hausarzt prüfe ich am liebsten schon vor dem Auftreten etwaiger Symptome, wie es um die Gesundheit dieser Systeme bestellt ist. So kann ich die individuellen Risikofaktoren meiner Patienten ermitteln und rechtzeitig eingreifen, bevor daraus eine Krankheit entsteht.

Alle Körperfunktionen sind auf faszinierende Weise miteinander verknüpft. Vieles davon wird in diesem Buch angesprochen. Selbst wenn Sie nur einzelne Systeme neu regulieren, profitiert davon der gesamte Körper und revanchiert sich mit mehr Vitalität. Wer nicht herzkrank ist, kann bei regelmäßiger sportlicher Betätigung ein ebenso leistungsfähiges Herz haben wie ein deutlich jüngerer Mensch.

Die Lunge hingegen büßt nach und nach an Elastizität ein, so dass sie sich schlechter mit Luft füllt als in der Jugend. Gelenke werden mit der Zeit steif. Allerdings kann Körpertraining die Lungenkapazität erhöhen und Steifheit entgegenwirken. Beides hat einen enormen Einfluss auf unser Wohlbefinden. Das heißt, wer heute den Hintern hochbekommt – egal in welchem Alter –, kann damit beeinflussen, wie gut sein Körper in Zukunft funktioniert.

Wir beginnen die Reise mit der Frage, wie man die primären Systeme Herz (Durchblutung), Lunge (Atmung) und Gehirn (Nerven) instand hält. »Primär« sind sie deshalb, weil sie uns am Leben erhalten – das Herz schlägt, die Lunge atmet, und das Gehirn steuert sämtliche Körperprozesse. Zudem reagieren diese drei besonders empfindlich auf Faktoren, die uns altern lassen. Wer dem Alter ein Schnippchen schlagen will, sollte daher in *Phase 1, Sanieren,* mit diesen Systemen anfangen. Hier finden Sie einfache Ansätze, mit deren Hilfe sich Gesundheitsprobleme im Keim ersticken lassen, so dass es einem sehr schnell besser geht. Und mit »sehr schnell« meine ich einen Zeitraum von 17 Tagen.

Danach widmen wir uns den sekundären Körpersystemen wie Immunsystem, Verdauung, Hormonen und dem Bewegungsapparat (Knochen und Muskeln). Diese Bereiche sind Unterstützungssysteme, die den primären Systemen unterstehen. Vieles, was uns gesund und vital hält, beruht auf der Gesundheit dieser Unterstützungssysteme. Sie schützen, spenden Energie und tragen zum allgemeinen Wohlbefinden bei. Mit welchen Strategien Sie diese Systeme stärken können, erfahren Sie in *Phase 2, Renovieren.*

Phase 3, Restaurieren, befasst sich mit der Feinabstimmung der weiblichen und männlichen Sexualfunktion und der Harnwege. Wenn diese optimal funktionieren, fühlen wir uns attraktiv, begehrt und vital. Ich habe mehrere Punkte zusammengestellt, die Ihnen helfen, diese Bereiche widerstandsfähiger zu machen. So können Sie jeden Tag Ihres Lebens voll auskosten!

Zuletzt befassen wir uns in *Phase 4* mit dem *Umgestalten.* Dieser Teil soll Ihnen helfen, Gesundheit, Umwelteinflüsse und Lebensweise harmonisch aufeinander abzustimmen. Mit den Schritten, die Sie in dieser letzten Phase ergreifen, schützen Sie zugleich das, was Sie in den ersten drei Zyklen erreicht haben.

Je nach Gesundheitszustand müssen Sie vielleicht alle vier Zyklen durcharbeiten, vielleicht auch nur einen Teil davon. Um den persönlichen Bedarf zu ermitteln, habe ich für jedes Körpersystem einen Test mit jeweils 14 Fragen entwickelt. So sehen Sie auf Anhieb, wo Sie auf Ihrem persönlichen Weg zu 100 gesunden, glücklichen Jahren stehen. Bitte überspringen Sie diese Tests nicht. Das jeweilige Ergebnis verrät Ihnen, auf welche Aspekte Sie unbedingt achten sollten, um Ihre Lebenserwartung zu steigern. Jede Phase enthält zudem einen 17-Tage-Plan. Schritt für Schritt erfahren Sie hier, was Sie für Ihren Körper tun können.

Ich will ganz offen sein. Früher dachte ich: »Nein, 100 Jahre will ich nicht werden.« Ich hatte Angst, irgendwann im Rollstuhl zu enden oder ohne echte Lebensqualität in einem Bett vor mich hin zu dämmern. Aber mit 25 war ich auch nicht scharf darauf, mein gegenwärtiges Alter (43) zu erreichen, weil ich 43 Jahre als verdammt alt empfand. Inzwischen weiß ich es besser. Es gibt noch immer so viel, wofür es sich zu leben lohnt, besonders wenn man weiß, dass man dabei gesund und glücklich sein kann.

Sie zweifeln immer noch, weil Sie bereits in mittlerem Alter sind und die ersten Gesundheitsprobleme haben? Vielleicht denken Sie (wie viele meiner Patienten), dass es für Sie doch sicher zu spät ist? In meinen Augen ist es *nie* zu spät. Wenn Sie sich an meine Ratschläge halten, haben Sie weitaus bessere Chancen, 90 oder gar 100 Jahre alt zu werden – und zwar ohne Herzinfarkt, Schlaganfall und chronische Krankheiten, einschließlich Krebs. Sie haben Diabetes oder ein krankes Herz? Selbst dann können Sie noch die 100 erreichen, wenn Sie bestimmte Verhaltensweisen ändern und Ihr Leben umstellen. Und keine Angst: Die Veränderungen, um die es hier geht, sind ganz einfach und werden Ihnen rasch in Fleisch und Blut übergehen!

Die Uhr anhalten

Sicher kennen Sie den Spruch: »Alle Wege führen nach Rom.« Zur Zeit des Römischen Reiches, als die Römer 50 000 Meilen gepflasterte Straßen angelegt hatten, galt dies tatsächlich. 2 000 Jahre und zahllose Studien später wissen wir, dass alle Wege zu einem langen Leben im menschlichen Körper wurzeln – genauer gesagt, der Art und Weise, wie wir auf unsere wichtigsten Körpersysteme achtgeben. Im ersten Teil dieses Buches erfahren Sie daher, wie sich die vielen körperlichen Entwicklungen, die sich klammheimlich gegen Sie verschwören, rückgängig machen lassen. Ich verrate Ihnen, wie Sie die Zeit anhalten und ein Anti-Aging-Paket schnüren können, in dem Sie das Kommando führen.

Wer jung und vital bleiben will, muss jedoch aktiv werden, und das fällt manchmal schwer. Deshalb mache ich es Ihnen so leicht wie möglich. Wenn Sie nur wenige der hier empfohlenen Maßnahmen umsetzen – und keine nimmt mehr als ein paar Minuten pro Tag in Anspruch –, sind Sie schon auf dem besten Wege zu 100 zufriedenen, gesunden Jahren. Auf geht's!

1. Die fünf Faktoren des Alterns

Kennen Sie das? Schlaffe Haut. Schütteres Haar. Spröde Knochen. Speckröllchen. Vergesslichkeit. Es zwickt und zwackt an jeder Ecke. Kaum zu fassen! Sie waren doch immer so jung und widerstandsfähig. Doch auf einmal ist es so weit: Man fühlt sich *alt*. Oh Schreck!

Wie kommt es dazu? Die Alterung galt bisher in erster Linie als stetig voranschreitender Prozess, durch den unser Körper mit der Zeit immer schlechter funktioniert. Jüngste Forschungen deuten jedoch darauf hin, dass Alterung in Wirklichkeit kein passiver, sondern ein aktiver Prozess ist, an dem fünf Schlüsselfaktoren beteiligt sind, die wir *beeinflussen* können. Richtig gelesen. Wie wir altern, wird weniger von unseren Genen bestimmt als davon, wie gut (oder schlecht) wir für uns selbst sorgen. Und damit hat jeder Einzelne einen großen Einfluss darauf, wie es ihm im Alter geht. Wer versteht, wie sich diese fünf Faktoren auf die einzelnen Körpersysteme auswirken, kann den Alterungsprozess hinauszögern und sich seine Vitalität erhalten. Egal, wie alt Sie sind – was Antriebskraft, Gedächtnis, Mobilität, Sinnesschärfe und körperliche Leistungsfähigkeit angeht, haben Sie noch Potenzial. Sehen wir uns die Faktoren, die das Altern hinausschieben können, also näher an.

Faktor 1: Entzündung
Herdfeuer oder Flächenbrand?

Wollen Sie Herzproblemen, Diabetes und Krebs vorbeugen? Und auf steife Gelenke und Demenz haben Sie auch keine Lust? Dann passen Sie gut auf, was Entzündungen im Körper anrichten.

Eine Entzündung gleicht einem inneren Feuer, das dazu beiträgt, Krankheitskeime zu eliminieren. Bei Verletzungen ist eine vorübergehende Entzündung eine normale Reaktion, die zum Heilungsprozess beiträgt. Sie setzt ein, wenn entzündungsfördernde Hormone ganze Armeen weißer Blutkörperchen in Gang setzen, um Infektionen zu bekämpfen und geschädigtes Gewebe zu reparieren. Sobald die Gefahr vorüber ist, sorgen entzündungshemmende Hormone für die abschließende Heilung. Dieser Ablauf wird als »akute« Entzündung bezeichnet. Er tritt zeitlich begrenzt auf und ist ein wichtiger Teil unserer Selbstheilungskräfte. Wenn ich einen Nagel in die Wand hämmere, aber versehentlich den Daumen treffe, schwillt er umgehend an und wird rot. Das sind normale Entzündungszeichen, die anzeigen, dass mein Immunsystem tut, was es soll.

Manchmal aber kommt es zu übertrieben langen oder überschießenden Entzündungsreaktionen. Dann ebbt die normale Reaktion nicht ab, sondern bleibt bestehen. Wenn so etwas an kritischen Orten abläuft, zum Beispiel in den Blutgefäßen oder Gelenken, werden dabei Zellen geschädigt, und der Betroffene kann ernsthaft erkranken. Solche Entzündungen gelten als »chronisch«. Genau sie scheinen praktisch jeder Zivilisationskrankheit zugrunde zu liegen, von Herzerkrankungen über Alzheimer bis hin zu Krebs. Bei einer Herzerkrankung können beispielsweise die Viren einer Lungenentzündung über die Immunzellen von der Lunge aufs Herz übergreifen und dort eine chronische Herzentzündung auslösen. Bei der Alzheimer-Krankheit lösen Entzündungsprozesse die Bildung von Amyloid-Proteinen im Gehirn aus. Diese Proteine verwandeln sich in Plaques, die sich ablagern und die Gehirnfunktion beeinträchtigen. Auch etwa 15 Prozent aller Krebserkrankungen gehen auf Entzündungen zurück. Wir wissen noch nicht genau, wie es zu dieser Schädigung kommt, doch anscheinend setzen Entzündungsprozesse ein bestimmtes Protein frei, welches auch die Ausbreitung von Krebszellen begünstigt.

Die Ursachen chronischer Entzündungen sind nicht genau bekannt. Feststeht allerdings, dass ein Körper auf Rauchen, Übergewicht, Bewegungsarmut und mangelhafte Stressbewältigung mit Entzündungsneigung reagiert. Fühlen Sie sich ertappt? Nun, praktisch jeder, den ich kenne, hat im Laufe seines Lebens Raubbau an seiner Gesundheit betrieben. Es ist jedoch nie zu spät, das Feuer der Entzündung zu löschen, selbst wenn man viele Jahre ständig unter Strom stand.

Faktor 2: Oxidativer Stress
Wenn der Körper Rost ansetzt

Ist Ihnen schon einmal aufgefallen, wie schnell Eisen zu rosten beginnt? Der Grund dafür ist die Oxidation, ein chemischer Prozess, durch den Elektronen einem Eisenmolekül entzogen werden. Oxidationsprozesse sind etwas vollkommen Natürliches, das in unserer Umgebung und im menschlichen Körper unablässig abläuft. Bei zu starker Oxidation entsteht jedoch oxidativer Stress, der zu Zellschäden führt. Darüber hinaus verbraucht oxidativer Stress Antioxidantien, schädigt Körpergewebe und bahnt vorzeitiger Alterung den Weg.

In dieser Hinsicht sind freie Radikale der »Feind«. Freie Radikale entstehen als Nebenprodukt des Sauerstoff-Stoffwechsels im Körper. Es handelt sich dabei um instabile Moleküle, denen jeweils ein Elektron fehlt. Normalerweise hat jedes Sauerstoffatom einen Kern, um den ein Elektronenpaar kreist. Freie Radikale haben ein Elektron zu wenig und rauben daher Elektronen aus anderen Verbindungen, um sich zu stabilisieren. Solange sie nach solchen Elektronen suchen, senden sie praktisch Stromstöße aus, mit denen sie umliegende Zellen schädigen. Das ist sozusagen der Rost. Mit der Zeit können freie Radikale sich im Körper anreichern und zu Krankheiten wie Krebs, Diabetes, Arteriosklerose, Alzheimer und rheumatischen Gelenkentzündungen führen.

Wenn freie Radikale aber der Feind sind, wer ist dann Ihr Verbündeter in dieser Schlacht? Die Antioxidantien. Sie können den freien Radikalen eines ihrer Elektronen überlassen.

Faktor 3: Glykierung
Zucker als innerer Alleskleber

Glykierung bedeutet »Verzuckerung« – das klingt nach einer zart verschneiten Winterlandschaft und Plätzchen mit Zuckerguss. Leider verheißt Glykierung jedoch nichts Gutes. Bei diesem Prozess verkleben nämlich Zucker und Proteine aus der Nahrung im Körper zu einem dicken Klumpen.

Es ist leicht nachvollziehbar, dass ein derart zähes Gebilde die Organe unflexibler macht. Sie versteifen. Beim Herzen kann dadurch beispielsweise die Pumpleistung dramatisch nachlassen.

Glykiertes Gewebe im Körper erzeugt häufig die so genannten fortgeschrittenen Glykierungsendprodukte, die in der Medizin als AGE bezeichnet werden. Diese Moleküle können überall Schäden anrichten und Krankheiten wie Diabetes, Alzheimer, Schlaganfall und grauem Star den Weg ebnen. Weil sie auch Falten hervorrufen, lassen sie uns buchstäblich alt aussehen.

Wenn rote Blutkörperchen verzuckern, verkürzt sich ihre Lebensspanne. Dann bekommt der Körper nicht mehr so viel Sauerstoff wie sonst, und wir sind schneller müde, fühlen uns insgesamt erschöpft und geraten leicht außer Atem. Glykierte (also verzuckerte) weiße Blutkörperchen können Infektionen nicht mehr bekämpfen, so dass wir häufiger krank werden. Auch LDL-Cholesterin (das unerwünschte Cholesterin) kann glykieren und so die normale Regulierung der Cholesterinsynthese in der Leber beeinträchtigen. Daraufhin schnellt der Cholesterinspiegel in die Höhe, erhöht das Risiko für Arteriosklerose (bei der die Arterien verhärten und brüchig werden) und gefährdet das Herz.

Faktor 4: Methylierung
Das Alterungstempo drosseln

Wer seine geistigen Fähigkeiten erhalten, einem vorzeitigen Tod durch Herzinfarkt oder Schlaganfall vorbeugen und den Krebs so fern wie möglich halten will, sollte sich mit dem biologischen Prozess der Methylierung beschäftigen. Diese Reaktion ist für die Körperzellen lebenswichtig, weil sie darüber entscheidet, ob der Körper Vitamine, Enzyme und zahlreiche andere Substanzen richtig aufnehmen und verarbeiten kann.

Die Methylierung hängt unmittelbar mit unserer Erbsubstanz DNA zusammen, dem Molekül, das den Zellen die Blaupause für ihre Funktion liefert. Stellen Sie sich Ihre DNA als Architektentruppe vor, die Blaupausen für alle Zellen erstellt. Die Methylierung kann diesen Prozess beschleunigen oder ausbremsen. Sie kann unnötige Genaktivitäten an- oder abschalten und der Ausbildung atypischer DNA-Abschnitte vorbeugen, damit Abweichungen von der Norm nicht an künftige Zellgenerationen weitergegeben werden. Wenn dies korrekt abläuft, stellt die Methylierung sicher, dass die DNA optimal arbeitet.

Eine angemessene Methylierung kann also tatsächlich die Alterung verlangsamen, wohingegen eine unausgewogene Methylierung die Alterung ankurbelt.

Diese Prozesse laufen im Körper von Natur aus mit zunehmendem Alter weniger rund. Das ist eine schlechte Nachricht, weil eine eingeschränkte Methylierung die Produktion und Reparatur der DNA verhindert. Diese lebensgefährliche Situation kann Krebs auslösen.

Was also können Sie tun, um sicherzugehen, dass die Methylierung in jedem Alter richtig funktioniert? Gehen Sie die Ursache an, die häufig in einem Mangel an B-Vitaminen und Folsäure liegt. Bestimmte Lebensmittel wie Eier oder Samen enthalten viel Folsäure. Und meiden Sie Medikamente, welche die Folsäureaufnahme hemmen!

Faktor 5: Immunschwäche
Starke Abwehrkräfte

Erkältung oder Halsschmerzen sind oft Folge von Ansteckung, und zwar bevorzugt, wenn das Immunsystem geschwächt ist, der Körper aber mit Millionen Erregern fertigwerden muss.

Das Immunsystem ist über den ganzen Körper verteilt. Haut und Schleimhäute gehören dazu, und viele Organe spielen eine wichtige Rolle dabei. Es setzt sich aus zwei Hauptbestandteilen zusammen: der angeborenen (unspezifischen) Immunabwehr und der adaptiven (spezifischen) Immunabwehr. Beide verändern sich mit der Zeit.

Die angeborene Immunabwehr ist im Krieg gegen Infektionen unsere erste Verteidigungslinie. Sie umfasst die Haut, die Nasenschleimhaut und sogar die Magensäure, die jeweils ein Hindernis für potenzielle Bedrohungen darstellen. Wenn die Keime an diesen Hindernissen vorbeigelangen, bekommen sie es mit Zellen zu tun, die Krankheiten gezielt bekämpfen, zum Beispiel den weißen Blutkörperchen. Mit zunehmendem Alter scheinen unsere angeborenen Immunzellen jedoch nicht mehr so gut miteinander zu kommunizieren, und umso anfälliger werden wir für Infektionen durch Viren und Bakterien.

Das adaptive Immunsystem wiederum ist ein weit gespanntes Netzwerk im Körper, das Thymus, Milz, Mandeln, Knochenmark, Blutkreislauf und Lymphsystem umfasst. Diese Organe und Systeme arbeiten Hand in Hand, um Gesundheitsgefahren abzuwehren, und sind verblüffend leistungsstark, wenn alles optimal funktioniert.

Und wenn nicht? Woran merken wir, dass unser Immunsystem nachlässt? Ganz einfach: Wenn Sie eine Erkältung nach der anderen bekommen oder sich jedes Jahr die Grippe einfangen, wenn Wunden nur langsam abheilen oder wenn bei der Vorsorgeuntersuchung die Zahl der weißen Blutkörperchen ungewöhnlich niedrig ist. Unterstützen Sie das Immunsystem durch regelmäßiges Händewaschen, Ihre Ernährung (reichlich Obst, Gemüse und magere Proteine, wenig Industrienahrung), Alkoholverzicht oder moderaten Konsum und indem Sie nicht rauchen.

Alle fünf Faktoren des Alterns hängen miteinander zusammen. Veränderungen an einer Stelle beeinflussen auch die übrigen vier. Nehmen wir uns die fünf nun der Reihe nach vor.

Die Topstrategien zur Eindämmung der Entzündungsneigung

Ein normales Körpergewicht anstreben. Da Übergewicht zu den Hauptauslösern von Entzündungen zählt, rate ich im Rahmen meines Anti-Aging-Konzepts immer wieder dazu, das Gewicht zu normalisieren. Dafür gibt es gute Gründe: Studien zufolge sinkt der CRP-Spiegel umso mehr, je mehr Gewicht wir abbauen. Dieses C-reaktive Protein wird im Rahmen von Blutuntersuchungen bestimmt und zeigt an, wie hoch die aktuelle Entzündungstätigkeit im Körper ist. Um das Thema zu vereinfachen: Stellen Sie sich vor, dass jedes verlorene Kilo die Entzündungsprozesse im Körper wie Wasser löscht.

Viel bewegen. Bewegung ist ein unverzichtbarer Bestandteil der Gewichtsregulierung, scheint jedoch auch eigenständig Entzündungen entgegenzuwirken. Wer sich mehr als 22 Mal im Monat Bewegung verschafft, kann seine CRP-Werte laut einer Studie der Emory University School of Medicine signifikant senken. Auch dies werden Sie noch oft von mir hören: Das richtige Körpertraining unterstützt Ihre Gesundheit nicht nur heute, sondern noch in Jahrzehnten. Die Bandbreite reicht vom 30-minütigen zügigen Spaziergang über Krafttraining bis hin zur durchtanzten Nacht.

Die richtigen Fette wählen. Mit guten Fetten tun Sie viel gegen Entzündungen. Fisch zum Beispiel steckt voller Omega 3-Fettsäuren, die einigen Studien zufolge Entzündungen zurückgehen lassen und arthritisch bedingte Gelenkschmerzen lindern können. Auch natives Olivenöl aus erster Pressung hat ausgezeichnete entzündungshemmende Eigenschaften, ebenso Walnüsse und Leinsamen.

Gesunde Kohlenhydrate essen. Vollkornprodukte, Obst, Gemüse und Bohnen liefern gesunde Kohlenhydrate und reichlich Ballaststoffe, die Entzündungen entgegenwirken. Wissenschaftler der Universität Massachusetts stellten fest, dass Studienteilnehmer mit der höchsten Ballaststoffzufuhr die niedrigsten CRP-Spiegel aufwiesen. Raffinierte Kohlenhydrate (Süßigkeiten, industriell verarbeitete Lebensmittel, kommerzielle Backwaren) haben den gegenteiligen Effekt: Sie fördern Entzündungsprozesse. Meiden Sie daher Weißbrot, Zucker, ballaststoffarme Frühstücksflocken und die meisten von Menschen erzeugten Kohlenhydratprodukte. Sie schüren das Feuer der Entzündung.

Trinken mit Bedacht. Milch hat vielfach einen schlechten Ruf, ist jedoch wegen ihres Vitamin-D-Gehalts ein guter Entzündungshemmer. Ein niedriger Vitamin-D-Spiegel im Blut wird mit entzündlichen Gelenkveränderungen wie chronischer Polyarthritis und Arthrose in Verbindung gebracht. Auch Sonnenlicht und Multivitaminpräparate tragen zur Vitamin-D-Versorgung bei. In Maßen (ein Drink pro Tag) kann sogar Alkohol entzündungshemmend wirken, doch sobald das Maß überschritten ist, schlägt die Wirkung ins Gegenteil um.

Die Topstrategien gegen oxidativen Stress

Antioxidantien einnehmen. Die Vitamine A, C, E und Beta-Karotin wirken ebenso antioxidativ wie Selen, Bioflavonoide, Ginkgo biloba und Ginseng. Apotheken, Drogeriemärkte und Supermärkte halten eine breite Auswahl an Multivitamin- und Multimineralprodukten bereit. Lassen Sie sich beraten.

Farbenfrohe Früchte essen. Obst- und Gemüsesorten in Gelb, Orange und Rot enthalten wertvolle Karotinoide, Phytonährstoffe, die an ihrer Farbe zu erkennen sind.

Grün wählen. Grüne Lebensmittel wie Gerstenkeime, grüner Tee und grünes Blattgemüse stecken voller Antioxidantien, welche unser Immunsystem und Wohlbefinden optimal unterstützen.

Achtsam Sport treiben. Wer es richtig angeht, kann die Menge der Antioxidantien schneller steigern, als der Körper freie Radikale produziert. Wenn Sie es jedoch übertreiben, kann die Entzündungsneigung sogar noch steigen. Falls Schwellungen, ungewöhnliche Müdigkeit oder Muskelkater nicht innerhalb von 48 Stunden wieder verschwinden, war es des Guten zu viel.

Die Topstrategien gegen Glykierung

Kein Glukose-Fruktose-Sirup (Maissirup). Diese besonders ungesunde Zuckerform ist vielen Fertigprodukten wie Limonaden (Soft Drinks), Frühstückszerealien, Süßigkeiten und Backwaren zugesetzt. Wenn Sie auf eine junge Erscheinung und viel Energie Wert legen, dann prüfen Sie, in welchen Lebensmitteln sich Zucker versteckt (jeder Inhaltsstoff, der auf »ose« endet, ist ein Zuckerzusatz).

Heidelbeeren naschen. Die tiefblauen Anthocyane, die Heidelbeeren ihre kräftige Farbe verleihen, sind entzündungshemmend. Studien ergaben, dass Anthocyane auf natürliche Weise der Glykierung entgegenwirken, indem sie das Kollagen in der Haut stärken und die Kapillardurchblutung (Mikrozirkulation) verbessern. Essen Sie also mehr Heidelbeeren, ob im Smoothie, mit dem Müsli oder einfach so – dann sieht die Haut bald frischer aus.

Ergänzungsmittel einnehmen. Gegen destruktive Glykierungsreaktionen gibt es verschiedene schützende Substanzen. Die Aminosäure Carnosin aus rotem Fleisch schützt Herz- und Hirnzellen vor Glykierung. Weitere Stoffe sind Pyridoxal-5-Phosphat (die aktive Form von Vitamin B6) und Benfotiamin, eine fettlösliche Form von Thiamin (Vitamin B1).

Die Topstrategien für eine ausgewogene Methylierung

Eier sind gesund. Eigelb liefert reichlich Vitamin B12 und Folsäure. Beide sind von elementarer Bedeutung für eine ausgewogene Methylierung in den Zellen. Eier wurden viele Jahre wegen ihres Cholesteringehalts verteufelt. Neuere Untersuchungen ergaben jedoch, dass ihr Nährwert höher ist als das Risiko. Das bedeutet keineswegs, dass Sie nun jeden Morgen ein Drei-Eier-Omelette essen sollen – nehmen Sie lieber ein Eigelb und ein paar Eiweiße dazu. Alternativ oder ergänzend bietet sich ein Vitamin-B12-Präparat an.

Medikamente unter die Lupe nehmen. Selbst wenn Sie die tägliche Medikamenteneinnahme durch Multivitamin- oder Ergänzungspräparate abfedern, können bestimmte Arzneimittel die Aufnahme dieser Vitamine einschränken, auch die von Vitamin B12, dem wohl wichtigsten für die Methylierung. Bei regelmäßiger Einnahme von Säureblockern gegen Reflux geht unter Umständen nur ein Viertel der aufgenommenen B12-Menge in den Körper über. Besprechen Sie bei einem niedrigen B12-Spiegel mit Ihrem Arzt, welches Mittel für Sie geeignet ist.

Kerne knabbern. Sonnenblumenkerne liefern ein ganzes Arsenal an wichtigen Nährstoffen wie Folsäure (dem mächtigen Methylierungsregulator), Thiamin, Niacin und, und, und. Knabbern Sie ein paar Kerne zwischendurch oder geben Sie hin und wieder einen Esslöffel über den Salat oder die Suppe. Das gilt auch für Kürbiskerne, Chiasaat oder Sesamsamen. Wählen Sie ungesalzene Varianten und übertreiben Sie nicht – Kerne und Samen enthalten mehr Kalorien, als man glaubt!

Die Topstrategien für ein starkes Immunsystem

Hände waschen. Ob Sie es glauben oder nicht – Händewaschen ist nach wie vor die beste Maßnahme gegen Infektionen. Wasser und Seife sind allen anderen Methoden der Infektionsabwehr weit überlegen. Also waschen Sie sich vor allem vor dem Essen und nach dem Toilettengang die Hände.

Impfen lassen. Erwachsene sollten alle zehn Jahre ihren Tetanus-Impfschutz (bei verschmutzten Wunden auch früher) auffrischen lassen. Andere Impfungen, wie gegen Grippe und Hepatitis, sollten Sie mit Ihrem Arzt besprechen.

Gute Nährstoffversorgung. Schon eine geringfügige Unterversorgung mit Zink, Kupfer, Selen, aber auch den Vitaminen A, C, E, B6, D und Folsäure kann das Immunsystem beeinträchtigen. Beugen Sie vor, indem Sie nährstoffreiche Lebensmittel wählen und zusätzlich ein gutes Rundumpräparat einnehmen mit Vitaminen, Mineralien und Antioxidantien.

Nicht rauchen! Das ist ein Hauptpfeiler der Anti-Aging-Strategie: Wer aufhört zu rauchen, belastet seinen Körper ab sofort nicht mehr mit den Tabaktoxinen. Nach wenigen Stunden ohne Zigaretten beginnt die Normalisierung der hohen Nikotin- und Kohlenmonoxidpegel im Körper. Nach einem Monat geht das Risiko für eine Lungeninfektion zurück, und der Blutdruck sinkt. Zehn Jahre später ist das Immunsystem neu aufgestellt, das Krebsrisiko um bis zu 50 Prozent gesunken.

Sparsamer Umgang mit Antibiotika. Sie werden staunen, wie häufig meine Patienten mit einer schlichten Erkältung bei mir vorsprechen und ein Antibiotikum verlangen. Antibiotika helfen jedoch nur gegen bakterielle Infektionen, die zunächst nachgewiesen werden müssen. Aber wenn etwas anderes die Ursache war, schaden sie doch auch nicht? Diese Auffassung ist falsch, weil Bakterien gegen Antibiotika resistent werden können. Durch unnötige Antibiotikaeinnahme sinken die Chancen, dass das Antibiotikum hilft, wenn wir es *wirklich* brauchen. Antibiotikaresistenz ist ein Riesenproblem und dürfte einer der weltweit bedrohlichsten Trends im gegenwärtigen Gesundheitswesen sein.

Bei Antibiotikaeinnahme produziert der Körper weniger Zytokine, die hormonellen Botenstoffe des Immunsystems. Dies wiederum unterdrückt das Immunsystem, so dass wir gegenüber resistenten Bakterien anfälliger werden. Krankheiten wie Lungenentzündung, Nebenhöhlenentzündung, Hautinfektionen oder Tuberkulose sind dann schwerer zu behandeln. Nehmen Sie Antibiotika also *ausschließlich* bei bakteriellen Infektionen. Setzen Sie Antibiotika niemals vorbeugend ein, es sei denn, Ihr Arzt hat dies ausdrücklich verordnet.

2. Aktiv gegensteuern

Stellen Sie sich vor, Sie bauen ein Haus – womit fangen Sie an? Natürlich mit dem Fundament, denn ohne eine tragfähige Basis können Sie schlecht Böden einziehen und Tapeten ankleben. In diesem Kapitel legen wir daher das Fundament für Ihren bald neu gestärkten Körper. Es besteht aus fünf Grundbausteinen, die jedes einzelne Körpersystem auf einzigartige Weise unterstützen.

Diese Elemente sind *Bewegung* (ja, die schweißtreibende Variante, und ich weiß, dass Sport anstrengend ist, aber Sie müssen nicht gleich ins Fitnessstudio), Verzicht auf jegliche Art von *Rauchen* (Zigaretten, Zigarren, Pfeife), ein gesundes *Körpergewicht* (wie Sie herausfinden, was das für Sie bedeutet, zeige ich gleich), ausreichend *Trinken* und die richtigen *Ergänzungsmittel*.

All diese Faktoren werden in den folgenden Kapiteln noch einmal besprochen. Ich lege dar, welchen Einfluss sie auf die Körpersysteme ausüben. Auf diese Weise können Sie nachvollziehen, warum Sie meine Regeln beherzigen sollten. Ich könnte Ihnen natürlich auch einfach eine Liste mit Vorschriften und Verboten zum Abhaken in die Hand drücken. Aber das wäre erstens furchtbar langweilig, und zweitens weiß ich aus Erfahrung, dass Patienten Empfehlungen nur dann befolgen, wenn sie diese auch verstehen.

Wenn Sie mit diesem Buch fertig sind, wird Ihr Grundverständnis sich erheblich erweitert haben. Wer sich an mein einfaches Konzept hält, hat schon nach 17 Tagen mehr Energie, sieht jünger aus, bringt weniger auf die Waage und hat seiner Lebenserwartung kräftig auf die Sprünge geholfen.

Grundbaustein 1: Bewegung

Brauchen Sie für regelmäßiges Körpertraining wirklich eine Mitgliedschaft im Fitnessstudio? Unsinn. Es spielt keine Rolle, ob Sie eine halbe Stunde auf einem Gerät Treppen steigen oder im Büro die Treppe nehmen statt des Aufzugs oder ob Sie zu Fuß einkaufen gehen. Egal welche Form der Bewegung Sie wählen, immer werden Kalorien verbraucht, Fettzellen geleert und die Muskelmasse erhöht.

Diese Idee inspirierte Forscher der Mayo Clinic zur NEAT-Studie, in der die Wärmeerzeugung durch nichtsportliche Aktivitäten gemessen wurde: durch Herumlaufen beim Telefonieren, Besorgungen zu Fuß erledigen, Treppen steigen, Putzen und vieles mehr. In dieser Studie verzehrten die Teilnehmer täglich 1 000 Kalorien mehr, als sie eigentlich benötigten. Diejenigen, die im Alltag ständig in Bewegung blieben, verbrannten weit mehr von den zusätzlichen Kalorien als die weniger bewegungsfreudigen Teilnehmer und nahmen deshalb im Laufe der Studie durch die zusätzlichen Kalorien weit weniger zu. Was also käme dabei heraus, wenn jemand sich normal ernährt, aber deutlich mehr Bewegung in den Alltag einbaut? Hier lassen sich schon mit kleinen Umstellungen jede Menge Extrakalorien verbrennen: Man kann beim Zähneputzen im Bad herumlaufen, den hintersten Parkplatz wählen (dann läuft man ein Stück und muss die Taschen tragen oder den Einkaufswagen weiter zurückschieben), in der Mittagspause einen Spaziergang einschieben, beim Wäschelegen stehen und vielleicht ein paar Kniebeugen einlegen – lassen Sie Ihrer Phantasie freien Lauf. Tun Sie, was Ihnen liegt, aber fangen Sie heute schon an, sich mehr zu bewegen. Das ist der allererste und sehr wichtige Schritt für ein umfassendes Anti-Aging-Konzept.

Grundbaustein 2: Ein gesundes Körpergewicht

An dieser Stelle finden Sie Tabellen für ein gesundes Körpergewicht bei Männern und Frauen. Für die breite Mehrheit sind diese Angaben ein guter Richtwert. Die fettgedruckte Zahl in der Mitte ist das Gewicht, das Sie anstreben sollten. Ausnahmen gelten für Leistungssportler. Bei ihnen kann das Idealgewicht von den Tabellenwerten abweichen.

Haben Sie bereits ein gesundes Gewicht? Herzlichen Glückwunsch. Wenn nicht, möchte ich Sie in die Lage versetzen, es mit meiner Hilfe zu erreichen.

Ein gesundes Gewicht ist bereits ein Riesenschritt auf dem Weg zur Kontrolle der fünf Alterungsfaktoren. Das gilt vor allem für die Entzündungsneigung, die schließlich durch Übergewicht in Gang gehalten wird. Aber auch alle anderen Körpersysteme können davon erheblich profitieren, wie wir später noch sehen werden.

Frauen			
Größe in m	Gewicht in kg		
1,47	37	**41**	45
1,50	39	**43**	48
1,52	41	**45**	50
1,55	43	**48**	53
1,57	45	**50**	55
1,60	47	**52**	58
1,62	50	**54**	60
1,65	51	**57**	63
1,67	53	**59**	65
1,70	55	**61**	68
1,72	57	**63**	70
1,75	59	**66**	73
1,77	61	**68**	75
1,80	63	**70**	78
1,83	65	**73**	80
1,85	67	**75**	83
1,88	69	**77**	85

Männer		
Größe in m	Gewicht in kg	
1,60	51	**56**	62
1,62	53	**60**	65
1,65	55	**62**	68
1,67	58	**64**	71
1,70	60	**67**	74
1,72	63	**70**	77
1,75	65	**73**	80
1,77	68	**75**	83
1,80	70	**78**	86
1,83	73	**81**	89
1,85	75	**83**	92
1,88	78	**86**	95
1,91	80	**89**	98
1,93	83	**92**	101
1,96	85	**94**	104
1,98	88	**97**	107
2,01	90	**100**	110

Grundbaustein 3: Wasser trinken

Es verblüfft mich immer wieder, wie viele Menschen den lieben langen Tag auf Trab sind und dabei vollkommen ignorieren, dass jede Zelle ihres Körpers nach Wasser lechzt. Ich habe so viele Patienten, die über Schwindelsymptome klagen, die teilweise schon seit Wochen anhalten. Sie gehen davon aus, dass ich ihnen diverse schwere Krankheiten aufzähle, die dem zugrunde liegen könnten. Und sie reagieren irritiert, wenn auf meinem Rezept lediglich steht: »Mehr Wasser trinken!«

Wenn Sie nicht jeden Tag sechs bis acht Gläser Wasser trinken – wer viel Bewegung hat oder regelmäßig Sport treibt, auch gern mehr –, bekommt nicht genug Flüssigkeit. Vielleicht geht es Ihnen wie vielen meiner Patienten, die behaupten, dass sie einfach kein Wasser mögen. Kaffee, Limonade oder Saft schon eher. In diesem Fall sollten Sie unbedingt weiterlesen, denn ich werde Sie auf jede erdenkliche Weise zum Wassertrinken verführen. Richtig spannend wird es, wenn Sie erfahren, welch Wundermittel Wasser gegen so viele Alterserscheinungen ist. Zudem kräftigt es die Lungenschleimhaut, was die Atmung erleichtert, und sorgt für ein besseres Gedächtnis sowie eine geregelte Verdauung.

Grundbaustein 4: Nicht rauchen

Diesen Abschnitt sollten auch Gelegenheits- oder Genussraucher lesen, denn es geht um jede Zigarette, Zigarre oder Pfeife, ob selbstgedreht oder mit Filter, regelmäßiges Passivrauchen und auch um Kautabak. Aber keine Sorge, es gibt keine Vorhaltungen und keine Anti-Raucher-Kampagne. Natürlich möchte ich, dass Sie aufhören! Aber ich glaube nicht, dass ich Ihnen dazu einen Mordsschreck einjagen muss. Eine Portion Logik reicht völlig aus.

Ich glaube, dass die meisten Raucher zwei Stimmen in ihrem Kopf haben. Das logische Denkvermögen sagt: »Du weißt, dass man davon Krebs bekommen kann – du kennst die Fotos von den zerstörten Lungen. Du solltest wirklich aufhören. Diese Zigarette ist die letzte.« Und die Raucherseite sagt: »Na und? Viele Leute rauchen viel mehr als ich, und es geht ihnen sehr gut! Ich habe einfach keine Lust auf den Entzug, das Zunehmen und die Unausgeglichenheit. Nächsten Monat kann ich ja mal wieder versuchen aufzuhören.« Die Ausreden sind individuell verschieden, aber so ungefähr läuft es offenbar bei vielen Rauchern ab.

Gestatten Sie mir ein offenes Wort an die Raucherstimme in Ihrem Kopf: »Du bist ein Dieb. Du stiehlst deiner Zukunft Tage, Monate oder gar Jahre. Und das Schlimmste ist: Du selbst bist nicht dein einziges Opfer. Wann immer du eine Zigarette an die Lippen setzt, schadest du deiner Familie und deinen Freunden, die dich heute und in Zukunft lieben und brauchen. Selbst wenn du ein hohes Alter erreichst, wird dein Körper darunter leiden.«

Wer zufrieden den 100. Geburtstag erleben will, kann nicht weiterhin rauchen. So einfach ist das. Und wenn Sie glauben, dass es nur um Ihre Lunge geht, dann ziehen Sie sich warm an, denn ich zeige Ihnen, dass Rauchen jedem System und Organ im Körper zusetzt.

Grundbaustein 5: Ergänzungsmittel

Ich werde Ihnen nicht einreden, dass es reicht, Mittelchen einzuwerfen, um gesünder zu werden oder das Alter hinauszuzögern. Es gibt zu viele Leichtgläubige, die meinen, dass man sämtliche Ernährungssünden mit einer Handvoll Vitamine und Mineralstoffe wieder wettmachen kann.

Mein Vorschlag: Beziehen Sie den Großteil der essentiellen Nährstoffe, einschließlich Vitaminen und Mineralstoffen, direkt aus den Lebensmitteln, die Sie verzehren. In meinen Augen können synthetische Ergänzungsmittel niemals so gut sein wie echte Lebensmittel. Wenn wir die Wahl haben, werde ich Ihnen immer die natürlichste Lösung vorschlagen, und in ihrer natürlichsten Form liegen Vitamine nun einmal in unserer Nahrung vor. Weil es leider oft schwierig ist, an wirklich frische, nährstoffreiche Lebensmittel zu kommen, gibt es in jedem Abschnitt systemspezifische Empfehlungen für bestimmte Ergänzungsmittel. Schließlich möchte ich, dass Sie verstehen, welche Nährstoffe für welche Systeme und Funktionen des Körpers am wichtigsten sind.

Antioxidantien wie Beta-Karotin oder Vitamin C werden in diesem Buch immer wieder erwähnt. Sie werden staunen, welche Wunder diese Substanzen im Körper bewirken können. Deshalb möchte ich Sie ermuntern, neben der morgendlichen Vitaminpille auch Obst und Gemüse zu verzehren.

Nun kennen Sie die fünf Grundelemente. Was auch immer Sie angehen wollen – diese Bausteine bilden die Basis für Ihren neuen, stabileren Körper, der Ihnen 100 oder mehr Jahre dienen soll. Und jetzt machen wir uns auf die Reise durch die unglaublich ausgeklügelten Körpersysteme. Ich verrate Ihnen, mit welchen Strategien Sie jedes einzelne gegen den Rammbock der Zeit wappnen können.

Phase 1:

Sanieren

Herz, Lunge und Gehirn scheinen einzelne Bestandteile des Kreislauf-, Atmungs- und Nervensystems zu sein, aber sie beeinflussen praktisch alle anderen Körperfunktionen und werden auch umgekehrt von diesen beeinflusst. Chronische Lungenprobleme wie ein Emphysem können beispielsweise das Herz vergrößern und den Blutdruck beeinträchtigen. Schon eine leichte Nierenerkrankung kann das Risiko für Herzinfarkt und Schlaganfall erhöhen. Probleme der Insulinregulierung und des Zuckerstoffwechsels bei Diabetes können die kleinen Blutgefäße im Gehirn in Mitleidenschaft ziehen und Demenz auslösen. Depressionen, Ängste und chronischer Stress können eine Herzerkrankung begünstigen oder verschlimmern.

Ich könnte hier noch vieles anführen, möchte jedoch nun mit Phase 1, Sanieren, beginnen. Darin verrate ich Ihnen, was aus meiner Sicht die wichtigsten Maßnahmen zur Sanierung der drei oben genannten Systeme sind, dazu die besten Strategien für dauerhafte Gesundheit und zur Frage, wie man möglichst selten zum Arzt muss.

3. Mit ganzem Herzen dabei

Wie wäre es, wenn Sie einen Herzinfarkt verhindern könnten? Ich will nicht behaupten, dass sich jeder Herzinfarkt vermeiden lässt, wenn man sich an meine Empfehlungen hält. Aber zumindest in Amerika gelten 80 Prozent der Herzerkrankungen als vermeidbar.

Als Arzt macht es mir erheblich zu schaffen, dass so viele Ursachen für ein krankes Herz vermeidbar oder gar reversibel wären. Und dabei sind Medikamente keineswegs die einzige Lösung. Mein Anliegen ist aber die Erhaltung der Gesundheit, damit wir gar nicht erst krank werden. Zahlreiche lebensbedrohliche Erkrankungen des Herz-Kreislaufsystems wie Angina pectoris (Schmerzen in der Brust), Schlaganfall, Bluthochdruck, hohe Cholesterinwerte und Plaque-Ablagerungen in den Gefäßwänden (Arteriosklerose) lassen sich aufhalten.

Grundkurs Blutkreislauf

Ich gehöre zu der Sorte Ärzte, die daran glaubt, dass Aufklärung der erste Schritt zur Besserung ist. Deshalb hoffe ich, dass Sie mir diesen kleinen Ausflug in die Grundlagen des Herz-Kreislauf-Systems verzeihen.

Genau genommen hat der Körper *zwei* Blutkreisläufe: Der eine transportiert das Blut vom Herzen zur Lunge und wieder zurück (Lungenkreislauf), der andere pumpt das Blut vom Herzen aus in den Rest des Körpers (Körperkreislauf).

Tagtäglich befördert dieser doppelte Kreislauf das Blut ins Körpergewebe, um jede einzelne Zelle mit Sauerstoff und Nährstoffen zu versorgen. Dabei durchlaufen unsere fünf Liter Blut knapp 100 000 Kilometer Blutgefäße.

Das Herz

Das Herz ist der Chef des Kreislaufs. Es schlägt etwa 100 000 Mal am Tag, über 30 Millionen Mal pro Jahr und im Laufe unseres Lebens durchschnittlich 2,5 Milliarden Mal. Je nach Bedürfnissen und Tätigkeit meldet das Gehirn dem Herzen, wann es mehr oder weniger Blut pumpen soll. Wenn wir schlafen, reicht die Menge gerade eben aus, um den geringeren Sauerstoffbedarf des ruhenden Körpers zu decken. Bei körperlicher Anstrengung oder wenn wir Angst haben, schlägt das Herz schneller, um den Muskeln mehr Sauerstoff zur Verfügung zu stellen.

Die Rolle der Blutgefäße

Der Mensch besitzt drei Arten von Blutgefäßen. Da sind zunächst einmal die Arterien, die das Blut vom Herzen wegtragen. Dank der Muskulatur in den Wänden, die sich zur Aufrechterhaltung des Blutstroms zusammenzieht, sind Arterien die dicksten Blutgefäße. Im Körperkreislauf wird das sauerstoffreiche Blut vom Herzen in die Aorta gepumpt, jene dicke Arterie, die sich vom Herzen aus nach oben und dann nach hinten krümmt. Direkt über dem Herzen zweigen zwei Koronararterien wie eine Krone von der Aorta ab und leiten einen Teil des Bluts in kleinere Arterien um, welche die Herzmuskeln mit Sauerstoff und Nährstoffen beliefern.

Die zweite Sorte Blutgefäße sind die Venen. Über sie läuft das Blut zum Herzen zurück, und sie besitzen feine Klappen, die dafür sorgen, dass das Blut in die richtige Richtung fließt.

Zusätzlich haben wir noch winzige Kapillargefäße, welche die Arterien und die Venen verbinden. Über sie empfangen die Zellen Sauerstoff und Nährstoffe; sie sind aber auch die Müllabfuhr des Körpers, weil sie Abbauprodukte und Kohlendioxid abtransportieren.

Der gesamte Körper ist von der Arbeit des Kreislaufsystems abhängig, und es bestehen zahlreiche Wechselbeziehungen zu allen anderen Systemen. Die Blutgefäße sind wie ein riesiges Netz aus Verkehrswegen, das lebenswichtige Substanzen und Hormone in jeden erdenklichen Winkel bringt.

So altert das Kreislaufsystem

Bis vor Kurzem galt eine Herzerkrankung in der Medizin eher als Nebenprodukt undurchlässiger Blutgefäße: Der Cholesterinspiegel steigt, mit der Zeit verstopfen Fettablagerungen die Gefäße und schneiden die Bereiche dahinter von der Blutversorgung ab, oder sie reißen sich los und führen zu Blutgerinnseln. Inzwischen jedoch verstehen wir die Rolle des Cholesterins etwas besser.

Cholesterin hat den Status des Übeltäters. Daher überrascht es Sie vielleicht, dass Cholesterin für den Körper unverzichtbar ist, insbesondere für die körpereigene Hormonproduktion.

60 bis 80 Prozent unseres Cholesterins bestehen aus Low-Density-Lipoproteinen (LDL), die als molekulare »Briefträger« Cholesterin aus der Leber in die Zellen befördern, damit diese neue Zellmembranen herstellen können. Leider brauchen unsere Zellen jedoch in der Regel weniger Cholesterin, als im Umlauf ist. Der Rest bleibt wie ein Müllhaufen in Form von Plaques an den Wänden der Arterien hängen und kann so zu Arteriosklerose führen. Deshalb gilt LDL als »schlechtes« Cholesterin. 20 bis 40 Prozent unseres Cholesterins treten in Form von High-Density-Lipoproteinen (HDL) auf, dem »guten« Cholesterin, das im Blut gründlich aufräumt. Es schnappt sich auch Reste des LDL-Cholesterins und bringt sie zum Abbau in die Leber zurück.

Um die beiden Cholesterinarten auseinanderzuhalten, kann man das LDL-Cholesterin als das »lästige« Cholesterin bezeichnen und das HDL-Cholesterin als das »hilfreiche«. Das HDL sollte im Verhältnis »hoch« sein, LDL hingegen möglichst niedrig. Mit diesem Wissen im Hinterkopf verstehen Sie Ihre Laborwerte besser und können auch mit Ihrem Arzt besprechen, was zu tun ist.

Rund 85 Prozent des Cholesterins, das der Körper benötigt, werden in der Leber produziert. Weitere 15 Prozent stammen aus unserer Nahrung. Normalerweise hält der Körper ein entsprechendes Gleichgewicht aufrecht. Wenn man sich sehr cholesterinreich ernährt, stellt die Leber bestenfalls also einfach weniger Cholesterin her. Dieser Idealfall tritt jedoch nicht immer ein. Was das Cholesterin wirklich in die Höhe jagt, ist der Verzehr von viel gesättigten Fetten aus tierischen Fett- und Proteinquellen. Dann lagert sich Fett vermehrt in Arterien und anderen Gefäßen ein.

Zu Beginn des 20. Jahrhunderts ging man davon aus, dass Cholesterin an Herzerkrankungen beteiligt sein könnte, weil bei Toten nach einem Herzinfarkt stets mehr oder weniger starke Cholesterinablagerungen entdeckt wurden. Doch erst in den 1950er und 60er Jahren, als die Herzinfarktraten in die Höhe schossen, wurde Cholesterin zum Oberschurken erklärt.

Allerdings ist Cholesterin nicht der einzige Risikofaktor für das Herz. Inzwischen wissen wir, dass knapp 50 Prozent aller Herzinfarkte Menschen mit normalem Cholesterinspiegel und normalem Blutdruck betreffen. Irgendetwas lässt verhältnismäßig geringe Ablagerungen aufplatzen und löst damit Blutgerinnsel aus, welche die Durchblutung blockieren.

Dieses »Etwas« wurde als Entzündungsprozess identifiziert.

Im Blut ist das C-reaktive Protein (CRP) ein hilfreicher Entzündungsmarker. Bei hohen CRP-Werten ist das Herzinfarktrisiko im Vergleich zu Personen mit niedrigen CRP-Werten um das Dreifache erhöht.

Das liegt daran, dass Entzündungen den Herzmuskel altern lassen. Sie setzen unseren wichtigsten Muskel unter Stress, so dass er härter arbeiten muss. Zudem bewirken Entzündungen, dass die Blutgefäße starrer werden und sich Fettablagerungen an den Innenseiten bilden können (Arteriosklerose). Für das Herz wird es mühsamer, das Blut durch die weniger flexiblen Gefäße zu pumpen. Und das ist die eigentliche Ursache für Bluthochdruck (Hypertonie), vor dem ich meine Patienten immer warne.

Eine ungesunde Lebensweise mit zu wenig Bewegung, zu viel Salz, zu viel Alkohol und zu viel fett- und zuckerlastigem Junk Food mündet häufig in hohem Blutdruck. Und je höher der Blutdruck mit der Zeit ansteigt, desto kürzer wird das Leben. Bluthochdruck gilt zwar als »stumme« Erkrankung, kann aber durchaus mit Symptomen wie Sehstörungen, Kurzatmigkeit und Nasenbluten einhergehen. Nehmen Sie daher die angebotenen Vorsorgetermine regelmäßig wahr, bei denen der Blutdruck gemessen wird. Falls Sie die oben genannten Symptome bei sich beobachten, sprechen Sie frühzeitig bei Ihrem Arzt vor.

Wenn sich ein hoher Cholesterinspiegel durch Umstellungen der Lebensweise nicht beeinflussen lässt, brauchen Sie möglicherweise Statine. Diese Substanzen senken nicht nur das Cholesterin, sondern scheinen – neueren Untersuchungen zufolge – auch entzündungshemmende Eigenschaften zu haben. Studien ergaben, dass Statine den CRP-Wert senken können, also die Menge des typischen Entzündungsmarkers. Ob Statine bei Ihnen persönlich sinnvoll sind, sollten Sie mit Ihrem Arzt abklären. (Bedenken Sie dabei, dass diese Präparate auch unerwünschte Wirkungen wie Muskelschmerzen, Kopfschmerzen, Übelkeit, Schwäche, Magenbeschwerden und Gelenkschmerzen hervorrufen können, die ich bei meinen Patienten immer wieder beobachte.) Im Kasten zu den Ergänzungsmitteln (siehe Seite 55 f.) finden Sie eine Liste frei verkäuflicher Ergänzungsmittel, die ich meinen Patienten empfehle, wenn sie Statine nicht vertragen.

Sicherheitshalber wiederhole ich es: Ein hoher Blutdruck bedeutet, dass ein Herzinfarkt bei Ihnen wahrscheinlicher wird. Mit der Zeit kann es sogar zu Nierenversagen und Schädigung der Sehkraft kommen. Achten Sie also auf Herz und Kreislauf, *bevor* es kritisch wird.

Die Topstrategien für ein gesundes Herz

Als Hausarzt berate ich meine Patienten ausführlich zu Ernährungsfragen. Eine gute Ernährungsstrategie mit »Entzündungskillern« bewahrt Herz und Gefäße vor vorzeitiger Alterung. Ja wirklich, es gibt Lebensmittel, die dazu beitragen, die schwelenden Entzündungsprozesse im Körper zu löschen und das Altern hinauszuzögern. Empfehlenswert sind folgende:

Lachs. Lachs enthält Omega-3-Fettsäuren, die Entzündungen mindern. Wählen Sie bevorzugt Wildlachs. (Lachs aus Fischfarmen enthält mehr Arachidonsäure und Toxine; beides fördert die Entzündungsneigung.) Auch Hering, Makrele und Sardinen sind gute Omega-3-Quellen.

Walnüsse. Sie liefern reichlich Omega-3-Fettsäuren sowie Vitamin E, das für das Immunsystem sehr wichtig ist.

Zwiebeln. Zwiebeln sind reich an Quercetin, einer antioxidativen Substanz, die schädliche Enzyme daran hindert, Entzündungen auszulösen. Sie enthalten zudem schwefelhaltige Bestandteile, die das Immunsystem stärken. Weitere gute Quercetin-Quellen sind Äpfel, Brokkoli, Rotwein, blaue Trauben, Grapefruitsaft und Tee.

Heidelbeeren. Die Vorteile von Heidelbeeren kann man nicht hoch genug preisen. Sie stecken voller Anthocyanine, die als Antioxidantien die Immunität stärken und den Körper vor Schäden durch freie Radikale (welche Entzündungen Vorschub leisten) schützen. Reichlich Anthocyanine finden sich auch in Brombeeren, Erdbeeren, Himbeeren und Cranberrys.

Süßkartoffeln. Sie sind reich an antioxidativen Karotinoiden, die das Immunsystem unterstützen und Entzündungen vorbeugen. Sie mögen keine Süßkartoffeln? Dann greifen Sie zu anderen Früchten und Gemüse in kräftigem Orange, Rot, Gelb oder Grün, beispielsweise Möhren, Kürbis, Paprika oder Mangos.

Spinat. Er enthält ebenfalls Karotinoide, aber auch Vitamin E. Alle Sorten grünes Blattgemüse sind gut für die Immunabwehr.

Knoblauch. Wie Zwiebeln enthält auch Knoblauch viele schwefelhaltige Substanzen, welche die Aktivität der Immunzellen fördern. Knoblauch ist zudem stark entzündungshemmend.

Ananas. Das Bromelain aus Ananas ist ein entzündungshemmendes Enzym, das auch gewisse immunsteigernde Wirkungen hat. Ananas ist außerdem eine ausgezeichnete Vitamin-C-Quelle.

Ingwer. Frisch wirkt er Entzündungen entgegen, indem er die Aktivität entzündungsfördernder Enzyme im Körper dämpft.

Kurkuma. Dieser Hauptbestandteil von Currypulver enthält das entzündungshemmende Curcumin.

Granatapfel und Granatapfelsaft. Schon in der Antike wurde der Granatapfel verehrt, doch neuerdings wird seine Wirkung auf die Gesundheit von Herz und Kreislauf hervorgehoben.

Durch starke antioxidative Eigenschaften scheint Granatapfel Herz und Gefäße zu schützen. Der Saft könnte gerinnungshemmende Eigenschaften haben, das Anwachsen arterieller Plaques hinauszögern und den Blutdruck senken.

Gemüse jeglicher Art. Neben den oben erwähnten Sorten möchte ich die Wichtigkeit *jeder* Art von Gemüse für Herz und Kreislauf hervorheben. Gemüse enthält so genannte Phytonährstoffe, schützende Substanzen. Ein Teil davon hilft dem Körper bei der Erzeugung von gefäßerweiterndem (und damit blutdrucksenkendem) Stickstoffmonoxid. Eine Studie, die im Juli 2011 im *American Journal of Clinical Nutrition* veröffentlicht wurde, hebt den Zusammenhang von Ernährungsformen mit reichlich Obst und Gemüse und einem gesünderen Herz-Kreislauf-System mitsamt einer hohen Lebenserwartung hervor. Untersucht wurden der Gemüse- und Obstverzehr insgesamt sowie der Verzehr an Kreuzblütlern (alle Kohlsorten) in zwei großen chinesischen Populationen. Dabei stellte sich heraus, dass ein hoher Gemüseverzehr, insbesondere der Konsum von reichlich Brokkoli, Blumenkohl und Kohl, mit einem signifikant geringeren Risiko einherging, einer Herz-Kreislauf-Erkrankung zu erliegen. Kreuzblütler enthalten besonders viele Sulforaphane, die nicht nur gute Antioxidantien sind, sondern auch Entzündungen entgegenwirken. Eine Studie der Universität Tufts ergab zudem, dass Menschen, die sehr viel Gemüse essen, besonders wenig Körperfett haben. Mit ein paar Portionen Gemüse am Tag länger leben und schlanker werden – klingt das nicht verlockend?

Rezepte, mit denen man Herz und Kreislauf unterstützen kann, gibt es also in Hülle und Fülle. Ich möchte allerdings nicht versäumen, auch auf die Lebensmittel hinzuweisen, die Entzündungen im Körper begünstigen können. Solche Nahrungsmittel erhöhen den Endothelinspiegel, und Endothelin ist eine Substanz, die zur verstärkten Entzündungsneigung in den Gefäßen und damit zu deren Verstopfung beiträgt.

Ich habe eine lange Liste kritischer Lebensmittel zusammengestellt. Zuoberst steht alles, was viel Zucker enthält. Hier besteht ein direkter Zusammenhang zur Entzündungsbereitschaft, und vorhandene Entzündungen werden dadurch verstärkt.

Verzehren Sie weniger:
- Gesüßte Frühstückszerealien
- Backwaren (Kuchen, Kekse, Muffins, Torte)
- Fast Food
- Marmelade, Kompott, Puddings
- Zuckerhaltige Limonade
- Maissirup
- Knabberzeug (Chips, Salzstangen, Popcorn)
- Geschälten Reis
- Weißbrot und Weißmehlprodukte
- Nudeln aus Weizenmehl
- Alkoholische Getränke, insbesondere Bier

Auch Lebensmittel mit viel LDL-Cholesterin, Transfetten und gesättigten Fetten sollten Sie lieber meiden, weil sie das Entzündungsrisiko erhöhen können.

Verzehren Sie weniger:
- Butter
- Frittiertes Fleisch, Dosenfleisch
- Schinken
- Kakaobutter
- Frischkäse (Doppelrahmstufe), fettreichen Hartkäse
- Vollmilch und Vollmilchprodukte
- Maiskeimöl
- Margarine, Schmalz und gehärtete Fette
- Organe (Leber, Herz, Nieren)

Der Stoffwechsel jedes Menschen reagiert individuell unterschiedlich. Bei manchen reicht eine Ernährungsumstellung aus, um das LDL-Cholesterin in den Griff zu bekommen. Andere bemühen sich redlich, aber ohne Erfolg. Zum Glück gibt es noch weitere Ansätze, die Sie beherzigen können.

Ergänzungsmittel für Herz und Kreislauf

Manche Menschen mit hohem Cholesterinspiegel vertragen Statine nicht gut. In diesem Fall empfehle ich Ergänzungsmittel, mit denen sich das Cholesterin senken lässt. Sprechen Sie jedoch unbedingt mit Ihrem Arzt, bevor Sie zur Selbstmedikation greifen.

Nur für Patienten mit hohem Cholesterinspiegel:
- **Niacin:** 250 mg pro Tag für mindestens zwei Wochen

Erhöhen Sie die Menge nach zwei Wochen auf 500 mg pro Tag, wenn kein Erröten mehr auftritt (eine typische Nebenwirkung von Niacin). Sobald diese Dosis gut vertragen wird, kann man die Dosis auf 750 mg pro Tag erhöhen.

- **Fischöl:** 3 g pro Tag
- **Leinöl:** 1 Esslöffel pro Tag (zum Beispiel über dem Salat)
- **L-Carnitin:** zwei Mal täglich 500 mg
- **Coenzym Q10:** zwei Mal täglich 50 mg
- **Vitamin C:** 1000 mg pro Tag, gepuffert (Kalziumascorbat) oder ungepuffert (Ascorbinsäure)

Wenn Sie *keinen* hohen Cholesterinspiegel haben, sollten Sie die folgenden Ergänzungsmittel aus dieser Liste dennoch einnehmen, um das Herzkreislaufsystem allgemein zu stärken:

- **Vitamin C:** 1000 mg pro Tag
- **Leinöl:** 1 Esslöffel pro Tag
- **Coenzym Q10:** 50 mg pro Tag

Warum? Niacin gehört zur Gruppe der B-Vitamine und kann das erwünschte HDL-Cholesterin erhöhen. Fischöl kann die Triglyzeride senken und Entzündungen hemmen. Leinöl lässt das HDL steigen. Die Aminosäure L-Carnitin kann das unerwünschte LDL-Cholesterin senken und den Herzmuskel kräftigen. Coenzym Q10 unterstützt die Sauerstoffversorgung der Blutgefäße. Vitamin C hilft, Blutgerinnsel zu vermeiden.

Die Anti-Aging-Grundbausteine

1. Bewegung. Studien haben ergeben, dass ein fitter Körper weniger entzündungsfördernde Botenstoffe erzeugt. Und wie wird man fit? Natürlich durch regelmäßiges Konditionstraining, das eine hervorragende Methode zur Senkung des CRP und zur Reduzierung des Bauchfetts ist – ganz zu schweigen von der besseren Figur. Kondition trainieren Sie mit Jogging, Radfahren, Schwimmen oder Aerobic. Wenn Sie bisher noch nicht aktiv sind, überlegen Sie, wie Sie mindestens drei Mal pro Woche 30 bis 45 Minuten mäßig anstrengende Bewegung in Ihren Tag einbauen können. Sie sollten dabei leicht ins Schwitzen kommen und stärker atmen als sonst. Gesund ist außerdem ein tägliches 30-minütiges Training im Bereich des *Trainingspulses*, der 60 bis 80 Prozent des Maximalpulses ausmacht. Die Berechnungsformel dafür finden Sie im Anhang. Ein Pulsmessgerät kann dabei hilfreich sein.

2. Ein gesundes Körpergewicht. Übergewicht zählt bei allen Erkrankungen von Herz und Kreislauf zu den Hauptrisikofaktoren, weil es dem Kreislauf direkt und indirekt auf vielfältige Weise schadet. Merken Sie sich einfach, dass überschüssiges Fett Herz und Kreislauf stresst. Die gute Nachricht ist, dass das Risiko für Herzprobleme umso niedriger ist, je näher Sie dem gesunden Körpergewicht kommen. Also einfach bei den gesunden Lebensmitteln mehr zugreifen und die ungesunden meiden.

3. Wasser trinken. Wasser erquickt das Herz. Es ist die beste Flüssigkeitsquelle, denn es reguliert die Durchblutung und unterstützt die Verdauung sowie die Versorgung der Zellen

mit Nährstoffen und Sauerstoff. Ohne ausreichende Flüssigkeitszufuhr kann das Herz aus dem Takt geraten, und mit der Zeit lagern sich verstärkt Plaques in den Adern ab.
4. Nicht rauchen. Rauchen schleust Gifte in den Körper, die Puls und Blutdruck erhöhen und mit der Zeit die Pumpleistung des Herzens herabsetzen. Außerdem steigt durch Rauchen die Gerinnungsneigung.
5. Ergänzungsmittel. Siehe Kasten Seite 55 f.

Salzzufuhr beschränken

Zu viel Kochsalz kann den Blutdruck erhöhen. Deshalb sollten Gesunde nicht mehr als 2.300 Milligramm Kochsalz pro Tag zu sich nehmen. Beschränken Sie sich auf 1.500 Milligramm pro Tag, wenn Sie unter eine der folgenden Kategorien fallen:

- Älter als 51 Jahre
- Afrikanische Vorfahren
- Bluthochdruckpatient
- Diabetespatient
- Chronische Nierenerkrankung

Insbesondere industriell verarbeitete, abgepackte Lebensmittel sind häufig zu stark gesalzen – die Inhaltsangaben der Hersteller verraten es. Also achten Sie auf Ihren Salzkonsum!

Bevor wir zur Tat schreiten und die 17-Tage-Sanierung des Herz-Kreislauf-Systems angehen, möchte ich Sie bitten, die nachfolgenden Fragen zu beantworten. Für diesen Test benötigen Sie Ihre Blutwerte. Lassen Sie deshalb bitte zuvor von Ihrem Hausarzt ein Blutbild anfertigen.

Test Herz-Kreislauf-System

Beantworten Sie jede Frage ehrlich und zählen Sie anschließend die Punkte zusammen. Los geht's!

---

1. Haben Sie gemäß der Tabelle in Kapitel 2 (siehe Seite 36 f.) sieben oder mehr Kilo Übergewicht?
A. Ja ❑ 0 Punkte   **B.** Nein ❑ 4 Punkte

---

2. Bekommen Sie nach dem Essen Kopfschmerzen, fühlen Sie sich hinterher übermäßig voll, träge, denkfaul oder müde?
A. Ja ❑ 0 Punkte   B. Nein ❑ 4 Punkte

---

3. Haben Sie insgesamt viel Stress?
A. Ja ❑ 0 Punkte   B. Nein ❑ 4 Punkte

---

4. Hatten Sie schon einmal ein Blutgerinnsel (Thrombose), einen Schlaganfall oder einen Herzinfarkt?
A. Ja ❑ 0 Punkte   B. Nein ❑ 4 Punkte

---

5. Rauchen Sie?
A. Ja ❑ 0 Punkte   B. Nein ❑ 4 Punkte

---

6. Wie oft treiben Sie Sport?
   A. Ich treibe keinen Sport. ❑ 0 Punkte
   B. Ich bewege mich nur bei der Hausarbeit. ❑ 1 Punkt

C. Ich trainiere ein bis zwei Mal pro Woche mindestens 30 Minuten. ❏ 2 Punkte

D. Ich trainiere drei Mal pro Woche mindestens 30 Minuten. ❏ 3 Punkte

E. Ich trainiere öfter als drei Mal pro Woche mindestens 30 Minuten. ❏ 4 Punkte

7. Wie oft sind Sie beim Treppenlaufen kurzatmig, bekommen einen roten Kopf oder Kopfschmerzen?
    A. Häufig. Praktisch jeden Tag. ❏ 0 Punkte
    B. Gelegentlich. Ein paar Mal pro Woche. ❏ 1 Punkt
    C. Selten. Ein paar Mal im Monat. ❏ 2 Punkte
    D. Hin und wieder. ❏ 3 Punkte
    E. Nie. ❏ 4 Punkte

8. Wie oft essen Sie Entzündungskiller (Seite 51f.)?
    A. Nie. ❏ 0 Punkte
    B. Eine bis zwei Portionen pro Woche. ❏ 1 Punkt
    C. Vier Portionen pro Woche. ❏ 2 Punkte
    D. Fünf bis sechs Portionen pro Woche. ❏ 3 Punkte
    E. Mindestens drei Portionen pro Tag. ❏ 4 Punkte

9. Mein letzter LDL-Cholesterinwert liegt bei:
    A. 190 mg/dl oder mehr ❏ 0 Punkte
    B. 160 bis 189 mg/dl ❏ 1 Punkt
    C. 130 bis 159 mg/dl ❏ 2 Punkte
    D. 100 bis 129 mg/dl ❏ 3 Punkte
    E. Unter 100 mg/dl ❏ 4 Punkte

10. Mein letzter HDL-Cholesterinwert liegt bei:
   A. Weniger als 40 mg/dl (für Männer). ❑ 0 Punkte
   B. Weniger als 50 mg/dl (für Frauen). ❑ 0 Punkte
   C. 60 mg/dl oder mehr. ❑ 4 Punkte

11. Mein letzter Triglyzeridwert liegt bei:
   A. 500 mg/dl oder mehr. ❑ 0 Punkte
   B. 200 bis 499 mg/dl. ❑ 1 Punkt
   C. 150 bis 199 mg/dl. ❑ 2 Punkte
   D. Weniger als 150 mg/dl. ❑ 3 Punkte

12. Mein Blutdruck ist:
   A. 160/100 oder höher. ❑ 0 Punkte
   B. 140 bis 159/90 bis 99. ❑ 1 Punkt
   C. Unter 130/89. ❑ 4 Punkte
   D. Weniger als 120/80. ❑ 2 Punkte

13. Mein Wert für C-reaktives Protein (CRP) liegt bei:
   A. Weiß ich nicht. ❑ 0 Punkte
   B. Höher als 3,0/l. ❑ 1 Punkt
   C. 1,0 bis 2,9/l. ❑ 2 Punkte
   D. Unter 1,0/l. ❑ 3 Punkte

14. Mein Ruhepuls beträgt: (Er lässt sich auf der Innenseite des Handgelenks unterhalb des Daumens oder an der Halsschlagader – seitlich am Hals neben der Luftröhre, nicht zu fest drücken! – leicht messen.)

A. Mehr als 100 Schläge pro Minute. ❏ 0 Punkte
B. 60 bis 100 Schläge pro Minute. ❏ 3 Punkt
C. 40 bis 60 Schläge pro Minute. ❏ 4 Punkte

Auswertung

0 bis 12 Punkte: AKUT. Lassen Sie Herz und Kreislaufsystem schnellstmöglich beim Arzt untersuchen.
13 bis 24 Punkte: KRITISCH. Verändern Sie umgehend Verhaltensweisen, die Ihr Herz gefährden, wie Rauchen, zu wenig Bewegung oder zu viel Fast Food essen.
25 bis 36 Punkte: MÄSSIG RISKANT. Verändern Sie ungesunde Gewohnheiten und tun Sie mehr für die Gesundheit Ihres Herzens, wie zum Beispiel Sport, viel Wasser trinken und ausgewogene Ernährung mit reichlich Gemüse.
37 bis 48 Punkte: DURCHSCHNITT. Überlegen Sie, was Sie noch verbessern können. Öfter zum Sport? Mehr Obst und Gemüse?
49 oder mehr Punkte: OPTIMAL. Weiter so!

Ihr Herz begleitet Sie Ihr Leben lang, jede Sekunde, jeden Schlag. Und wer sein Herz vernachlässigt, ignoriert oder überlastet, bekommt irgendwann die Quittung in Form von Herz-Kreislauf-Erkrankungen. Schenken Sie Ihrem Herzen etwas Aufmerksamkeit, damit es bis zum 100. Geburtstag schlägt!

4. Befreit aufatmen

Manchmal sehen wir Kindern zu, wie sie mühelos treppauf, treppab rennen oder quer über den Fußballplatz flitzen. Sie kommen praktisch nie außer Atem! Bei uns Erwachsenen hingegen meldet sich ab 40 die Kurzatmigkeit immer häufiger, ob beim Treppensteigen, beim Spurt zum Bus oder – seien wir ehrlich – beim Sex. Das ist das Alter? Nicht unbedingt.

Alter macht nicht kurzatmig. Sonst gäbe es keine Erklärung für die über 80-Jährigen im Fitnessstudio, die weitaus Jüngeren noch etwas vormachen. Gründe für Kurzatmigkeit sind eher Konditionsmangel und eine ungesunde Lebensweise. Wer viel zu Fuß läuft, joggt, schwimmt oder Rad fährt (und nicht raucht), hat ausreichend Atemkapazität für das ganze Leben.

Grundkurs Atmungssystem

Wir atmen Tag für Tag rund 20 000 Mal ein und aus und nutzen dabei jeden Teil unseres Atmungssystems: Nase, Rachen, Kehlkopf, Luftröhre und Lunge.

Die Lunge gleicht dabei zwei auf dem Kopf stehenden Bäumen. Ihre Äste führen zu den Lungenbläschen (Alveolen), wo der Sauerstoff im Austausch gegen Kohlendioxid ins Blut übergeht.

Wenn wir verschmutzte Luft einatmen, werden die belastenden Substanzen ausgeschieden, von Verdauungssäften zerstört oder von Makrophagen gefressen, jenen Immunzellen, die auf der Suche nach schädlichen Bakterien im Körper patrouillieren. Ihr Vorgehen ist ein Beispiel für die wunderbare Filterfähigkeit und die Schutzfunktionen des Atmungssystems.

Es gibt jedoch noch viele weitere Faktoren, die unsere Lunge angreifen können, nicht nur im Körper, sondern auch in unserer Umgebung. Eine Grippe oder Lungenentzündung kann in höherem Alter einen Teil der Lungenkapazität ausschalten. Und wenn die Kraft der Lunge nachlässt, kann es zu einem Herzinfarkt oder Schlaganfall kommen, weil Herz oder Hirn nicht mehr ausreichend Sauerstoff erhalten. Sogar übermäßiger Zuckerkonsum schadet der Lunge, weil er den Blutzucker erhöht. Dies wiederum führt zur Entstehung von fortgeschrittenen Glykierungsendprodukten, den tückischen AGE, die ich bereits erwähnt habe. Diese machen das Lungengewebe starr und unflexibel, was das Atmen erschwert.

Auch Schadstoffe können der Lunge zusetzen. Bei übermäßigem Kontakt mit umweltschädlichen Gasen, ob Zigarettenrauch oder anderweitig verpestete Luft, kann die Lunge Schaden nehmen und vorzeitig altern. Die Lunge steht somit von allen Seiten unter Beschuss. Glücklicherweise helfen dagegen einige schlichte, aber entscheidende Maßnahmen.

Die häufigsten Lungenprobleme

Bevor ich auf die Atmungsprobleme eingehe, die mit zunehmendem Alter auftreten können, nenne ich hier einige verbreitete Probleme, die alle Altersgruppen betreffen. Ich erwähne sie, weil sie in der Regel zu vermeiden sind.

Asthma. Asthma ist eine entzündlich bedingte, chronische Erkrankung, bei der sich die Luftwege zusammenziehen, wenn die Betroffenen mit auslösenden Substanzen wie Zigarettenrauch, Hausstaub oder Tierschuppen in Kontakt kommen.

COPD (chronisch obstruktive Lungenkrankheit). Diese verbreitete Lungenerkrankung erschwert das Atmen. Eine Hauptursache der COPD ist Rauchen in jeder Form, aber auch ständiges Passivrauchen. Zu den Symptomen zählen Husten, Luftnot, Mattigkeit und Kurzatmigkeit.

Emphysem. Das Emphysem ist eine Unterform der COPD und wird ebenfalls vor allem durch Rauchen ausgelöst. Ein Emphysem tritt ein, wenn die Alveolen, die feinen Luftsäckchen in der gesamten Lunge, geschädigt und schließlich zerstört sind. Anfangs sind die Patienten dabei oft noch symptomfrei, doch auf die Dauer kommt es zu chronischer Kurzatmigkeit, und der Puls steigt. Das Emphysem ist behandelbar, aber nicht heilbar.

Bronchitis. Eine Bronchitis ist eine Atemwegserkrankung, die akut (kurzfristig) oder chronisch (deutlich länger) ausfallen kann. Bei einer Bronchitis bildet sich in den entzündeten Bronchien viel Schleim, den der Patient aushustet. Normalerweise ist die Entzündung eine Reaktion auf Viren oder Bakterien.

Erkältung. Mit Erkältungen bin ich in der Praxis täglich konfrontiert. Ursache sind über 200 verschiedene Viren, die zu Entzündungen der oberen Atemwege führen können. Typische Symptome sind Husten, Niesen, Halsschmerzen, eine verstopfte Nase und Kopfschmerzen.

Lungenentzündung. Eine Lungenentzündung (Pneumonie) kann auf Viren oder Bakterien zurückgehen. Die Patienten haben Fieber, und das entzündete Lungengewebe erschwert die Atmung, weil die Lunge sich mehr anstrengen muss, um dem Blut Sauerstoff gegen Kohlendioxid zu liefern.

So altern Lunge und Atmungssystem

Es gibt viele Faktoren, die Lunge und Atmungssystem zusetzen und sie schneller altern lassen: Vererbung, Umweltverschmutzung, Reizstoffe, Infekte oder Rauchen. Mit zunehmendem Alter geht die Elastizität der Lunge zurück, die Brustwand wird steifer, und die Kraft der Atemmuskulatur lässt nach. Rauchen beschleunigt solche altersbedingten Abbauvorgänge. Die Gesundheit des Atmungssystems hängt unter anderem von folgenden Faktoren ab:

Vitalkapazität. Dieser Begriff bezieht sich auf die Luftmenge, die man nach tiefem Einatmen maximal ausatmen kann. Dieser Faktor ist wichtig: Eine gesunde Lunge hat eine hohe Vitalkapazität. Sie ist ein Hinweis darauf, wie gut andere Organe mit lebenswichtigem Sauerstoff versorgt werden. Das heißt im Klartext: Wer gesund alt werden will, sollte seine Lungenfunktion erhalten.

Interstitielle Fibrose. Bei diesem Krankheitsbild sammelt sich Bindegewebe in der Lunge an und verdickt die Wände der Lungenbläschen, kann aber auch Bronchiolen verlegen, an denen die Luftbläschen hängen. Zu den Symptomen der interstitiellen Fibrose gehören Kurzatmigkeit, Brustschmerzen und Husten mit blutigem Sputum.

> **Ergänzungsmittel für das Atmungssystem**
>
> **Vitamin-B-Komplex:**
> - **Folsäure:** 4 mg pro Tag
> - **Vitamin B12:** 2,4 µg (Mikrogramm) pro Tag
> - **Vitamin B6:** 1,3 mg pro Tag
>
> **Warum?** Vitamin B12 und Folsäure (ebenfalls ein B-Vitamin) helfen dem Körper bei der Methylierung, und ein Gleichgewicht bei der DNA-Methylierung ist enorm wichtig, um das Altern von Lunge und Atmungssystem hinauszuzögern. Ich empfehle neben dem großzügigen Verzehr entsprechender Lebensmittel (siehe Tabellen weiter unten) die Einnahme eines Vitamin-B-Komplexes.

Das klingt alles ziemlich deprimierend, nicht wahr? Muss es aber nicht. Wie bereits erwähnt kann das Atmungssystem mit der Zeit auch gesünder und kräftiger werden. Die Lunge reagiert sehr sensibel auf Methylierungsprozesse, die ständig in der DNA der Zellen ablaufen und eine normale DNA-Funktion gewährleisten. Eine Unausgewogenheit an dieser Stelle kann zu Krebs führen, auch zu Lungenkrebs. Um ernsten Lungenerkrankungen vorzubeugen, müssen wir dem Körper eine angemessene Methylierung ermöglichen. Der einfachste Weg ist eine gute Vitamin-B12- und Folsäureversorgung. Insbesondere Folsäure ist für Wachstum und Regeneration von Zellen unerlässlich und kommt in folgenden Lebensmitteln vor:

Lebensmittel mit viel Folsäure
- Dunkelgrünes Blattgemüse (Grünkohl, Wirsing, Senfblätter, Spinat, Feldsalat, Romana-Salat)
- Spargel
- Brokkoli
- Zitrusfrüchte
- Bohnen und Linsen
- Avocado
- Okra
- Rosenkohl
- Nüsse und Samen
- Blumenkohl
- Rote Bete
- Mais
- Staudensellerie
- Möhren
- Zucchini

Vitamin B12 ist am Stoffwechsel jeder menschlichen Zelle beteiligt, insbesondere an der Synthese und Regulierung der DNA. Man braucht nur eine kleine Menge pro Tag – rund zwei Mikrogramm –, aber die sind unverzichtbar. Vitamin-B12-Mangel kann sich in Form von Blutarmut (Anämie), Nervenschäden und kognitiven Problemen äußern. Unbehandelt kann es bei starkem Vitamin-B12-Mangel zu Fehlern bei der Teilung der Blutkörperchen kommen, was letztlich sogar Krebs auslösen könnte.

Mit zunehmendem Alter fällt es dem Körper schwerer, Vitamin B12 aufzunehmen. Das liegt teilweise daran, dass die Menge der Magensäure zurückgeht. Schätzungen zufolge sind von diesem Phänomen bis zu 30 Prozent aller über 50-Jährigen betroffen. Ab 60 Jahren weisen bis zu zehn Prozent der Bevölkerung einen Vitamin-B12-Mangel auf. Steuern Sie mit einem Vitamin-B-Komplex dagegen an. Reich an Vitamin B12 sind zudem folgende Lebensmittel:

Lebensmittel mit viel Vitamin B12
- Kammmuscheln
- Austern
- Miesmuscheln
- Fisch
- Hummer
- Krebs
- Rindfleisch
- Lammfleisch
- Käse
- Eier
- Joghurt
- Müsli und angereicherte pflanzliche Lebensmittel

Die Anti-Aging-Grundbausteine

1. **Bewegung.** An dieser Stelle möchte ich das schlichte Zu-Fuß-Gehen betonen. Dabei geht es allerdings nicht um gemächliche Spaziergänge. Wie schnell oder wie langsam man normalerweise läuft, kann einer Studie des *JAMA* zufolge Auskunft über die Lebenserwartung geben. In dieser Studie maßen die Wissenschaftler das Gehtempo von über 34 000 Menschen ab 65 Jahren. Die Probanden, die ein durchschnittliches Mindesttempo von gut drei Kilometern pro Stunde an den Tag legten, lebten länger als diejenigen, die langsamer liefen. Das bedeutet nun nicht unbedingt, dass ein höheres Gehtempo automatisch das Leben verlängert. Eher, dass es ein Zeichen für ein Gesundheitsproblem sein könnte, wenn man einfach nicht schneller gehen kann. Versuchen Sie, in Phase 1 Ihr Gehtempo zu steigern. Wenn Ihnen das echte Probleme bereitet, sollten Sie mit Ihrem Arzt sprechen.
2. **Ein gesundes Körpergewicht.** Übergewicht belastet die Lunge und zwingt die gesamte Atemmuskulatur, stärker und weniger effizient zu arbeiten. An dieser Stelle möchte ich auf meine *17-Tage-Diät* verweisen, deren vier Zyklen ein rasches Abnehmen ermöglichen. Die Diät ist nährstoffmäßig ausgewogen, leicht zu befolgen und wirkungsvoll.
3. **Wasser trinken.** Wer täglich reichlich Wasser trinkt, trägt zur Erhaltung der gesunden, dünnen Konsistenz der Schleimhaut bei, welche die Atemwege und die Lunge auskleidet. Bei Dehydrierung kann der Schleim dick und klebrig werden. Das verlangsamt die Atmung und macht krankheitsanfälliger.

4. Nicht rauchen. Rauchen schädigt Lunge und Atemwege, weil es Entzündungen begünstigt, den oxidativen Stress in den beteiligten Zellen erhöht und Zellen sogar absterben lässt. Das bereitet den Weg für ein Emphysem, chronische Lungenerkrankungen (die wiederum das Risiko für Lungenentzündung und Herzinfarkt erhöhen), chronische Bronchitis und Lungenkrebs.

Es gibt zahlreiche Methoden zur Rauchentwöhnung. Einige davon sind im Anhang aufgeführt. Der Trick ist, sie so lange zu testen, bis Sie eine finden, die bei Ihnen wirkt.

Mein Patient Brad rauchte drei Schachteln am Tag, doch nachdem sein erstes Enkelkind auf der Welt war, wollte er aufhören. Damals hatte er schon fast 30 Jahre geraucht.

Sobald ihn der Drang nach einer Zigarette überkam, stand er auf und lief einmal um den Block. Er hatte es auch mit Nikotinkaugummi probiert, bekam davon jedoch Kopfschmerzen. Außerdem tunkte er Zahnstocher in Zimtöl und zog daran, wenn er gerne geraucht hätte. Um durchzuhalten, dachte er so viel wie möglich an seine Familie. Brad brauchte mehrere Anläufe, aber schließlich war es geschafft – und seine Atemwegsprobleme sind seit drei Jahren vorbei. Die gute Nachricht ist also, dass der Schaden reversibel ist.

5. Ergänzungsmittel. Achten Sie darauf, dass Ihr Multivitaminpräparat die zuvor empfohlenen Mengen B-Vitamine enthält. Ansonsten sollten Sie zusätzlich ein entsprechendes Vitamin-B-Komplexmittel einnehmen.

Yoga-Atmung lernen. Lernen Sie, wie man lang und tief durchatmet, damit der Sauerstoff bis in die Lungenspitzen gelangt. Das unterstützt nicht nur die Lungenfunktion insgesamt, sondern vermittelt auch ein Gefühl der Ruhe. Informationen über eine Form der Tiefenatmung aus dem Yoga, den *Feueratem*, finden Sie im Anhang. Diese Atemübung gehört zu Ihrem 17-Tage-Plan *Sanieren*. Ebenfalls im Anhang finden Sie eine Atemtechnik für die *Zwerchfellatmung*, mit der Sie lernen, in den Bauch zu atmen, um das Zwerchfell zu dehnen und zu kräftigen. Ein ausgezeichnetes Training für Ihre Lunge – mit der Zeit wächst damit auch die Lungenkapazität!

Die Brust weiten. Das Dehnen der Brustmuskulatur trägt dazu bei, die Lunge besser mit Sauerstoff zu versorgen. Im Anhang finden Sie die passenden Übungen, *Brustraum* und *Brustkorb dehnen*.

Lungentraining. Einfache, aber durchaus anstrengende Übungen wie das Atmen durch einen Strohhalm erhöhen auf Dauer die Lungenkapazität. Hilfreich sind auch Singen, Musizieren mit Blasinstrumenten und Schwimmen.

Inhalieren. Besonders bei chronischer Bronchitis empfehlen sich regelmäßige Dampfbäder, um den dicken Schleim zu lösen, mit dessen Hilfe sich die Lunge normalerweise gegen Infektionen wehrt. Es geht darum, wieder eine dünne, gesunde Schleimschicht aufzubauen. Ich verwende dabei gerne etwas essentielles Eukalyptusöl, das nicht nur gut riecht, sondern auch die Reinigung der Lunge unterstützen kann. Für ein Dampfbad reicht jedoch im Grunde schon der Wasserdampf beim heißen Duschen.

Chiropraktiker einbeziehen. Nach einer Behandlung beim

Chiropraktiker haben viele Menschen das Gefühl, besser Luft zu bekommen. Einer Studie zufolge hatte sich bei 25 Prozent von 5000 Behandelten nach einer chiropraktischen Intervention die Atmung verbessert. Sprechen Sie jedoch vorher unbedingt mit Ihrem Arzt, um einen geeigneten Chiropraktiker zu finden und die Behandlung koordinieren zu können.

Test Atmungssystem
1. Waren Sie schon einmal kurzatmig oder atemlos?   A. Ja ❏ 0 Punkte   B. Nein ❏ 4 Punkte

2. Wann geht Ihnen die Luft aus?
  A. In Ruhe. ❏ 0 Punkte
  B. Bei geringfügiger Aktivität. ❏ 1 Punkt
  C. Bei mäßiger Aktivität. ❏ 2 Punkte
  D. Bei anstrengender Aktivität. ❏ 3 Punkte
  E. Mir geht nie die Luft aus. ❏ 4 Punkte

3. Haben Sie chronischen Husten?   A. Ja ❏ 0 Punkte   B. Nein ❏ 4 Punkte

4. Wie oft essen Sie Lebensmittel mit viel Vitamin B12 (zum Beispiel Eier, Käse, Meeresfrüchte und Joghurt)?
  A. Nie. ❏ 0 Punkte
  B. Ein bis zwei Mal pro Woche. ❏ 1 Punkt
  C. Drei bis vier Mal pro Woche. ❏ 3 Punkte
  D. Täglich. ❏ 4 Punkte

5. Haben Sie kürzlich Blut gehustet?
   A. Ja ❏ 0 Punkte   B. Nein ❏ 4 Punkte

6. Kommen Sie bei Anstrengung gelegentlich ins Keuchen (zum Beispiel beim Sport oder beim Treppensteigen)?
   A. Ja ❏ 0 Punkte   B. Nein ❏ 4 Punkte

7. Wie oft essen Sie kräftig gefärbtes Obst und Gemüse?
   A. Nie. ❏ 0 Punkte
   B. Im Schnitt ein Mal pro Woche. ❏ 1 Punkt
   C. Im Schnitt mehrmals pro Woche. ❏ 2 Punkte
   D. Täglich. ❏ 4 Punkte

8. Wie viele Tage waren Sie im letzten Jahr wegen Lungenproblemen krankgeschrieben?
   A. Einen Monat oder mehr. ❏ 0 Punkte
   B. Drei Wochen. ❏ 1 Punkt
   C. Zwei Wochen. ❏ 2 Punkte
   D. Nie. ❏ 4 Punkte

9. Rauchen Sie aktuell Zigaretten, Zigarren oder Pfeife?
   A. Ja ❏ 0 Punkte   B. Nein ❏ 4 Punkte

10. Wenn Sie gegenwärtig nicht rauchen: Haben Sie zehn Jahre oder länger mindestens eine Packung pro Tag geraucht?
    A. Ja ❏ 0 Punkte   B. Nein ❏ 4 Punkte

11. Wie häufig sind Sie Passivraucher?
   A. Häufig. ❏ 0 Punkte
   B. Gelegentlich. ❏ 1 Punkt
   C. Nie. ❏ 4 Punkte

12. Wie häufig atmen Sie Schadstoffe ein, also verschmutzte Luft, Staub oder Dämpfe?
   A. Häufig. ❏ 0 Punkte
   B. Gelegentlich. ❏ 1 Punkt
   C. Nie. ❏ 4 Punkte

13. Waren Sie je Asbest ausgesetzt?
   A. Ja ❏ 0 Punkte   B. Nein ❏ 4 Punkte

14. Erkälten Sie sich leicht, und dauern diese Erkältungen in der Regel länger als eine Woche?
   A. Ja ❏ 0 Punkte   B. Nein ❏ 4 Punkte

Auswertung

0 bis 11 Punkte: AKUT. Lassen Sie Ihr Atmungssystem schnellstmöglich beim Arzt untersuchen.

12 bis 22 Punkte: KRITISCH. Verändern Sie umgehend Verhaltensweisen, die Ihre Lunge gefährden. Geben Sie beispielsweise das Rauchen auf.

23 bis 33 Punkte: MÄSSIG RISKANT. Verändern Sie ungesunde Gewohnheiten und beziehen Sie mehr Methoden ein, die der Gesundheit der Lunge guttun, wie viel trinken und Atemübungen.

Sanieren

> **34 bis 44 Punkte: DURCHSCHNITT.** Überlegen Sie, was Sie noch besser machen können, zum Beispiel Thymiantee trinken.
> **45 oder mehr Punkte: OPTIMAL.** Weiter so!

Dr. Mikes Thymiantee

Thymian wurde schon von den alten Ägyptern, Griechen und Römern für medizinische Zwecke und Rituale eingesetzt. Brühen Sie sich täglich einen Becher Thymiantee mit einem Esslöffel frischem oder einem halben Esslöffel getrocknetem Thymian auf, um die Atemwege zu stärken. Den fein gehackten Thymian in ein Teesieb füllen, mit heißem Wasser aufgießen und mindestens fünf Minuten ziehen lassen (Menge reicht für zwei Becher oder eine kleine Teekanne). Das ätherische Öl Thymol ist ein hervorragendes Antioxidans und lindert Husten sowie Bronchitis.

5. Graue Zellen aktivieren

Wenn ich einmal alt bin, möchte ich geistig so topfit sein wie meine Patientin Rhonda, die mit über 80 noch immer jeden Tag des Lebens genießt und Dinge entdeckt, die sie bereichern. Auf meine Frage »Wie halten Sie sich geistig derart fit?« teilte Rhonda mir mit, sie hätte über die Jahre viele Hobbys gehabt. Sie hat einen aktiven Freundeskreis und engagiert sich in ihrer Kirchengemeinde. Sie probiert immer noch Neues aus, ob Gerichte oder Fernsehsendungen. Außerdem nimmt sie beim Einkaufen gern einmal einen Umweg, damit sie sicher ist, nicht auf Autopilot zu leben.

Menschen wie Rhonda scheinen dem Alter zu trotzen. Sie strahlt Vitalität und Jugendlichkeit aus. Körperlich ist sie gesund, ihre Sinne sind scharf, sie strahlt praktisch immer und kann sich auf ihre vielen Freunde und ihre Familie verlassen. Schön, oder?

Nun, zu kaufen gibt es so etwas nicht, aber wer sich ein wenig bemüht, kann ein solches Leben haben. In diesem Kapitel verrate ich Ihnen, worauf Sie achten sollten. Dann stellen sich Gefühle wie Glück, Hoffnung, Optimismus und Jugendfrische von selbst ein. Mit einigen einfachen Veränderungen wette ich darauf, dass Sie innerhalb von nur 17 Tagen erstaunliche Verbesserungen an sich wahrnehmen.

Grundkurs Nervensystem

Ganz oben auf der Wirbelsäule sitzt wie eine Blüte auf einem Stängel das komplexeste und erstaunlichste Ding auf Erden: das menschliche Gehirn. Dieses feuchte, rosa-graue Organ steuert alles, was wir tun und empfinden: Denken, Vernunft, Intuition, Emotionen, Sehen, Hören, Berühren, Bewegung, Sprache, Gedächtnis, Kreativität – letztlich alles, was uns zu Menschen macht. Das Gehirn ist das vitalste Organ im Körper. Deshalb müssen wir es schützen!

Stellen Sie sich das Gehirn als Kommandozentrale vor. Das Nervensystem ähnelt dann einem Kommunikationssystem, das Botschaften aus dem Gehirn an alle anderen Körperteile weiterleitet und deren Reaktionen zurückmeldet. Das Rückenmark dient dabei als Schnelltrasse. Von hier aus bestehen feine Nervenverbindungen in jedes Organ und Körpersystem.

Wenn Sie beispielsweise vor ein fahrendes Auto treten, feuern die Nerven in der Haut ein »Zurückspringen« an das Gehirn. Daraufhin weist das Gehirn die Beinmuskeln an, aus der Gefahrenzone wegzuschnellen. Solche neurologischen Verschaltungen finden glücklicherweise blitzschnell statt, weitaus schneller, als ich brauche, um sie zu erläutern.

Das Nervensystem umfasst drei miteinander verknüpfte Teile:

Das zentrale Nervensystem (ZNS). Es besteht aus Gehirn und Rückenmark. Das ZNS leitet Nervenimpulse weiter und analysiert Informationen aus den Sinnesorganen (Ohren, Augen und so weiter). Wenn das ZNS optimal arbeitet, können wir klar hören, optimal sehen, die feinsten Geruchsnoten wahrnehmen und unseren Tastsinn perfekt einsetzen.

Das periphere Nervensystem (PNS). Dieses System können Sie sich wie einen Baum vorstellen, dessen Zweige sich in Form der Nerven vom Rückenmark aus in jeden Teil des Körpers erstrecken. Das PNS übermittelt Nervenimpulse zwischen ZNS und den Muskeln und Drüsen. Krankheiten, Verletzungen, Fehlernährung und Gifte können die Nerven des PNS schädigen, so dass es zu Gefühlsstörungen oder Lähmungen kommen kann.

Das autonome Nervensystem (ANS). Dieses System kontrolliert Atmung, Puls, Verdauung, Blutdruck und andere automatische Körperfunktionen, über die wir in der Regel nicht nachdenken. Das ANS ist in sympathisches und parasympathisches System aufgeteilt.

Das **parasympathische System** schickt dem Körper Signale, langsamer zu werden und in Normaltempo zu arbeiten (Ruhen und Verdauen), während das **sympathische System** dem Körper hilft, schneller zu arbeiten, wenn man aktiv werden will oder unter Stress steht (zum Beispiel Flucht vor einer Bedrohung im »Kampf-oder-Flucht«-Modus). Ein gutes Beispiel hierfür ist der Blutdruck. Wenn er plötzlich ansteigt, steigt die sympathische Aktivität, und die parasympathische Aktivität wird zurückgefahren. Im Wechselspiel der gegenläufigen Wirkungen halten diese zwei Systeme den Körper im Gleichgewicht.

Wenn das ANS nicht richtig funktioniert, kann dies massive Probleme bei Blutdruck, Herz, Atmung, Schluckfunktion oder auch der erektilen Funktion des Mannes hervorrufen. Umgekehrt lassen sich viele Gesundheitsstörungen verhindern, wenn man dieses System in Topform hält.

So altert das Nervensystem

Im Studium lernte ich, dass das zentrale Nervensystem sich nach traumatisch bedingter Schädigung wie Kopfverletzungen oder bei Erkrankungen wie der Alzheimer-Krankheit nicht selbst reparieren kann. Angeblich könne das Gehirn auch keine neuen Hirnzellen bilden. Im Grunde genommen sei es das ganze Leben hindurch auf dem absteigenden Ast. Diese Auffassung wurde mittlerweile zum Glück widerlegt. Inzwischen *wissen* wir, dass Hirn und zentrales Nervensystem Regenerationsfähigkeiten haben. Das ist eine phantastische Erkenntnis, denn es bedeutet, dass niemand sich mit Hirn- und Nervenproblemen wie Gedächtnislücken, nachlassender Urteilsfähigkeit, mangelnder geistiger Klarheit oder gar Demenz einfach abfinden muss.

Andererseits können viele Facetten des Nervensystems mit zunehmendem Alter tatsächlich Veränderungen unterliegen, über die wir an dieser Stelle sprechen sollten. Zunächst einmal neigen die Nervenzellen in Gehirn und Rückenmark zum Schrumpfen, so dass sie Botschaften weniger rasch übermitteln. Bei einer Degeneration von Nervenzellen sammeln sich zudem Abbauprodukte im Gehirn an, die zu Plaquebildung führen, was wiederum das Risiko für Schlaganfall, Alzheimer-Erkrankung und andere ernste Gesundheitsprobleme erhöht.

Wenn die Nerven nicht mehr richtig mitspielen, sind auch

die Sinne beeinträchtigt. Nehmen wir zum Beispiel das Hörvermögen: Es sind nicht nur die Haare in den Ohren alternder Menschen, die das Hören erschweren. Mit zunehmendem Alter neigt das innere Zusammenspiel im Ohr zum Nachlassen, und das Hörvermögen geht zurück. Ich rate meinen Patienten zu jährlichen Hörtests, um diesen Rückgang zu beobachten und im Zweifelsfall die Anschaffung eines Hörgeräts in Erwägung zu ziehen.

Dieser Prozess kann auch den Gleichgewichtssinn in Mitleidenschaft ziehen, der weitgehend im Innenohr verankert ist. Häufig kommt es auch zu Tinnitus, einem anhaltenden, ungewöhnlichen (häufig sehr hohen) Ohrgeräusch. Suchen Sie bei einer derartigen Symptomatik bitte mit Ihrem Arzt nach der für Sie besten Lösung.

Das Alter beeinträchtigt auch die Sehkraft. Praktisch jeder meiner Patienten über 55 braucht zumindest zeitweise eine Sehhilfe, ob Lesebrille oder Gleitsichtbrille.

In der Regel fällt es den Augen schwerer, Dinge zu fokussieren oder aus der Nähe zu betrachten – wir werden weitsichtig. Manche Menschen vertragen kein grelles Licht, andere haben Probleme bei starker Dunkelheit oder Helligkeit. Das kann unangenehm oder mitunter auch peinlich sein (wenn man im Schummerlicht nicht mehr die Speisekarte lesen kann). Nehmen Sie deshalb den jährlichen Termin beim Augenarzt wahr.

Der Abbau der Nerven kann auch den Geschmackssinn betreffen. Es ist eine traurige Vorstellung, dass das Lieblingsgericht oder der Lieblingswein plötzlich nicht mehr schmecken, doch zum Altern gehört leider der Verlust gewisser

Geschmacksknospen. Zwischen 40 und 60 nimmt ihre Zahl im Mund ab, und die verbliebenen werden kleiner. Deshalb schwindet die Fähigkeit, Salziges und Süßes wahrzunehmen.

Hinzu kommt, dass ältere Menschen weniger Speichel erzeugen. Mundtrockenheit erschwert das Schlucken. Außerdem ist der Speichel Teil des Verdauungssystems, so dass sein Fehlen die Verdauung beeinträchtigt.

Auch der Geruchssinn ist betroffen, lässt aber üblicherweise erst ab 70 nach. Das kann daran liegen, dass Nervenenden im Inneren der Nase zurückgehen, aber auch an bestimmten Medikamenten. So können Östrogene, abschwellende Nasensprays (bei langfristiger Anwendung) oder Zinkpräparate den Geruchssinn stören. Altersbedingte Verluste des Geruchssinns sind nicht heilbar. Setzen Sie daher am besten auf Prävention, solange Sie noch einwandfrei riechen können.

Zuletzt möchte ich das Erinnerungsvermögen ansprechen, das wohl jedem unverzichtbar erscheint. Auch junge Menschen vergessen natürlich das eine oder andere. Mit zunehmendem Alter lässt das Gedächtnis jedoch weiter nach, besonders wenn man die Bedürfnisse von Gehirn und Nervensystem lange ignoriert hat. Ein Grund dafür ist das natürliche Schrumpfen des Gehirns, das bis zum 90. Lebensjahr etwa zehn Prozent seines Gewichts einbüßt. Grund ist das Schrumpfen der Nervenzellen im Gehirn, was als normale Alterserscheinung gilt. Bei starker Schrumpfung kann es jedoch zu Demenz, Schlaganfällen und Aphasie kommen, einem Zustand, in dem die Betroffenen nicht mehr sprechen oder Sprache nicht mehr verstehen können.

Alt werden ist also kein Spaß? Nun, Sie können einiges tun,

um diese Entwicklung zu verhüten oder zumindest hinauszuzögern.

> **Gehirn in Gefahr!**
>
> Mit zunehmendem Alter steigt das Risiko für einen Schlaganfall oder »Hirnschlag«. Hierfür gibt es zwei Hauptauslöser: Bei einer Ischämie verhindert ein Blutgerinnsel, dass das Blut in bestimmte Bereiche vordringt, wo nun Sauerstoffmangel eintritt. Bei einer Hämorrhagie platzt ein Blutgefäß im Gehirn und führt zu einer Gehirnblutung. Beides sind medizinische Notfälle, die dauerhafte Hirnschäden nach sich ziehen können. Das Schlaganfallrisiko können Sie auch dann senken, wenn schon andere Familienmitglieder einen Schlaganfall erlitten haben. Achten Sie auf einen niedrigen Cholesterinspiegel, ein gesundes Gewicht, rauchen Sie nicht und beugen Sie Diabetes vor.
>
> **Ergänzungsmittel für das Nervensystem:**
> - **Vitamin C:** 1000 mg pro Tag
> - **Vitamin E:** 200 internationale Einheiten (IU) pro Tag
> - **Fischöl:** 3 g pro Tag
> - **Vitamin-B-Komplex:**
>   **Folsäure:** 0,4 mg pro Tag
>   **Vitamin B12:** 2,4 µg (Mikrogramm) pro Tag
>   **Vitamin B6:** 1,3 mg pro Tag

- **Selen:** 0,2 mg pro Tag
- **Kurkuma:** 750 mg pro Tag

Warum? Eine Studie der Johns Hopkins Universität mit über 4700 älteren Teilnehmern ergab 2004, dass diejenigen, die eine Kombination aus Vitamin C und E erhielten, später seltener an der Alzheimer-Erkrankung litten. Auch die Substanz DHA aus Fischöl unterstützt die Leistungsfähigkeit des Gehirns. Daher sollten besonders Personen, die ungern DHA-reiche Lebensmittel verzehren, ergänzend Fischöl einnehmen.

Kurkuma ist ein indisches Gewürz mit zahlreichen medizinischen Eigenschaften. In einer Studie der Universität Kalifornien, Los Angeles, half ein entzündungshemmender Wirkstoff aus Kurkuma, die Akkumulierung von Amyloid-Plaques bei Mäusen zu verringern – das sind die Eiweißablagerungen, die bei Alzheimer-Patienten auftreten. Frühere Arbeiten zeigten, dass die Alzheimer-Erkrankung bei alten Menschen in Indien selten ist, was möglicherweise daran liegt, dass Kurkuma in der indischen Küche sehr beliebt ist. Glücklicherweise schmeckt Kurkuma meiner Ansicht nach auch sehr gut, denn es verleiht Gerichten mit Huhn, Fisch oder Gemüse ein zartes, curryähnliches Aroma. Wer sich damit nicht anfreunden kann oder es nur selten verwenden möchte, kann Kurkuma auch ergänzend einnehmen.

Die Gruppe der B-Vitamine unterstützt im Zusammen-

spiel das Nervensystem. Folsäure senkt den Homozystein-Spiegel beispielsweise nur, wenn auch ausreichend B6 und B12 vorhanden sind. Niedrige Spiegel von Folsäure, B12 und B6 scheinen mit Alzheimer-Erkrankung und kognitiven Abbauerscheinungen zusammenzuhängen.
Ein anderer gesunder antioxidativer Stoff fürs Gehirn ist Selen. Einer französischen Langzeitstudie zufolge könnte es einen Teil des mentalen Verfalls im Alter aufhalten. Die Studie ergab, dass die geistigen Kräfte parallel zum Rückgang der Selenmenge im Blut nachlassen. Dabei wurden rund 1.400 Menschen zwei und neun Jahre nach der Erstuntersuchung erneut untersucht. Die Verbindung zwischen Selen und kognitivem Abbau fiel erst nach neun Jahren auf. Die Verfasser der Studie vermuten, dass Selen dem Gehirn oxidativen Stress erspart, der für einen Teil der geistigen Abbauerscheinungen im Alter verantwortlich sein könnte.

Der Zahn der Zeit
Kürzlich ergab eine Studie, dass Menschen, die Zähne und Zahnfleisch nicht gut pflegen, häufiger kognitive Probleme aufweisen. Untersucht wurden dafür über 2000 Männer und Frauen ab 60, die alle unter Zahnfleischentzündungen (Parodontitis; umgangssprachlich als »Parodontose« bezeichnet) litten. Bei Gedächtnistests schnitten die Teilnehmer umso schlechter ab, je mehr Parodontitis-Bakterien sie im Mund hatten. Umgekehrt zeigten Teilnehmer mit weniger Bakterien bei den kognitiven Tests bessere Leistungen

> Befolgen Sie also den zahnärztlichen Rat, die Zähne nach
> dem Essen gründlich zu putzen und mindestens ein Mal
> täglich mit Zahnseide zu reinigen. Als Lohn winken nicht
> nur saubere, gepflegte Zähne, sondern langfristig auch ein
> leistungsfähiges Gehirn.

Kampfansage an die freien Radikale!

Mit einem durchschnittlichen Gewicht von 1300 bis 1500 Gramm steuert das Gehirn nur zwei Prozent zum gesunden Normalgewicht des Menschen bei, verbraucht jedoch die *Hälfte* des Sauerstoffs im Körper. Aufgrund dieser hohen Stoffwechselaktivität ist das Gehirn sehr anfällig für Schäden durch freie Radikale, jene zerstörerischen Nebenprodukte normaler körperlicher Prozesse – und damit gefährdet durch oxidativen Stress und Entzündungen. Mit der Zeit können derartige Schädigungen die kognitive Leistung, Erinnerungsvermögen, Grundstimmung, Bewegungen und die gesamte Lebensqualität beeinträchtigen.

Die leichteste Methode, Gehirn und ZNS vor altersbedingten Schäden zu bewahren, besteht darin, mehr Antioxidantien über die Ernährung aufzunehmen. Essen Sie täglich fünf Portionen farbenfrohe Früchte (wie blaue Trauben, Äpfel, Melone oder Beeren) und grünes Blattgemüse! Diesen Rat habe ich auch im Kapitel über Herz und Kreislauf erteilt, und praktischerweise ist das, was dem einen System hilft, auch für alle anderen von Vorteil.

Wer wenig B-Vitamine und Folsäure zu sich nimmt, die vornehmlich in grünem Blattgemüse vorkommen, hat häufig einen erhöhten Homozystein-Spiegel, der mit kognitivem Abbau einherzugehen scheint. Studien an älteren Menschen belegen die Parallelen zwischen viel Homozystein im Blut, Folsäuremangel und nachlassender geistiger Leistungsfähigkeit. Achten Sie also auf eine folsäurereiche Ernährung und nehmen Sie am besten zusätzlich ein Vitamin-B-Komplex-Präparat ein.

Ich will hier keinesfalls grünes Licht für Alkohol geben, doch mein nächster Vorschlag ist das regelmäßige abendliche Glas Wein. Rotwein enthält einen Farbstoff aus der Traubenhaut, Resveratrol, der antioxidativ wirkt. Resveratrol schützt Zellen, indem es freie Radikale wegputzt. Andere Untersuchungen ergaben, dass es auch das Nachwachsen von Nervenzellen begünstigt. In Maßen bedeutet das: Zum Wohl!

Die Anti-Aging-Grundbausteine

1. Bewegung. Im nächsten Abschnitt »Ein gesunder Geist in einem gesunden Körper« ist beschrieben, auf welche verblüffende Weise Bewegung der Alterung des Gehirns entgegenwirken, die Kreativität fördern und das Denken augenblicklich klarer machen kann.

2. Ein gesundes Körpergewicht. Studien ergaben einen Zusammenhang zwischen Gehirnvolumen und dem Body Mass Index (BMI). Teilnehmer, die laut BMI übergewichtig oder fettleibig waren, hatten insgesamt kleinere Gehirne. Auch das Risiko für eine spätere Alzheimer-Erkrankung ist bei Übergewichtigen erhöht.

3. Wasser trinken. Schon eine leichte Dehydrierung kann das Denkvermögen beeinträchtigen, also trinken Sie ausreichend Wasser. Der Mensch benötigt mindestens sechs bis acht Gläser reines Wasser pro Tag, damit der Urin jederzeit blassgelb ist. Kippen Sie das Wasser jedoch nicht in sich hinein. Mehr als einen Viertelliter in 20 Minuten kann der Körper nicht aufnehmen.

Wer kein klares Wasser mag, kann einen Spritzer Zitronensaft, Gurkenscheiben oder Ingwer hineingeben oder aber Kräutertee oder kohlensäurehaltiges Wasser trinken.

4. Nicht rauchen. Kürzlich wurde entdeckt, dass eine der Chemikalien in Tabak Immunzellen im Gehirn dazu bringt, gesundes Hirngewebe anzugreifen. Diese entzündliche Immunreaktion schädigt nachweislich das Gehirn.

5. Ergänzungsmittel. Lesen Sie im Kasten (siehe Seite 83 f.) nach, welche Ergänzungsmittel Gehirn und Nervensystem langfristig unterstützen.

Zusätzlich zu den Antioxidantien sollten Sie ein Omega-3-Präparat mit DHA einnehmen. Es trägt nicht nur zum seelischen Gleichgewicht bei, sondern ist wie ein Jungbrunnen fürs Gehirn, indem es das Gedächtnis stärkt, vor Alzheimer schützt und möglicherweise sogar das Sehvermögen unterstützt. Die empfohlene Dosis liegt bei 300 bis 500 Milligramm Omega-3-Fettsäuren und 800 bis 1100 Milligramm DHA pro Tag. Achten Sie zusätzlich auf eine gute Versorgung mit mehrfach ungesättigten Fettsäuren über die Ernährung.

Äpfel gegen Schlaganfall?

Ein Apfel am Tag hält einem Ärzte (wie mich) vom Leib, aber kann er auch vor einem Schlaganfall bewahren? Kann er: Äpfel und andere weißfleischige Obst- und Gemüsesorten (wie Birnen, Bananen und Blumenkohl) scheinen laut einer niederländischen Studie aus dem Jahr 2011 das Schlaganfallrisiko zu senken. Äpfel liefern zudem die wirksamen natürlichen Flavonoide Catechin und Quercetin, die zum Schutz vor verschiedenen Krebsarten beitragen.

Reich an mehrfach ungesättigten Fettsäuren

Nüsse, Kerne und Samen
- Walnüsse
- Sonnenblumenkerne
- Leinsamen
- Sesamsamen
- Pflanzliche Nuss-, Kern-, Samenöle
- Distelöl

Fetter Fisch
- Lachs
- Makrele
- Hering

Ein gesunder Geist in einem gesunden Körper

Neben einer Ernährung, die reich an Antioxidantien ist, können Sie das Nervensystem auch auf andere Weise verjüngen. Zusammengefasst heißt die Devise: Wer rastet, der rostet.

Das Gehirn profitiert von einem dynamischen Duo aus körperlicher Anstrengung (Ausdauertraining, Krafttraining, Sport) und geistiger Anstrengung (Kreuzworträtsel, geistige Herausforderungen, Probleme lösen). Was die körperliche Seite anbelangt, ist für das Gehirn alles gut, was auch für den Körper gut ist. Dazu zählt regelmäßige Bewegung, denn Sport pumpt mehr sauerstoffreiches Blut ins Gehirn und erleichtert das klare, kreative Denken.

Tanzen in jeder Form (ob Aerobic, Jazzgymnastik oder Paartanz) kombiniert körperliche Fitness mit dem Erlernen komplizierter motorischer Fähigkeiten. Das heißt, auf geistiger Ebene ist das Gehirn damit beschäftigt, die nötigen Abläufe zu lernen, während der Körper gleichzeitig mehr Sauerstoff bereitstellt. Das führt im Endeffekt zu stärkeren Verbindungen, und das Gehirn kann wieder mehr Informationen verarbeiten.

Da Bewegung die Erzeugung von Neurotransmittern im Gehirn anregt, werden körpereigene Substanzen ausgeschüttet, die Stimmung, Gedächtnis und die Reizleitung im ganzen Körper beeinflussen. Bei der Parkinson-Krankheit liegen beispielsweise zu wenig Neurotransmitter im Nervensystem vor. Sport könnte ein bedeutender Schutzfaktor vor derartigen Erkrankungen sein.

Körperliche Aktivität schützt das alternde Gehirn noch auf

vielerlei andere Weise, in erster Linie durch die Bildung von »Wachstumsfaktoren«, also Proteinen, welche die Neubildung von Gehirnzellen fördern. Diese Wachstumsfaktoren bewirken eine stärkere Verbindung unter den Gehirnzellen, so dass geistige Herausforderungen blitzschnell lösbar werden.

Natürlich benötigt das Gehirn auch mentales Training. Wer im Internet unterwegs ist, aktiviert zentrale Bereiche für Entscheidungsfreude und Logik. Bei erfahrenen Internetnutzern können einige Klicks das Gehirn stärker schulen, als wenn man ein Buch liest. Magnetresonanzaufnahmen ergaben bei regelmäßigen Internetnutzern im Vergleich zu Anfängern eine um das Dreifache erhöhte Gehirnaktivität.

Auch das Lösen von Kreuzworträtseln, Scrabble spielen oder andere geistig anregende Spiele können das Gehirn locker zehn Jahre jünger aussehen lassen. In einem Experiment sollten 3 000 ältere Erwachsene zehn Mal eine kognitiv schwierige Aufgabe wie zum Beispiel ein Kreuzworträtsel lösen. Dafür hatten sie jeweils mindestens eine Stunde Zeit. Was glauben Sie, wie sehr die Teilnehmer ihr Gehirn damit verbessern konnten? Haben sie die Uhr zwei Jahre zurückgedreht? Fünf Jahre? Ob Sie es glauben oder nicht, am Ende der Untersuchung funktionierte das Gehirn der Teilnehmer wieder wie bei zehn Jahre Jüngeren!

Und: Wer Alltagstätigkeiten bewusst erschwert, aktiviert neue Schaltkreise und regt die Produktion von Neurotrophinen an, Wachstumsfaktoren im Gehirn. Ein Rechtshänder könnte zum Beispiel versuchen, mit der linken Hand zu schreiben – vielleicht fangen Sie mit dem Einkaufszettel an. So bekommt das Gehirn auf einmal eine Aufgabe, die eine interessante Herausforderung darstellt und Spaß macht. Probieren Sie ein neues Rezept aus, anstatt alles so zu machen wie schon seit Jahrzehnten. Wandern Sie zu Hause mit geschlossenen Augen von Zimmer zu Zimmer. Oder räumen Sie den Küchenschrank um, damit nicht immer alles am selben Ort steht.

Hilfreich sind auch Entspannungsübungen und Meditation. Wer acht Wochen lang täglich eine halbe Stunde meditiert, hat Untersuchungen zufolge ein besseres Selbstwertgefühl und einen geringeren Stresspegel. Gehirnscans bei den meditierenden Teilnehmern ergaben sogar einen Zuwachs an grauer Masse im Lern- und Gedächtniszentrum (also eine bessere Funktionsfähigkeit in diesen Bereichen) und weniger graue Masse in den Bereichen, die mit Stress in Verbindung gebracht werden. In der Kontrollgruppe waren dagegen keine Veränderungen zu verzeichnen.

Das Gehirn ist zwar kein Muskel, den man körperlich trainieren kann, doch regelmäßiger Gebrauch erweitert die Verbindungen zwischen den Neuronen. Auch durch das Erlernen einer Fremdsprache fördern Sie die Funktion Ihres Gehirns. Holen Sie sich eine Anfänger-CD in der gewünschten Sprache und legen Sie diese auf dem Weg zur Arbeit im Auto ein.

Sprachen liegen Ihnen nicht? Dann hören Sie eben Musik. Stücke von Mozart aktivieren Reaktionsmuster im Gehirn, für die tiefer gehende Überlegungen erforderlich sind, wie wir sie für Mathematik oder Ingenieurleistungen benötigen. Mit anderen Worten: Mozart ist gut für die Intelligenz.

Dr. Mikes Meditationsanleitung

Falls Sie noch nie meditiert haben, kann ich Ihnen aus eigener Erfahrung einige Tipps geben. Sitzen Sie aufrecht mit geradem Rücken. Meditieren Sie nicht in Rückenlage, weil man dabei leicht einschläft. Der frühe Morgen bietet sich an. Am besten frühstücken Sie erst nach dem Meditieren, denn ein deftiges Frühstück macht leicht lethargisch.

Einsteigern wird zunächst schmerzlich bewusst, wie chaotisch es in ihrem Geist zugeht. Ein Mantra – die Wiederholung eines heiligen Worts – hilft, sich auf einen einzigen Gedanken zu konzentrieren. Sie können zum Beispiel immer wieder die Silbe »Om« wiederholen. Sobald Sie so konzentriert sind, gehen Sie zum nächsten Stadium über, der Freiheit von allen Gedanken. Es ist nicht einfach, den Geist zur Ruhe kommen zu lassen, aber wenn es irgendwann gelingt, ist es eine überaus wohltuende Erfahrung.

Seien Sie nicht entmutigt, wenn es nicht von Anfang an klappt. Dieser Weg erfordert Zeit und Übung, tut dem Gehirn aber sehr gut und hilft zugleich gegen Stress.

Halten Sie Ihr Gehirn und seine Neuronen durch ständiges Lernen aktiv. Belegen Sie einen Fortbildungskurs, um Gehirn und Denkfähigkeit neu anzukurbeln. Es gibt viele Online-Angebote, so dass man dazu nicht einmal unbedingt das Haus verlassen muss.

Das Denkvermögen und die Schilddrüse

Wenn die Schilddrüsenhormone abnehmen (Schilddrüsenunterfunktion), können Gedächtnis und Denkvermögen darunter leiden. Viele Frauen bemerken während der Menopause, dass sie vergesslich werden. Das kann man behandeln, also lassen Sie regelmäßig Ihre Schilddrüsenwerte überprüfen!

Test Nervensystem
1. Lässt Ihr Gedächtnis merklich nach? A. Ja, ziemlich. ❏ 0 Punkte B. Ein bisschen. ❏ 2 Punkte C. Überhaupt nicht. ❏ 4 Punkte
2. Können Sie sich Namen und Telefonnummern nur schwer einprägen? A. Ja, ziemlich. ❏ 0 Punkte B. Ein bisschen. ❏ 2 Punkte C. Überhaupt nicht. ❏ 4 Punkte
3. Haben Sie keinen Spaß mehr an Ihren Lieblingsaktivitäten? A. Ja, ziemlich. ❏ 0 Punkte B. Ein bisschen. ❏ 2 Punkte C. Überhaupt nicht. ❏ 4 Punkte

4. Wie häufig verwenden Sie Kurkuma beim Kochen oder nehmen ein entsprechendes Ergänzungsmittel ein?
A. Nie. ❏ 0 Punkte
B. Hin und wieder. ❏ 2 Punkte
C. Täglich. ❏ 4 Punkte

5. Macht Ihnen im Alltag Ihr Sehvermögen zu schaffen?
A. Ja ❏ 0 Punkte   B. Nein ❏ 4 Punkte

6. Ernähren Sie sich gesund?
A. Nein, ich esse oft »leere Kalorien« und fettreiche Speisen. ❏ 0 Punkte
B. Ich esse manchmal »leere Kalorien« und bemühe mich, mehr Obst und Gemüse zu verzehren.
❏ 2 Punkte
C. Ich achte auf meine Ernährung und esse viel Obst, Gemüse und Vollkorn. ❏ 4 Punkte

7. Nehmen Sie ergänzend Antioxidantien ein?
A. Nie. ❏ 0 Punkte
B. Hin und wieder. ❏ 2 Punkte
C. Täglich. ❏ 4 Punkte

8. Wie häufig surfen Sie im Internet?
A. Nie. ❏ 0 Punkte
B. Hin und wieder. ❏ 2 Punkte
C. Andauernd. ❏ 4 Punkte

Sanieren

9. Gab es in Ihrer Familie schon Schlaganfälle?
A. Ja, bei Eltern, Geschwistern oder Großeltern.
❑ 0 Punkte
B. Ja, aber bei entfernten Verwandten wie Cousins.
❑ 2 Punkte
C. Nein, meines Wissens nicht. ❑ 4 Punkte

10. Wie häufig meditieren Sie?
A. Nie. ❑ 0 Punkte
B. Hin und wieder. ❑ 2 Punkte
C. Täglich. ❑ 4 Punkte

11. Wie pflegen Sie normalerweise Ihre Zähne?
A. Ohne Zahnseide, aber ich putze regelmäßig.
❑ 0 Punkte
B. Zwei Mal täglich Zähneputzen; wenn ich daran denke, verwende ich auch Zahnseide. ❑ 2 Punkte
C. Ich putze zwei bis drei Mal pro Tag die Zähne und verwende täglich Zahnseide. ❑ 4 Punkte

12. Wie viel Wasser trinken Sie pro Tag?
A. Praktisch keins. ❑ 0 Punkte
B. Zwei bis drei Gläser. ❑ 2 Punkte
C. Mindestens zwei Liter. ❑ 4 Punkte

13. Beschäftigen Sie sich häufig mit Denksportaufgaben?
A. Nie. ❑ 0 Punkte
B. Ein paar Mal pro Woche. ❑ 2 Punkte
C. Fast täglich. ❑ 4 Punkte

14. Nehmen Sie aktuell Unterricht, oder besuchen Sie beispielsweise einen Sprachkurs?
A. Nein ❑ 0 Punkte   B. Ja ❑ 4 Punkte

Auswertung

0 bis 15 Punkte: AKUT. Wenn Sie in letzter Zeit bemerkt haben, dass Gedächtnis und kognitive Fähigkeiten deutlich nachlassen, sprechen Sie mit Ihrem Arzt darüber. Verhaltensweisen, die Ihr Nervensystem gefährden, sollten Sie umgehend ändern.

16 bis 24 Punkte: KRITISCH. Ergreifen Sie schnellstens Gegenmaßnahmen – viel Bewegung, Denksportaufgaben, Wasser trinken und gesunde Ernährung helfen Ihren grauen Zellen.

25 bis 34 Punkte: RISKANT. Beziehen Sie mehr Vorschläge ein, die dem Gehirn guttun, wie Sport oder Meditation.

35 bis 44 Punkte: DURCHSCHNITT. Überlegen Sie, was Sie noch besser machen können.

45 oder mehr Punkte: OPTIMAL. Weiter so!

6. Der 17-Tage-Plan (Phase 1)

Phase 1, Sanieren, zielt darauf ab, die drei wichtigsten Systeme – Herz/Kreislauf, Atmung und Gehirn/Nerven – als Basiselemente der Gesundheit instand zu setzen. Wer diesen Plan die nächsten 17 Tage durchhält, wird spürbare Verbesserung bei der Leistungsfähigkeit von Herz und Kreislauf, der Gesundheit der Lunge und der Schärfe von Sinnen und Denkvermögen feststellen. Behalten Sie immer im Hinterkopf, worum es geht:

Ziele für Phase 1, Sanieren:
- Ruhepuls in einen gesunden Bereich bekommen
- Cholesterinwerte verbessern
- CRP-Spiegel senken (C-reaktives Protein)
- Gewicht abbauen
- Körperliche Kraft aufbauen
- Lungenkapazität erhöhen
- Atmung vertiefen
- Infektionen der Lunge vorbeugen
- Gedächtnis stärken
- Demenz vorbeugen
- Kreativität fördern
- Alle fünf Sinne schärfen

Wenn Sie in einem der drei Tests von Phase 1, Sanieren, schlecht abgeschnitten haben, achten Sie unbedingt darauf, jeden Tag die unterstützenden Strategien für dieses spezielle System durchzuführen, auch über die Vorgaben im allgemeinen Programm hinaus.

Ihre Fortschritte innerhalb der nächsten 17 Tage können Sie auch auf andere Weise überprüfen. Lassen Sie Ihren Cholesterinwert beim Hausarzt oder in der Apotheke bestimmen oder überdenken Sie die Anschaffung eines Heimtestgeräts. Messen Sie den Wert einmal vor Beginn des Programms und dann wieder an Tag 18. Wenn Ihr Arzt einverstanden ist und die Krankenversicherung dafür aufkommt, können Sie auch vorher und nachher den CRP-Wert bestimmen lassen und dabei gleich den Cholesterintest mit durchführen. So schlagen Sie zwei Fliegen mit einer Klappe.

Mit einem einfachen Lungenfunktionstest ermitteln Arzt oder Apotheker die Lungenkapazität. Wiederholen Sie auch diesen Test nach Abschluss von Phase 1. Sie werden staunen, wie sehr sich die Lungenfunktion in so kurzer Zeit verbessern kann.

Prüfen Sie Ihr Gedächtnis!

Ihr Kurzzeitgedächtnis können Sie testen, indem Sie sich die nachfolgende Einkaufsliste 30 Sekunden lang einprägen. Anschließend schreiben Sie alle Produkte auf einen Einkaufszettel. Wie viele sind Ihnen noch eingefallen? Wiederholen Sie den Test zu Beginn und nach Ablauf von Phase 1. Sie werden überrascht sein!

- Spinat
- Heidelbeeren
- Eier
- 2 Liter fettarme Milch
- Brokkoli
- Grüne Bohnen (Bio)
- Junge Möhren
- 4 Hähnchenbrüste
- Haferflocken
- Joghurt, fettarm
- Spülmittel
- 1 Ananas
- Walnüsse

Vorbereitungen für Phase 1

Zuallererst sollten Sie Ihr berufliches und häusliches Umfeld gründlich putzen, also von Staub und Allergenen befreien. Allergiker nehmen bitte eine halbe Stunde vor dem Putzen die entsprechenden Medikamente und öffnen die Fenster, damit frische Luft ins Haus kommt. Diese Generalreinigung gönnt Ihren Atemwegen eine Verschnaufpause, weil Sie in den 17 Tagen weniger Staub und Pollen einatmen.

Grundregeln für Phase 1

1. Überprüfen Sie, ob Ihr Vitaminpräparat die folgenden Vitamine und Substanzen in der angegebenen Dosierung enthält. Ansonsten sollten Sie etwas anderes einnehmen, das

dieser Empfehlung am nächsten kommt, oder Ihr Präparat gezielt um weitere Mittel ergänzen.
- **Vitamin C**: 1 000 mg pro Tag
- **Vitamin E**: 200 IU pro Tag
- **Fischöl**: 3 g pro Tag
- **B-Komplex**:
  Folsäure: 0,4 mg pro Tag
  Vitamin B12: 2,4 µg (Mikrogramm) pro Tag
  Vitamin B6: 1,3 mg pro Tag
- **Selen**: 0,2 mg pro Tag
- **Kurkuma**: 750 mg pro Tag
- **Leinöl**: 1 Esslöffel pro Tag
- **Coenzym Q10**: 60 mg pro Tag

2. Verzichten Sie während der gesamten Phase auf Parfüm, Haarspray, Duftspender und aerosolhaltige Reinigungsprodukte. Solche scheinbar harmlosen Produkte enthalten potenziell giftige Inhaltsstoffe, die mit anderen Partikeln aus Innenräumen wie Tierschuppen oder Staub unangenehme Wirkungen entfalten können. Eine Erholungspause lässt Ihre Lunge buchstäblich aufatmen.
3. Ein Grundbaustein der Anti-Aging-Maßnahmen ist die ausreichende Wasserzufuhr. Denken Sie also daran, täglich mindestens sechs bis acht Gläser Wasser (je 250 ml) zu trinken – unterwegs oder auf der Arbeit am besten eine Wasserflasche oder Thermoskanne griffbereit haben.
4. Messen Sie mit einer Eieruhr, wie lange Sie morgens und abends die Zähne putzen – stellen Sie zwei Minuten ein. Reinigen Sie anschließend die Zahnzwischenräume mit Zahnseide.

Sanieren: Phase 1

Jetzt können Sie loslegen. An manchen Tagen sind bestimmte Trainingseinheiten, Atemtechniken oder Dehnübungen empfohlen, die *kursiv* gesetzt sind. Diese Elemente werden im Anhang (ab Seite 353) genauer beschrieben.

Tag 1

Beim Aufstehen: Zwei Mal 15 *Hocksprünge*.

Innerhalb von 30 Minuten nach dem Aufwachen: Ein gesundes Frühstück mit mindestens einem Entzündungskiller (siehe Seite 55 f.) und einer Tasse Thymiantee (siehe Seite 76).

- Vorschläge: Eiweißomelett mit Spinat; Haferbrei mit frischen Heidelbeeren; griechischer Joghurt mit Ananasstücken; Granatapfelsaft und ein ganzes Ei.

Morgens: 30 Minuten Dr. Mikes Meditation (Kapitel 5, siehe Seite 93).

Vormittags: Machen Sie bitte einen Arzttermin aus,

- wenn Sie Medikamente einnehmen und Fragen zur Dosierung, zur Menge und zur Kombination mit neuen Vitaminen oder Ergänzungsmitteln haben,
- wenn Ihre Lunge vor mindestens einem Jahr zuletzt vom Arzt abgehört wurde,
- wenn Sie bezüglich Herz, Lunge oder Gehirn gesundheitliche Bedenken haben.

Mittagessen: Beziehen Sie eine Sorte karotinoidreiches Gemüse ein (dunkelgrünes Blattgemüse, Möhren, Tomaten, Wassermelone, Brokkoli, Kürbis, Süßkartoffeln).

Kaffeepause: Sechs Walnüsse und ein Apfel.

In der Mittagszeit: Eine Minute *Feueratem* üben. Eventuell nach 30 Sekunden eine Pause einlegen.

Am späten Nachmittag: Wählen Sie nach der Arbeit oder auf dem Rückweg vom Einkaufen eine ungewohnte Strecke.

Abends: Zwei Mal eine Minute *Wandsitzen*.

Vor dem Abendessen: Je nach persönlicher Fitness 30 Minuten Walken, Joggen oder Dauerlauf.

- Alternativen: Eine Cardio-DVD einschieben und mitmachen, ein Kurs im Fitnessstudio oder eine Radtour.
- Steigern Sie diese Woche beim Training jedes Mal ein wenig das Tempo, um Herz und Lunge einen Reiz zu vermitteln. Laufen Sie ein Stück weiter oder strengen Sie sich mehr an.

Abendessen: Essen Sie mindestens zwei Entzündungskiller (wie Lachs, Spinat, Süßkartoffeln oder Knoblauch) und würzen Sie diese mit Kurkuma. Wenn Sie Kurkuma ergänzend einnehmen, ist das Würzen natürlich nicht erforderlich.

Vor dem Schlafen: Vier Tropfen Eukalyptusöl in einen Topf mit kochend heißem Wasser geben. Den Dampf zehn Minuten einatmen.

Tag 2

Beim Aufstehen: Zwei Mal 30 *Hocksprünge*, danach *Brustraum dehnen* im Stehen.

Den ganzen Tag: Konzentrieren Sie sich heute darauf, beim Gehen im Takt der eigenen Schritte ein- und auszuatmen. Im Bus oder am Schreibtisch können Sie darauf achten, beide Füße flach auf den Boden zu stellen und den Rücken aufzurichten, damit die Brust Raum hat. Atmen Sie einmal pro Stunde für 30 Sekunden langsam tief durch.

Innerhalb von 30 Minuten nach dem Aufwachen: Ein gesundes Frühstück mit mindestens einem Entzündungskiller, beispielsweise ein Glas Granatapfelsaft trinken oder Granatapfelkerne in einen Becher Joghurt rühren.

Morgens: 30 Minuten Dr. Mikes Meditation.

Den ganzen Tag: Was können Sie tun, damit die acht Gläser Wasser wirklich gut schmecken?

- *Vorschlag*: Geben Sie ein paar Scheiben Gurke, Erdbeeren, Zitrone oder Orange in einen kalten Krug Wasser.

Vormittags: Falls Sie Probleme mit der Atmung oder Rücken- und Nackenprobleme haben, könnten Sie Ihren Hausarzt um eine Überweisung zur Physiotherapie bitten. Oder Sie suchen sich einen guten Chiropraktiker.

Mittags: Schalten Sie im Auto einen neuen Sender und andere Musik an.

Kaffeepause: Eine Handvoll Heidelbeeren, ein Apfel und eine Tasse Thymiantee.

Abends: Zwei Mal je zehn *Ausfallschritte*.

Vor dem Abendessen: Je nach persönlicher Fitness 30 Minuten Walken, Joggen oder Dauerlauf.
- Alternativen: Eine Cardio-DVD einschieben und mitmachen, ein Kurs im Fitnessstudio oder eine Radtour.
- Steigern Sie diese Woche beim Training jedes Mal ein wenig das Tempo, um Herz und Lunge einen Reiz zu vermitteln. Laufen Sie ein Stück weiter oder strengen Sie sich mehr an.

Abendessen: Essen Sie mindestens zwei Entzündungskiller.
- *Vorschlag*: Ananasscheiben zum Nachtisch. Oder Sie schäumen ein paar Stücke Ananas im Mixer mit fettarmer Kokosmilch zu einer entzündungshemmenden, alkoholfreien Piña Colada auf.

Vor dem Schlafen: Ein Kreuzworträtsel lösen. Wenn Sie das Rätsel nicht fertig bekommen, fangen Sie einfach an und machen Sie an einem anderen Tag weiter.

Tag 3

Beim Aufstehen: Ruhepuls messen. Danach mindestens vier Minuten im Wohnzimmer zu einem Lieblingssong in Bewegung kommen – tanzen, springen, hüpfen, durchschütteln! Jetzt noch einmal den Puls messen. Haben Sie Ihren *Trainingspuls* erreicht?

Morgens: Beginnen mit der Übung *Brustkorb dehnen*.

Innerhalb von 30 Minuten nach dem Aufwachen: Ein gesundes Frühstück mit mindestens einem Entzündungskiller.
- *Vorschlag*: Räucherlachs auf Vollkorntoast.

Vormittags: 30 Minuten Dr. Mikes Meditation.

Mittagessen: Beziehen Sie eine Sorte karotinoidreiches Gemüse ein (dunkelgrünes Blattgemüse, Möhren, Spargel, Brokkoli, Zitrusfrüchte, Kürbis, Süßkartoffeln).

In der Mittagszeit: Üben Sie 15 Minuten lang, einfache Sätze in einer Fremdsprache zu sagen.

Kaffeepause: Essen Sie einen Apfel und entweder eine Handvoll Heidelbeeren ODER einen Smoothie mit 250 ml fettarmer Kokosmilch, Heidelbeeren und einem Teelöffel Agavennektar.

Am späten Nachmittag: Zwei Mal 15 *Hocken*.

Abends: Gehen Sie surfen, aber im Internet. Informieren Sie sich per Suchmaschine 30 Minuten lang über etwas, das Sie schon immer lernen wollten, oder planen Sie eine imaginäre Reise in ein fernes Land.

Vor dem Abendessen: Je nach persönlicher Fitness 30 Minuten Walken, Joggen oder Dauerlauf.

- Alternativen: Eine Cardio-DVD einschieben und mitmachen, ein Kurs im Fitnessstudio oder eine Radtour.
- Steigern Sie diese Woche beim Training jedes Mal ein wenig das Tempo, um Herz und Lunge einen Reiz zu vermitteln. Laufen Sie ein Stück weiter oder strengen Sie sich mehr an.

Abendessen: Essen Sie mindestens zwei Entzündungskiller.

- *Vorschlag*: Heute gibt es Gemüse satt mit gedämpftem Brokkoli, Möhren, Zwiebeln, Blumenkohl und Knoblauch.

Tag 4

Beim Aufstehen: Schaffen Sie 20 *Liegestütze*? Die Knie dürfen auf dem Boden ruhen, aber arbeiten Sie in den nächsten Tagen auf echte Liegestütze hin. Machen Sie so viele wie möglich nacheinander, notfalls mit Pausen.
Den ganzen Tag: Achten Sie auf Ihre Haltung. Nicht vornüber zusammenfallen. Lassen Sie mehr Sauerstoff in Ihre Lunge, indem Sie der Brust Raum geben.
Innerhalb von 30 Minuten nach dem Aufwachen: Ein gesundes Frühstück mit mindestens einem Entzündungskiller.
Morgens: 30 Minuten Dr. Mikes Meditation.
Mittagessen: Beziehen Sie einen Apfel und ein Lebensmittel mit vielen ungesättigten Fettsäuren mit ein.
- *Vorschlag:* Den Apfel hacken und mit einigen Walnusskernen und einem Teelöffel Sonnenblumenkerne mischen.

Nachmittags: *Strohhalmatmung* zur Erhöhung der Lungenkapazität üben.
Kaffeepause: Eine große Portion gedämpfter oder roher Brokkoli, gewürzt oder mit Balsamico-Essig beträufelt.
Am späten Nachmittag: Zwei Minuten Seilspringen (das »Seil« kann auch unsichtbar sein).
Vor dem Abendessen: Je nach persönlicher Fitness 30 Minuten Walken, Joggen oder Dauerlauf.
- Alternativen: Eine Cardio-DVD einschieben und mitmachen, ein Kurs im Fitnessstudio oder eine Radtour.
- Steigern Sie diese Woche beim Training jedes Mal ein wenig das Tempo, um Herz und Lunge einen Reiz zu ver-

mitteln. Laufen Sie ein Stück weiter oder strengen Sie sich mehr an.

Abendessen: Essen Sie mindestens zwei Entzündungskiller und ein karotinoidreiches Gemüse wie dunkelgrünes Blattgemüse, Möhren, Brokkoli oder Süßkartoffeln, und würzen Sie das Gericht mit Kurkuma.

Abends: Heute wird das Gewürzbord umgeräumt. Entweder alphabetisch oder von rechts nach links, damit man sich nicht so leicht merken kann, wo alles ist.

Tag 5

Zur Erinnerung: Trinken Sie noch jeden Tag Ihre acht Gläser Wasser? Bereiten Sie Eiswürfel mit Beeren, Trauben oder Fruchtstückchen vor und lösen Sie sie tagsüber in Wasser auf.

Beim Aufstehen: Tun Sie drei Minuten so, als würden Sie Basketball spielen. Schnappen Sie sich den unsichtbaren Ball, springen Sie hoch und werfen Sie. Es geht darum, das Herz in Schwung zu bringen, also heben Sie beim Springen wirklich ab und recken Sie sich nach dem unsichtbaren Korb.

Innerhalb von 30 Minuten nach dem Aufwachen: Ein gesundes Frühstück mit mindestens einem Entzündungskiller.

Morgens: 30 Minuten Dr. Mikes Meditation.

In der Mittagszeit: Bringen Sie Ihr Herz auf Trab, indem Sie drei Minuten auf der Stelle laufen und dabei die Knie hochziehen.

Nachmittags: Drei Minuten *Zwerchfellatmung*.

Kaffeepause: Eine Handvoll Kirschtomaten und ein Apfel.
- *Vorschlag:* Aufschneiden und mit Essig und einem Teelöffel Leinöl anmachen. Salzfrei würzen.
- Alternative: ¼ Avocado.

Vor dem Abendessen: Je nach persönlicher Fitness 30 Minuten Walken, Joggen oder Dauerlauf.
- Alternativen: Eine Cardio-DVD einschieben und mitmachen, ein Kurs im Fitnessstudio oder eine Radtour.
- Steigern Sie diese Woche beim Training jedes Mal ein wenig das Tempo, um Herz und Lunge einen Reiz zu vermitteln. Laufen Sie ein Stück weiter oder schneller.

Abendessen: Essen Sie mindestens zwei Entzündungskiller.

Abends: Lösen Sie ein Kreuzworträtsel oder ein Sudoku oder spielen Sie ein beliebiges Spiel.

Vor dem Schlafen: Vier Tropfen essenzielles Öl in einen Topf mit kochend heißem Wasser geben. Den Dampf zehn Minuten einatmen. (Ich nehme dafür gern Eukalyptus.)

Tag 6

Beim Aufstehen: Zwei Mal zehn *Ausfallschritte*.

Innerhalb von 30 Minuten nach dem Aufwachen: Ein gesundes Frühstück mit mindestens einem Entzündungskiller und einer Tasse Thymiantee.

Morgens: 30 Minuten Dr. Mikes Meditation.

In der Mittagszeit: Eine Minute *Feueratem* üben. Eventuell nach 30 Sekunden eine Pause einlegen. Danach zwei Mal 20 *Sitzhocken*.

Kaffeepause: Eine Handvoll junge, rohe Möhren oder Selleriestreifen.
- *Vorschlag*: Fettarmen Joghurt mit Dill, Kräutern oder Pfeffer würzen und das Gemüse hineindippen.

Am späten Nachmittag: Sagen Sie 15 Minuten lang Sätze in einer Fremdsprache.

Vor dem Abendessen: Je nach persönlicher Fitness 30 Minuten Walken, Joggen oder Dauerlauf.
- Alternativen: Eine Cardio-DVD einschieben und mitmachen, ein Kurs im Fitnessstudio oder eine Radtour.
- Steigern Sie diese Woche beim Training jedes Mal ein wenig das Tempo, um Herz und Lunge einen Reiz zu vermitteln. Laufen Sie ein Stück weiter oder strengen Sie sich mehr an.

Abendessen: Essen Sie mindestens zwei Entzündungskiller und mindestens ein karotinoidreiches Gemüse wie Möhren, Spargel oder Brokkoli. Würzen Sie Ihr Gericht mit Kurkuma.

Vor dem Schlafen: Die Zähne mit der »falschen« Hand putzen. Und: Eieruhr auf zwei Minuten stellen!

Tag 7

Beim Aufstehen: Zwei Mal 15 *Hocksprünge*.
Innerhalb von 30 Minuten nach dem Aufwachen: Ein gesundes Frühstück mit mindestens einem Entzündungskiller.
Morgens: 30 Minuten Dr. Mikes Meditation.
Mittagessen: Beziehen Sie eine Sorte karotinoidreiches Ge-

müse (wie dunkelgrünes Blattgemüse, Spargel oder Süßkartoffel) und eine Quelle mehrfach ungesättigter Fettsäuren (wie Nüsse oder Kaltwasserfisch) ein.

Kaffeepause: Sechs Walnüsse und ein Apfel.
In der Mittagszeit: Zwei Minuten *Strohhalmatmung*.
Am späten Nachmittag: Zwei Mal eine Minute *Wandsitzen*.
Vor dem Abendessen: Je nach persönlicher Fitness 30 Minuten Walken, Joggen oder Dauerlauf.

- Alternativen: Eine Cardio-DVD einschieben und mitmachen, ein Kurs im Fitnessstudio oder eine Radtour.
- Steigern Sie diese Woche beim Training jedes Mal ein wenig das Tempo, um Herz und Lunge einen Reiz zu vermitteln. Laufen Sie ein Stück weiter oder strengen Sie sich mehr an.

Abendessen: Essen Sie mindestens zwei Entzündungskiller und würzen Sie diese mit Kurkuma.
Abends: Spielen Sie ein Kartenspiel, das Sie lange nicht gespielt haben, oder ein Online-Spiel.

Tag 8

Beim Aufstehen: Zwei Mal 50 *Hampelmänner*.
Innerhalb von 30 Minuten nach dem Aufwachen: Ein gesundes Frühstück mit mindestens einem Entzündungskiller.
Morgens: 30 Minuten Dr. Mikes Meditation.
Vormittags: Duschen Sie heute heiß und atmen Sie dabei zwei Minuten lang den Dampf tief ein, damit die Lunge frei wird.
Kaffeepause: Eine Handvoll Beeren und ein Apfel.

In der Mittagszeit: Zwei Minuten Seilspringen (das Seil darf ruhig unsichtbar sein).
Vor dem Abendessen: Je nach persönlicher Fitness 30 Minuten Walken, Joggen oder Dauerlauf.

- Alternativen: Eine Cardio-DVD einschieben und mitmachen, ein Kurs im Fitnessstudio oder eine Radtour.
- Steigern Sie diese Woche beim Training jedes Mal ein wenig das Tempo, um Herz und Lunge einen Reiz zu vermitteln. Laufen Sie ein Stück weiter oder strengen Sie sich mehr an.

Abendessen: Essen Sie mindestens zwei Entzündungskiller.
Abends: Lösen Sie ein Kreuzworträtsel oder ein Sudoku oder spielen Sie ein beliebiges Spiel.

Tag 9

Beim Aufstehen: Ermitteln Sie zuallererst Ihren *Ruhepuls*. Dann toben Sie sich acht Minuten lang im Wohnzimmer zu Ihren schnellsten Lieblingssongs aus. Prüfen Sie anschließend, ob Sie Ihren *Trainingspuls* erreicht haben.
Innerhalb von 30 Minuten nach dem Aufwachen: Ein gesundes Frühstück mit mindestens einem Entzündungskiller und einem Apfel.
Morgens: 30 Minuten Dr. Mikes Meditation.
Mittagessen: Eine Sorte karotinoidreiches Gemüse wie Spinat oder Süßkartoffeln und ein Lebensmittel (Gemüse, Frucht, eine Fischsorte oder Nüsse bzw. Kerne), das Sie noch nie probiert haben, einbeziehen.

In der Mittagszeit: Drei Minuten *Zwerchfellatmung*.

Kaffeepause: Eine große Handvoll gehackte Gurke mit Dill, zerstoßenem Pfeffer, Balsamico-Essig und Leinöl.

Zwischendurch: Sprechen Sie 15 Minuten einfache Sätze in einer Fremdsprache.

Am späten Nachmittag: Schnappen Sie sich Ihren unsichtbaren Basketball und üben Sie zwei Minuten Wurfsprünge. Wenn Sie lieber Volleyball mögen, stellen Sie sich vor, Sie müssten den Ball über das Netz schmettern.

Auf dem Heimweg: An der Ampel das Kurzzeitgedächtnis trainieren: Merken Sie sich das Nummernschild des Vordermanns. Fällt es Ihnen fünf Minuten später noch ein?

Vor dem Abendessen: Je nach persönlicher Fitness 30 Minuten Walken, Joggen oder Dauerlauf.

- Alternativen: Eine Cardio-DVD einschieben und mitmachen, ein Kurs im Fitnessstudio oder eine Radtour.
- Steigern Sie diese Woche beim Training jedes Mal ein wenig das Tempo, um Herz und Lunge einen Reiz zu vermitteln. Laufen Sie ein Stück weiter oder strengen Sie sich mehr an.

Abendessen: Essen Sie mindestens zwei Entzündungskiller; würzen Sie diese mit Kurkuma.

Tag 10

Beim Aufstehen: Denken Sie ans Wassertrinken. Beginnen Sie heute mit vier Minuten *Ausfallsprüngen*. Danach zwei Minuten *Brustraum dehnen* im Stehen.

Innerhalb von 30 Minuten nach dem Aufwachen: Ein gesundes Frühstück mit mindestens einem Entzündungskiller.
Morgens: 30 Minuten Dr. Mikes Meditation.
Den ganzen Tag: Achten Sie auf Ihre Atmung. Konzentrieren Sie sich beim Fahren oder am Schreibtisch darauf, beide Füße ganz aufzustellen und den Rücken gerade aufzurichten.
Mittagessen: Beziehen Sie eine Sorte karotinoidreiches Gemüse wie Brokkoli oder Spargel und ein Lebensmittel mit mehrfach ungesättigten Fettsäuren wie Nüsse ein. Das Gemüse mit Kurkuma bestreuen.
Kaffeepause: Eine Handvoll Heidelbeeren und ein Apfel.
Am späten Nachmittag: Wählen Sie nach der Arbeit oder auf dem Rückweg vom Einkaufen eine ungewohnte Strecke.
Abends: Zwei Mal eine Minute *Wandsitzen*.
Vor dem Abendessen: Je nach persönlicher Fitness 30 Minuten Walken, Joggen oder Dauerlauf.

- Alternativen: Eine Cardio-DVD einschieben und mitmachen, ein Kurs im Fitnessstudio oder eine Radtour.
- Steigern Sie diese Woche beim Training jedes Mal ein wenig das Tempo, um Herz und Lunge einen Reiz zu vermitteln. Laufen Sie ein Stück weiter oder strengen Sie sich mehr an.

Abendessen: Essen Sie mindestens zwei Entzündungskiller.
Abends: Ein Kreuzworträtsel oder ein Sudoku lösen oder ein beliebiges Spiel spielen.

Tag 11

Beim Aufstehen: Der Tag beginnt mit 20 *Liegestützen*.
Innerhalb von 30 Minuten nach dem Aufwachen: Ein gesundes Frühstück mit mindestens einem Entzündungskiller und einer Tasse Thymiantee.
Morgens: 30 Minuten Dr. Mikes Meditation.
Vormittags: Bedienen Sie die Maus Ihres Computers mit der ungewohnten Hand. Das ist eine echte Herausforderung!
Mittagessen: Wählen Sie eine Sorte karotinoidreiches Gemüse wie z. B. Kürbis.
In der Mittagszeit: Eine Minute *Feueratem* einschieben.
Kaffeepause: Eine Handvoll Walnüsse und ein Apfel.
Am späten Nachmittag: Drei Minuten zügig auf der Stelle marschieren, dabei die Knie hochziehen. Wer etwas mehr tun will, kann die Zeit auf zehn Minuten ausdehnen.
Vor dem Abendessen: Je nach persönlicher Fitness 30 Minuten Walken, Joggen oder Dauerlauf.
- Alternativen: Eine Cardio-DVD einschieben und mitmachen, ein Kurs im Fitnessstudio oder eine Radtour.
- Steigern Sie diese Woche beim Training jedes Mal ein wenig das Tempo, um Herz und Lunge einen Reiz zu vermitteln. Laufen Sie ein Stück weiter oder strengen Sie sich mehr an.

Abendessen: Essen Sie mindestens zwei Entzündungskiller.
Abends: 30 Minuten im Internet surfen. Lernen Sie etwas über eine fremde Kultur oder ein anderes Land.

Tag 12

Den ganzen Tag: Achten Sie heute auf Kalorienzufuhr und Portionsgröße, besonders wenn Sie abnehmen wollen. Legen Sie die Gabel weg, bevor Sie satt sind.

Beim Aufstehen: Zwei Minuten auf der Stelle hüpfen. Es muss gar nicht besonders hoch sein. Danach fünf Minuten den *Brustkorb dehnen*.

Innerhalb von 30 Minuten nach dem Aufwachen: Ein gesundes Frühstück mit mindestens einem Entzündungskiller und einem Apfel.

Morgens: 30 Minuten Dr. Mikes Meditation.

Mittagessen: Beziehen Sie eine Sorte karotinoidreiches Gemüse wie z. B. Brokkoli ein.

Zwischendurch: 15 Minuten einfache Sätze in einer anderen Sprache üben.

In der Mittagszeit: Zwei Mal zehn *Hocken* ausführen. Zehn Minuten Pause machen, dann eine Runde *Strohhalmatmung*.

Kaffeepause: Eine gebackene Süßkartoffel mit etwas Zimt und einem Teelöffel Leinöl.

Vor dem Abendessen: Je nach persönlicher Fitness 30 Minuten Walken, Joggen oder Dauerlauf.

- Alternativen: Eine Cardio-DVD einschieben und mitmachen, ein Kurs im Fitnessstudio oder eine Radtour.
- Steigern Sie diese Woche beim Training jedes Mal ein wenig das Tempo, um Herz und Lunge einen Reiz zu vermitteln. Laufen Sie ein Stück weiter oder strengen Sie sich mehr an.

Abendessen: Essen Sie mindestens zwei Entzündungskiller.
Abends: Heute bleibt der Fernseher aus. Geben Sie Ihren Hirnzellen etwas zu tun, indem Sie zu klassischer Musik die Schublade mit den Socken oder der Unterwäsche umräumen.

Tag 13

Den ganzen Tag: Wer gern ordentlich zulangt oder meistens mehr als 2 000 Kalorien zu sich nimmt, sollte heute mal kürzer treten. Essen Sie die Hälfte des Üblichen.
Beim Aufstehen: Zwei Mal 15 *Hocksprünge*. Anschließend zwei Minuten *Brustraum dehnen*.
Innerhalb von 30 Minuten nach dem Aufwachen: Ein gesundes Frühstück mit mindestens einem Entzündungskiller, einem Apfel und einer Tasse Thymiantee.
Morgens: 30 Minuten Dr. Mikes Meditation.
Mittagessen: Beziehen Sie eine Sorte karotinoidreiches Gemüse wie Spargel oder Kürbis ein.
In der Mittagszeit: Mit Kopfhörern Pop- oder Rockmusik anstellen und zehn Minuten zügig gehen ODER zehn Minuten tanzen.
Kaffeepause: Eine große Portion gedämpfter oder roher Brokkoli, salzfrei gewürzt oder mit etwas Balsamico-Essig und einem Teelöffel Leinöl angemacht.
Vor dem Abendessen: Je nach persönlicher Fitness 30 Minuten Walken, Joggen oder Dauerlauf.
- Alternativen: Eine Cardio-DVD einschieben und mitmachen, ein Kurs im Fitnessstudio oder eine Radtour.

- Steigern Sie diese Woche beim Training jedes Mal ein wenig das Tempo, um Herz und Lunge einen Reiz zu vermitteln. Laufen Sie ein Stück weiter oder strengen Sie sich mehr an.

Abendessen: Essen Sie mindestens zwei Entzündungskiller.
Abends: Ein Kreuzworträtsel oder Sudoku lösen oder ein Spiel spielen.

Tag 14

Trinken Sie nach wie vor viel Wasser? Bleiben Sie dabei!
Beim Aufstehen: Drei Mal das *Brett* durchführen. Danach eine Minute dehnen mit *Kuhrücken & Katzenbuckel*.
Innerhalb von 30 Minuten nach dem Aufwachen: Ein gesundes Frühstück mit mindestens einem Entzündungskiller.
Morgens: 30 Minuten Dr. Mikes Meditation.
Mittagessen: Beziehen Sie eine Sorte karotinoidreiches Gemüse wie dunkelgrünes Blattgemüse sowie mehrfach ungesättigte Fettsäuren, beispielsweise aus Nüssen, ein.
Kaffeepause: Gedünstete grüne Bohnen mit einer halben, zerdrückten Knoblauchzehe (oder Knoblauchpulver). Danach eventuell Pfefferminzkaugummi oder -bonbon.
Nachmittags: Drei Minuten *Zwerchfellatmung*.
Am späten Nachmittag: Zwei Mal 20 *Sitzhocken*.
Vor dem Abendessen: Je nach persönlicher Fitness 30 Minuten Walken, Joggen oder Dauerlauf.
- Alternativen: Eine Cardio-DVD einschieben und mitmachen, ein Kurs im Fitnessstudio oder eine Radtour.

- Steigern Sie diese Woche beim Training jedes Mal ein wenig das Tempo, um Herz und Lunge einen Reiz zu vermitteln. Laufen Sie ein Stück weiter oder strengen Sie sich mehr an.

Abendessen: Essen Sie mindestens zwei Entzündungskiller und würzen Sie diese mit Kurkuma.

Tag 15

Beim Aufstehen: Zwei Mal 50 *Hampelmänner* und zwei Minuten *Brustraum dehnen*.
Innerhalb von 30 Minuten nach dem Aufwachen: Ein gesundes Frühstück mit mindestens einem Entzündungskiller und einem Apfel.
Morgens: 30 Minuten Dr. Mikes Meditation.
Vormittags: Drei Minuten *Schattenboxen*.
Mittagessen: Eine Sorte karotinoidreiches Gemüse einbeziehen, wie Süßkartoffeln oder Spargel.
Kaffeepause: Eine Handvoll junge rohe Möhren oder gehackten Staudensellerie.
Am Nachmittag: Zwei Minuten *Strohhalmatmung*.
Am späten Nachmittag: 15 Minuten einfache Sätze in einer Fremdsprache sprechen.
Beim Fahren: Merken Sie sich das Nummernschild des Vordermanns. Können Sie sich nach zehn Minuten noch daran erinnern?
Vor dem Abendessen: Je nach persönlicher Fitness 30 Minuten Walken, Joggen oder Dauerlauf.

Sanieren

- Alternativen: Eine Cardio-DVD einschieben und mitmachen, ein Kurs im Fitnessstudio oder eine Radtour.
- Steigern Sie diese Woche beim Training jedes Mal ein wenig das Tempo, um Herz und Lunge einen Reiz zu vermitteln. Laufen Sie ein Stück weiter oder strengen Sie sich mehr an.

Abendessen: Essen Sie mindestens zwei Entzündungskiller.

Tag 16

Den ganzen Tag: Heute wird die Kalorienzufuhr eingeschränkt. Machen Sie jeden Teller nur halb voll.
Beim Aufstehen: Der Tag beginnt mit 20 *Liegestützen*. Danach fünf Minuten den *Brustkorb dehnen*.
Innerhalb von 30 Minuten nach dem Aufwachen: Ein gesundes Frühstück mit mindestens einem Entzündungskiller.
Morgens: 30 Minuten Dr. Mikes Meditation.
Mittagessen: Beziehen Sie eine Sorte karotinoidreiches Gemüse ein, wie Brokkoli oder Spargel.
Kaffeepause: Eine Handvoll Granatapfelkerne oder eine Handvoll Blaubeeren und ein Apfel.
Am späten Nachmittag: Eine Minute *Feueratem*, dann zwei Mal 50 *Hampelmänner*.
Vor dem Abendessen: Je nach persönlicher Fitness 30 Minuten Walken, Joggen oder Dauerlauf.

- Alternativen: Eine Cardio-DVD einschieben und mitmachen, ein Kurs im Fitnessstudio oder eine Radtour.
- Steigern Sie diese Woche beim Training jedes Mal ein

wenig das Tempo, um Herz und Lunge einen Reiz zu vermitteln. Laufen Sie ein Stück weiter oder strengen Sie sich mehr an.

Abendessen: Essen Sie mindestens zwei Entzündungskiller.

Vor dem Schlafen: Ein Kreuzworträtsel oder ein Sudoku lösen oder ein Spiel spielen.

Tag 17

Beim Aufstehen: Der Tag beginnt mit 20 *Liegestützen*. Wie viele schaffen Sie inzwischen ohne Unterbrechung?

Innerhalb von 30 Minuten nach dem Aufwachen: Ein gesundes Frühstück mit mindestens einem Entzündungskiller, einem Apfel und einer Tasse Thymiantee.

Morgens: 30 Minuten Dr. Mikes Meditation.

Den ganzen Tag: Achten Sie heute beim Gehen darauf, im Takt Ihrer Schritte ein- und auszuatmen.

Am Vormittag: Eine Minute *Feueratem*.

Mittagessen: Beziehen Sie eine Sorte karotinoidreiches Gemüse wie Möhren ein und würzen Sie mit Kurkuma.

Kaffeepause: Eine Handvoll Kirschtomaten, kleingeschnitten und mit Essig und frischen Kräutern gewürzt.

- Alternative: ¼ Avocado.

In der Mittagszeit: Zwei Mal eine Minute *Wandsitzen*.

Abends: Wählen Sie auf dem Heimweg von der Arbeit oder vom Einkaufen heute eine neue Strecke.

Vor dem Abendessen: Je nach persönlicher Fitness 30 Minuten Walken, Joggen oder Dauerlauf.

- Alternativen: Eine Cardio-DVD einschieben und mitmachen, ein Kurs im Fitnessstudio oder eine Radtour.
- Steigern Sie diese Woche beim Training jedes Mal ein wenig das Tempo, um Herz und Lunge einen Reiz zu vermitteln. Laufen Sie ein Stück weiter oder strengen Sie sich mehr an.

Abendessen: Essen Sie mindestens zwei Entzündungskiller und ein Lebensmittel mit mehrfach ungesättigten Fettsäuren wie Nüsse oder Kaltwasserfische.

Erinnern Sie sich an den Gedächtnistest zu Beginn dieser Phase? Prägen Sie sich jetzt für 30 Sekunden den nachfolgenden Einkaufszettel ein und schreiben Sie danach alles auf, was Ihnen noch einfällt.

Einkaufsliste für den Merktest
- Brokkoli, tiefgefroren
- Fettarme Milch
- Haferflocken
- Erdbeeren
- Zucchini
- Möhren
- Blumenstrauß
- Hackfleisch (Pute)
- Himbeeren
- Körniger Frischkäse
- Mangos
- Mandeln
- Vitamin C

Gratulation, Sie haben die erste Phase geschafft! Am Ende von *Sanieren* sollte es Ihnen rundum gut gehen. Sie atmen freier, denken klarer, haben viel Energie und passen wahrscheinlich auch wieder besser in Ihre Kleider. Kreislauf, Atmung und Nervensystem reagieren sehr rasch auf solche Veränderungen. Und es ist gar nicht so schwer, oder? Gerade haben Sie die Basis für eine ausgewogene Methylierung gelegt, Präventionsmaßnahmen für Herz, Atmung und Nervensystem ergriffen, die Glykierung auf Zellebene eingedämmt und damit zur Flexibilität der Organe beigetragen, oxidativen Stress verringert und schwelenden Entzündungsprozessen entgegengewirkt. Vergleichen Sie Ihre aktuellen Cholesterin- und CRP-Werte mit den Ergebnissen vor 17 Tagen. Weiter so!

Nach der Konzentration auf Herz, Lunge und Gehirn wenden wir uns nun dem Immunsystem, dem Verdauungsapparat, dem endokrinen System und dem Muskel- und Skelettsystem zu – den unterstützenden Systemen, die den Körper schützen, nähren, regulieren und Bewegung ermöglichen.

Phase 2:

Renovieren

Ich möchte, dass Sie vor Gesundheit strotzen, vor Energie fast platzen und sich rundum wohl fühlen. Das ist das Ziel von Phase 2, *Renovieren*. Es geht vor allem um Immunabwehr, Verdauung, einen gesunden Hormonhaushalt und körperliche Kraft und Fitness, die mit zunehmendem Alter oft leiden. Insbesondere Zucker wird weniger gut verarbeitet; Entzündungen und Abnutzungserscheinungen beeinträchtigen die Gelenke, das Muskelgewebe nimmt ab, und man verliert die attraktiven Konturen der Jugend.

In Phase 2 zeige ich Ihnen, wie Sie Ihr Immunsystem stärken. Ich gebe Hinweise, wie man die Verdauung in Gang hält, um jeden Tag volle Energie zu haben. Auch gegen hormonelle Störungen wie Diabetes lässt sich einiges unternehmen. Anschließend nehmen wir Knochen und Muskeln unter die Lupe: Wie erhalten wir sie möglichst stark und leistungsfähig? Schließlich ist das Sterberisiko ohne körperliche Fitness um das Dreifache erhöht – und Sie sollen doch auch mit 100 Jahren noch fit sein!

7. Stärkung des Immunsystems

Wenn das Immunsystem schwächelt, werden wir anfällig für Infektionen, Autoimmunerkrankungen und Krebs. Ehe ich Ihnen verrate, woran das liegt und was Sie dagegen tun können, möchte ich Ihnen erklären, wie die Immunzellen arbeiten.

Grundkurs Immunsystem

Der Körper wird tagtäglich von Bakterien und anderen Erregern attackiert, ob uns ein Kind anniest oder die Kollegin am Nachbartisch hustet. Zum Glück schützt sich der Körper mit diversen Immunzellen dagegen. Manche davon erkennen den Erreger, andere warnen den Körper vor der drohenden Invasion, wieder andere fressen die Eindringlinge einfach auf, und einige stehen als Verstärkung bereit.

Die angeborene Immunität ähnelt einer Burgmauer samt Graben, welche Feinde aus dem Körper fernhält. Haut, Hustenreflex, Nasenschleimhaut und selbst die Magensäure blockieren Krankheitserreger. Falls diese erste Barriere überwunden wird, verfügt der Körper über mobile Einsatztruppen, die nun ins Gefecht geschickt werden. Hierzu zählen:

T-Zellen. T-Zellen sind weiße Blutkörperchen, mit denen

der Körper fremde Organismen wie Viren oder Bakterien jagt und tötet. Das Interessante ist, dass diese Zellen sich im Verlauf einer Infektion so programmieren, dass sie diesen speziellen Krankheitserreger (Pathogen) umbringen, sobald sie ihn später wieder antreffen. Die T-Zellen bleiben lange im Körper und halten die ganze Zeit nach derartigen Bedrohungen Ausschau.

Makrophagen. Diese Zellen patrouillieren durch den Körper und suchen dabei unablässig nach potenziell gefährlichem Gewebe oder Zellen, die man abtöten sollte. Wenn sie etwas Fremdes finden, fressen sie es auf und vernichten den Feind bei der Verdauung mit einem tödlichen Chemiecocktail. Allerdings werden die Makrophagen mit zunehmendem Alter langsamer. Da sie unter anderem auch Krebszellen fressen, ist das eine denkbare Erklärung, warum das Krebsrisiko mit dem Alter ansteigt. Also sollten wir uns bemühen, unsere Fresszellen in Gang zu halten.

Beschäftigen wir uns nun mit dem adaptiven, also erworbenen Immunsystem, das weitaus komplexer ist, weil viele Organe daran teilhaben. Wenn bei einer Streptokokkenangina die Lymphknoten am Hals anschwellen, ist das lymphatische System aktiv, das für die Immunität eine große Rolle spielt. Eine Schwellung bedeutet, dass sie sich mit zusätzlicher Flüssigkeit – Lymphe – füllen, um Infektionen im Körper zu bekämpfen. Die Lymphflüssigkeit besteht in erster Linie aus weißen Blutkörperchen zur Infektionsabwehr und einer klaren oder milchig-weißen Flüssigkeit (Chylus), die im Dünndarm erzeugt wird. Stellen Sie sich Ihr Lymphsystem als filterndes

Netzwerk vor, das sich über den gesamten Körper erstreckt. Die Lymphe zirkuliert darin, sammelt Erreger auf und zerstört diese in den Lymphknoten. Diese Knoten ballen sich an verschiedenen Schlüsselbereichen wie Hals, Lende, Achsel, Bauch und Brust. Das Lymphsystem umfasst außerdem Thymus, Milz, Knochenmark, Gaumen- und Rachenmandeln.

Manchmal gerät das Immunsystem aus dem Gleichgewicht, und die Immunzellen halten gesunde Zellen und Körpergewebe für eine Bedrohung. Wenn eigentlich gesundes Gewebe attackiert wird, spricht man von Autoimmunkrankheiten. Geraten gesunde Gelenkzellen in die Schusslinie, entsteht beispielsweise eine rheumatoide Arthritis (chronische Polyarthritis).

In solchen Fällen muss der Körper wieder lernen, richtig zu differenzieren, aber dafür braucht er Ressourcen. Hier kann man mit der richtigen Ernährung, Bewegung oder Stressbewältigung gegensteuern. Mit einem gestärkten Immunsystem wird man insgesamt weniger krank, und weniger Krankheit bedeutet ein langes und produktives Leben.

Lymphdrainage durch Gesichtsmassage

Ihre Gesichtshaut soll wieder vitaler wirken, oder Sie wollen Ihre Allergien in Schach halten? Dann versuchen Sie diese Gesichtsmassage, die den Lymphabfluss fördert – am besten vor der abendlichen Gesichtsreinigung. Arbeiten Sie sich zuerst zur Mitte der Stirn hin, indem Sie die Finger mit leichtem Druck kreisend voranschieben. Drei bis fünf Sekunden dort verharren, dann zur äußeren Stirn bewegen und in Richtung Schläfen fortfahren. Von hier aus geht es weiter Richtung Nase, aber nicht direkt unter den Augen. Arbeiten Sie sich weiterhin mit kreisförmigen Bewegungen zu den Mundwinkeln herunter. Danach ist der Kieferbereich an der Reihe, direkt vor den Ohren und abwärts in Richtung Hals. Gehen Sie hier sehr sanft vor. Zum Schluss streichen Sie ganz sanft an den Außenseiten des Gesichts abwärts zum Hals hin. Diese Massage empfehle ich auch bei einer Erkältung oder Nebenhöhlenentzündung, weil sie den Druck in den Nebenhöhlen lindern kann.

So altert das Immunsystem

Wie die anderen Systeme altert auch das Immunsystem:

Fehlgeleitete Entzündungsreaktionen. Das erhöht unter anderem die Anfälligkeit für Herzerkrankungen, Arthritis (Gelenkentzündungen), Typ-2-Diabetes, Gebrechlichkeit, körperliche Behinderungen und Demenz.

Weniger Antikörper. Antikörper werden erzeugt, sobald im Umkreis Antigene entdeckt werden. Antigene sind große Moleküle auf der Oberfläche von Zellen, Viren, Pilzen, Bakterien, aber auch toter Materie wie Toxinen, Chemikalien und Fremdkörpern. Die Anzahl der Antikörper, die als Reaktion auf ein Antigen erzeugt werden, geht mit dem Alter zurück. Das erschwert die Infektionsabwehr.

Weniger Immunzellen. Mit dem Alter stellt der Körper weniger T-Zellen her, was zum Beispiel auch die Reaktion auf Impfungen beeinflusst. Bei der jährlichen Grippeimpfung sprechen T-Zellen, die nicht bereits auf andere Erreger programmiert sind, auf den Impfstoff an und bewirken eine Immunreaktion im Körper, damit dieses Grippevirus abgewehrt werden kann. Wenn die Anzahl der T-Zellen zurückgeht, funktioniert dieser Prozess schlechter. Wir produzieren weniger weiße Blutkörperchen als in der Kindheit. Deshalb lässt die Abwehr etwas nach. Jede Regel kennt aber natürlich Ausnahmen – der Impfstoff gegen Gürtelrose kann bei alten Menschen, die als Kind die Windpocken hatten, zum Beispiel ausgesprochen gut anschlagen.

Autoimmunkrankheiten. Wenn das Immunsystem fremde Zellen nicht mehr richtig erkennt, können Autoimmunreaktionen oder Fehlsteuerungen des Immunsystems die Folge sein, wie bei Zöliakie oder Sprue, Schuppenflechte, Lupus, rheumatoider Arthritis (chronischer Polyarthritis), Lyme-Borreliose oder dem Reizdarmsyndrom.

Lymphödeme. Wenn das lymphatische System nicht mehr so gut funktioniert, kann es zu Lymphstaus mit sichtbaren Schwellungen an den Armen oder Beinen kommen. Die Ursache ist oft eine Blockade in den Lymphknoten.

Krebsrisiko. Manchmal koppeln sich körpereigene Zellen vom Gesamtsystem ab und entarten. Normalerweise wehrt sich der Körper dagegen mit der Apoptose, dem programmierten »Selbstmord« von Zellen. Die Apoptose läuft ständig ab, sobald Zellen ihre Aufgabe erfüllt haben. Wichtig ist dabei, dass die richtigen Zellen ihre Funktion einstellen und andere, noch benötigte, weiterarbeiten. Wenn die falschen Hirnzellen abschalten, werden wir dement. Wenn die falschen Herzzellen abschalten, werden wir herzkrank. Und wenn eine abgekoppelte Zelle sich nicht ordnungsgemäß umbringt – also ihre Fähigkeit zur Apoptose verliert –, kann es zu Krebs kommen. Entscheidend ist, dass das Immunsystem stark genug ist, derartige Zellen aufzuspüren und abzutöten. Deshalb sind die nachfolgend aufgeführten Strategien so wichtig.

Ergänzungsmittel für das Immunsystem

- **Zink:** insgesamt pro Tag 11 mg für Männer und 8 mg für Frauen
- **Vitamin C:** insgesamt 1000 mg pro Tag
- **Folsäure:** insgesamt 400 µg (Mikrogramm) pro Tag
- **Ginseng:** nach Packungsanweisung

Warum? Zink, Vitamin C und Folsäure stärken das Immunsystem. Prüfen Sie, ob Ihr Multivitamin-Präparat die entsprechende Dosierung bietet. Auch Ginseng kann man in Betracht ziehen. Die Berichte zum Nutzen sind zwar widersprüchlich, aber ein Teil der eindrucksvollsten Arbeiten konnte belegen, dass er für chronisch Kranke sehr hilfreich ist. Besprechen Sie Ergänzungsmittel und deren eventuelle Nebenwirkungen grundsätzlich mit Ihrem Arzt.

Wozu sind Algen gut?

Spirulina ist eine blau-grüne Algenart, die möglicherweise die Immunkräfte stärkt. Der abschließende Beleg steht zwar noch aus, aber einen Versuch ist es sicher wert. Die alten Azteken glaubten jedenfalls daran: Sie trockneten die Algen in der Sonne und reicherten damit regelmäßig ihre Gerichte an. Spirulina besteht zu 62 Prozent aus Aminosäuren und ist damit eine ausgezeichnete Quelle für Proteine, aber auch für Vitamin B 12 und Betakarotin.

Ich möchte keine Ernährungsmoden unterstützen und bin ein großer Anhänger bodenständiger Methoden. Aber Spirulina ist ein derartiges Nährstoffpaket, dass ein mäßiger Verzehr sicher nicht schaden kann. Sprechen Sie jedoch zuvor mit dem Arzt. Wer immunsuppressive Medikamente benötigt, sollte auf Spirulina verzichten.

Glykierung bekämpfen

Wie in Kapitel 1 erläutert, ist die Glykierung ein schädlicher Prozess im Körper, bei dem Zuckermoleküle sich an Proteine oder Fette anheften. Diese Verbindung erzeugt fortgeschrittene Glykierungsendprodukte (AGE), die praktisch jeden Teil des Körpers angreifen können und insbesondere den Immunzellen schaden. AGE zählen zu den Hauptursachen für Abbauerscheinungen an vielen Organen. Sie führen zu Entzündungen und einer vermehrten Produktion von freien Radikalen, und beides trägt entscheidend zur Alterung bei.

Wenn die Glykierung so schädlich ist – kann eine Beschränkung der Zuckerzufuhr uns dann bis ins hohe Alter gesund erhalten? Meiner Ansicht nach durchaus. Denn Glykierung verändert Proteinstrukturen im Körper. Solche veränderten Proteine werden vom Immunsystem als Fremdkörper angesehen, so dass es leichter zu einer Autoimmunreaktion kommt, bei der körpereigene Substanzen, Gewebe oder Organe fälschlich attackiert werden. Zudem scheinen glykierte Proteine an Herzerkrankungen, Organschäden bei Diabetikern sowie Nierenversagen, Nervenschäden, Diabetes, grauem Star und sogar Krebs beteiligt zu sein.

Was also können Sie tun? Ein wichtiger Schritt ist die Senkung des Zuckerverzehrs, insbesondere von fruktosereichem Maissirup, da dieser in großen Mengen die Fähigkeit des Körpers übersteigt, ihn zu verarbeiten. So gelangt zu viel Fruktose ins Blut, was Autoimmunreaktionen verschlimmern, Entzündungen verstärken und insgesamt die Alterung beschleunigen kann. Wählen Sie lieber verdünnten Fruchtsaft als gesüßte Soft Drinks, besser zuckerfreie Getränke, frische Früchte, Nüsse, rohes Gemüse, fettarme Milch- und Vollkornprodukte.

Die Topstrategien fürs Immunsystem

Hände waschen. Zahlreiche Infektionen werden über die Hand übertragen, in der Erkältungszeit sogar nahezu alle! Wenn der grippekranke Reisende vor Ihnen mit der Hand das

Geländer der Rolltreppe berührt (wo es von Keimen geradezu wimmelt!), kommen alle, die anschließend diese Stelle berühren, mit seinen Viren in Kontakt, und sobald sie danach den eigenen Mund berühren, finden die Keime einen Weg in den Körper. Deshalb ist das Händewaschen nach jedem Toilettenbesuch, jedem Händeschütteln und nachdem Sie etwas im öffentlichen Raum angefasst haben, so wichtig.

Gesunde Darmflora. Das Immunsystem scheint auf Anhieb nicht unbedingt etwas mit der Verdauung zu tun zu haben, doch das ausgewogene Verhältnis der Bakterien in Magen und Darm spielt bei der Abwehr von Krankheiten eine sehr große Rolle. Der Mensch hat zehn Mal mehr Bakterien im Darm als Zellen im gesamten Körper, und einige davon können tödlich sein. Deshalb kommt es darauf an, ausreichend gesunde Bakterien zu beherbergen, welche die ungesunden in Schach halten. Probiotika können dazu beitragen, das erwünschte Gleichgewicht herzustellen. Bei Probiotika handelt es sich um »freundliche« Bakterien mit vielen positiven Eigenschaften, die unter anderem auch die Immunität stärken. Sie können die Verdauung unterstützen, die Nährstoffaufnahme erleichtern und sogar beim Abnehmen helfen. Als Zusätze finden sich Probiotika in Lebensmitteln wie Kefir oder Joghurt. In der Apotheke oder im Drogeriemarkt gibt es zudem probiotische Ergänzungsmittel für eine gesunde Darmflora.

Vollwertige, natürliche Ernährung. Eine vollwertige Ernährung beruht weitgehend auf natürlichen, nicht verfeinerten oder vorverarbeiteten Lebensmitteln. Gemüse wie Möhren, Süßkartoffeln, Zwiebeln, Sellerie, Brokkoli, Blumenkohl, grünes Blattgemüse in jeder Form sowie jedwedes Obst dürfen Sie reichlich verzehren, weil darin Antioxidantien wie Vitamin C und Betakarotin enthalten sind, die richtige Munition für das körpereigene Immunsystem. Am besten essen Sie Obst und Gemüse roh oder nur leicht gedünstet. Schmoren oder braten ist nicht grundverkehrt, aber schonend gegart oder roh bleiben die meisten Nährstoffe erhalten. Gemüse ist fad? Dann würzen Sie es mit Kräutern, werfen Sie es in den Smoothie oder verstecken Sie es in pürierten Suppen. Werden Sie kreativ! Zum Beispiel mit meinem Kein-Kartoffelbrei.

Dr. Mikes Kein-Kartoffelbrei

Ich wette, dass Sie nie wieder gewöhnlichen Kartoffelbrei wollen, wenn Sie das hier probiert haben. Blumenkohl enthält ausgesprochen viel Vitamin C, aber auch Folsäure und Kalium.

1 Kopf weißer Blumenkohl
Salzfreie Gewürzmischungen, z. B. mit Muskat, Knoblauch oder italienischen Kräutern
Pfeffer zum Abschmecken
Auf Wunsch: Wasabipaste

Den Blumenkohl in Stücke schneiden und in etwas Wasser dünsten, bis er schön zart ist.
Die Stücke im Mixer oder mit dem Pürierstab zu einer glatten Masse verarbeiten und nach Belieben salzfrei würzen.

Beeren naschen. Beim Thema Antioxidantien dürfen Beeren nicht fehlen. Erdbeeren, Heidelbeeren, Brombeeren oder Himbeeren sind süße kleine Kraftpakete für das Immunsystem. Neben anderen Antioxidantien enthalten sie insbesondere Vitamin C. Geben Sie eine Handvoll über den Haferbrei, in einen Smoothie oder naschen Sie sie zwischendurch.

»Weißes« streichen. Ich sage meinen Patienten immer: Abgesehen von Blumenkohl und fettarmem Joghurt oder Käse gibt es kaum gesunde weiße Lebensmittel. Dabei geht es mir um Industriezucker und stark verarbeitete Nahrung, der die natürlichen Nährstoffe und Fasern weitgehend entzogen wurden, also um Weißmehl in Backwaren, um normale Nudeln (im Gegensatz zu Vollkornnudeln), geschälten Reis und natürlich weißen Zucker. All das sind leere Kalorien ohne echten Nährwert. Selbst bei mäßigem Verzehr fühlt man sich damit vorzeitig gealtert (und sieht auch so aus). Kritisch für das Immunsystem sind die kurzfristigen Blutzuckerspitzen, denn die überschüssige Glukose sammelt sich im Blut und beeinträchtigt die Durchblutung. Dann kann das Blut – einschließlich der weißen Blutkörperchen – nicht mehr so schnell in problematische Bereiche gelangen, was die Heilung, aber auch die konsequente Infektionsabwehr behindert. Faustregel: Nur bunt ist gesund.

Selenreiche Produkte wählen. Das Spurenelement Selen ist für die Funktion des Immunsystems von großer Bedeutung. Der Mineralstoff ist ein Bestandteil von Glutathion, einem starken Antioxidans und Immunverstärker, den der Körper von Natur aus erzeugt. Selen ist an der Umwandlung von Wasserstoffperoxid, einem der schädlichsten freien Radikalen, in

Wasser beteiligt. Dass Selen an der Infektabwehr, der Erhaltung der Hirnfunktion und der Vorbeugung gegen bestimmte Krebsarten Anteil hat, ist durch zahlreiche Studien belegt. Die Nahrung sollte demnach ausreichend Selen liefern, aber man darf es damit auch nicht übertreiben, weil zu viel davon andere Gesundheitsprobleme hervorrufen kann. Essen Sie also in Maßen mageres Fleisch, Seefisch wie Thunfisch und Kabeljau sowie Sonnenblumenkerne und Eier. Eine einzige Paranuss enthält genug Selen für den ganzen Tag!

Sonne tanken. Unter Einfluss von Sonnenlicht erzeugt der Körper auf natürliche Weise Vitamin D, das für die Immunität wichtig ist. Eine Studie der Universität Kopenhagen ergab, dass Vitamin D die Immunzellen gezielt in Gang setzen kann. Umgekehrt können die T-Zellen ohne ausreichend Vitamin D auf Infektionen nicht richtig reagieren. Also ab ins Freie und Sonne tanken! Nur zehn bis fünfzehn Minuten pro Tag reichen schon aus.

Erholsam schlafen. Regelmäßiger guter Schlaf ist für eine gesunde Immunabwehr unerlässlich. Natürlich darf es Ausnahmen geben. Wenn Sie also mal eine Nacht durcharbeiten oder länger aufbleiben als sonst, ist das kein Problem. Denken Sie jedoch daran, dass schon eine schlaflose Nacht die Entzündungsbereitschaft im Körper und damit das Risiko für eine Autoimmunerkrankung erhöht.

150 Milligramm ASS pro Tag. Die tägliche Einnahme von Azetylsalizylsäure kann neueren Forschungsergebnissen zufolge das Risiko für viele Krebsarten verringern und Tumoren am Wachstum hindern. Das erreicht dieses einfache Schmerzmittel, indem es chronische Entzündungen im Körper eindämmt, die an manchen Krebsformen ursächlich beteiligt sind. Die Medizinzeitschrift The Lancet veröffentlichte eine Arbeit, der zufolge eine tägliche Aspirin-Einnahme das Risiko für bestimmte Krebserkrankungen um 75 Prozent verringern kann. Auch das Risiko für Metastasen scheint zurückzugehen, und zwar besonders bei Patienten mit Darmkrebs (kolorektales Karzinom). Nehmen Sie aber auf keinen Fall eigenmächtig regelmäßig Aspirin ein, da es gravierende Nebenwirkungen haben kann, ganz besonders bei Magengeschwüren. Sprechen Sie vorher mit Ihrem Arzt darüber.

Die Anti-Aging-Grundbausteine

1. **Bewegung.** Bewegung aktiviert das Immunsystem, weil die Durchblutung durch sie verbessert wird. Herz und Blut kommen in Schwung, so dass alle Immunzellen dorthin gelangen, wo sie gebraucht werden.
2. **Ein gesundes Körpergewicht.** Übergewichtige sind häufiger krank. Der Grund dafür ist unklar, doch Studien ergaben, dass die Immunzellen von übergewichtigen oder fettleibigen Personen nicht optimal auf Fremdorganismen reagieren.
3. **Wasser trinken.** Das unterstützt die Funktion der Schleimhäute von Nase und Lunge. Viren und Bakterien können sich dann weniger leicht festsetzen.
4. **Nicht rauchen.** Wussten Sie, dass Raucher mehr Fehlzeiten haben als Nichtraucher? Sie holen sich leichter eine Erkältung, eine Grippe und anderes, weil ihr Immunsystem bereits mit dem Abtransport der Toxine aus dem Rauch alle Hände voll zu tun hat. Das erhöht leider auch das Risiko für sämtliche

Krebsarten, aber auch koronare Herzkrankheit, Emphysem, Bronchitis und, und, und. Doch sobald man aufhört, beginnt die Regeneration des Immunsystems.

5. Ergänzungsmittel. Die wichtigsten Ergänzungsmittel für das Immunsystem wurden bereits genannt (siehe Seite 132, Kasten).

Im Anhang und in Kapitel 11, *Der 17-Tage-Plan (Phase 2)*, finden Sie zahlreiche weitere Anregungen, wie Sie alle fünf Anti-Aging-Grundbausteine einsetzen können.

Übergewicht abbauen

Bei starkem Übergewicht funktionieren Immunzellen und Lymphsystem nicht ordnungsgemäß. Sprechen Sie mit Ihrem Arzt über eine Reduktionsdiät mit 1200 bis 1500 Kalorien pro Tag. Zudem möchte ich Ihnen ein paar Tipps mitgeben, wie man es schafft, auf einfache Weise Gewicht abzubauen oder aber im Griff zu behalten.

- **Nicht vollstopfen.** Essen Sie nur, bis Sie satt sind. Überessen ist eine der Hauptursachen für Gewichtszunahme.
- **Kleinere Portionen.** Für eine Übergangszeit lohnt sich der Kauf fertiger Produkte mit bekannter Kalorienzahl, die es zum Beispiel im Tiefkühlbereich gibt. Damit entwickelt man wieder ein Gefühl dafür, wie viel (oder wenig) man essen muss, um dabei abzunehmen.

- **Geschickt tauschen.** Essen Sie doch fettarmes Joghurteis statt fettreicher Eiscreme. Schon sind 100 Kalorien gespart. Mit Senf statt Mayonnaise auf der Bratwurst erreichen Sie weitere 100 Kalorien. Gegrilltes Huhn anstelle von gebratenem sind gleich wieder 200 bis 300. Und trinken Sie konsequent Wasser statt gezuckerter Getränke, denn mit jedem Wasser sparen Sie 150 Kalorien ein. Mit drei solcher Tauschgeschäfte sind das pro Tag fast 500 Kalorien weniger.
- **Immer frühstücken.** Wer gesund frühstückt, nimmt mehr ab, als wer das Frühstück auslässt. Das ist bekannt. Essen Sie ein bis zwei Eier, eine Scheibe Vollkorntoast und ein Stück Obst oder aber eine Schüssel Vollkornmüsli mit Joghurt und frischem Obst. So tanken Sie Energie.
- **Keine leeren Kalorien.** Verbannen Sie alle fertigen Snacks aus Küche, Auto und Büro: Aus den Augen, aus dem Sinn.

Bevor Sie mit dem *17-Tage-Plan* von *Phase 2* anfangen, sollten Sie die folgenden Fragen beantworten. Nach den 17 Tagen dürfen Sie noch einen Durchgang machen.

Test Immunsystem

1. Wie häufig haben Sie im Durchschnitt eine Erkältung oder eine Grippe?
   A. Mehr als zwei Mal pro Jahr. ❏ 0 Punkte
   B. Vielleicht ein Mal pro Jahr. ❏ 2 Punkte
   C. Nie. ❏ 4 Punkte

2. Wie häufig werden Ihre Familienmitglieder krank?
   A. Häufig. Irgendeiner geht immer zum Arzt.
   ❏ 0 Punkte
   B. Manchmal. Wir sind mindestens ein Mal im Monat beim Arzt. ❏ 2 Punkte
   C. Praktisch nie. Alle sind ziemlich gesund.
   ❏ 4 Punkte

3. Wie oft lachen Sie laut los?
   A. Ich weiß nicht, wann ich zuletzt gelacht habe.
   ❏ 0 Punkte
   B. Ich lache ein paar Mal pro Woche. ❏ 2 Punkte
   C. Ich habe täglich etwas zu lachen. ❏ 4 Punkte

4. Wie viel Schlaf hatten Sie in den letzten Wochen?
   A. Maximal fünf Stunden pro Nacht. ❏ 0 Punkte
   B. Neun oder mehr Stunden pro Nacht. ❏ 2 Punkte
   C. Sechs bis acht Stunden pro Nacht. ❏ 4 Punkte

5. Wie stark stehen Sie unter Stress?

A. Sehr. Ich fühle mich praktisch ständig gestresst.
❏ 0 Punkte

B. Ziemlich. Ich bin mehrmals die Woche gestresst.
❏ 1 Punkt

C. Geht so. Ich bin mindestens ein Mal pro Woche gestresst. ❏ 2 Punkte

D. Kaum. Ich lasse mich nicht so leicht stressen.
❏ 4 Punkte

6. Ihre Ernährung beruht hauptsächlich auf:

A. Fertigprodukten: Frittiertes, Limonaden, Fast Food und abgepackte Industrieprodukte. ❏ 0 Punkte

B. Kohlenhydraten wie Pizza, Weißbrot, Nudeln und Süßigkeiten, dazu Proteine, auch Rindfleisch.
❏ 1 Punkt

C. Reichlich Gemüse, Obst, Vollkorn, Huhn und Fisch. ❏ 4 Punkte

7. Nehmen Sie ergänzend Antioxidantien?

A. Nein. ❏ 0 Punkte

B. Nur wenn ich daran denke, also selten. ❏ 1 Punkt

C. Ja, jeden Tag. ❏ 4 Punkte

8. Rauchen Sie?

A. Ja, regelmäßig. ❑ 0 Punkte

B. Ich habe letztes Jahr aufgehört. ❑ 1 Punkt

C. Ich habe vor fünf oder mehr Jahren aufgehört.
❑ 2 Punkte

E. Ich habe noch nie geraucht. ❑ 4 Punkte

9. Wie oft waschen Sie sich die Hände?

A. Ich nehme es damit nicht so genau, also selten.
❑ 0 Punkte

B. Im Durchschnitt ein Mal pro Tag. ❑ 1 Punkt

C. Nur nach dem Toilettengang. ❑ 2 Punkte

D. Den ganzen Tag immer wieder einmal. ❑ 4 Punkte

10. Wie viel Zeit verbringen Sie im Freien?

A. Nur den Weg zum Auto. ❑ 0 Punkte

B. Insgesamt zehn bis fünfzehn Minuten pro Woche.
❑ 1 Punkt

C. Mindestens zehn Minuten pro Tag. ❑ 4 Punkte

11. Falls Sie übergewichtig sind: Befolgen Sie aktuell eine gesunde Diät?

A. Nein. ❑ 0 Punkte

B. Ja. ❑ 4 Punkte

C. Ich habe kein Übergewicht. ❑ 4 Punkte

12. Wie geht es Ihnen normalerweise?

A. Ich bin immer müde, oder etwas tut mir weh.
❏ 0 Punkte
B. Es geht mir gut, aber selten super. ❏ 2 Punkte
C. Meistens bin ich energiegeladen und gut drauf.
❏ 4 Punkte

13. Nehmen Sie regelmäßig Probiotika?

A. Ja ❏ 4 Punkte   B. Nein ❏ 0 Punkte

14. Ist jemand aus Ihrer Familie (einschließlich der Großeltern) sehr alt geworden, also mindestens 85?

A. Ja ❏ 4 Punkte   B. Nein ❏ 0 Punkte

Auswertung

0 bis 11 Punkte: AKUT. Wenn Sie ständig krank und anfällig sind, sollten Sie Ihr Immunsystem vom Arzt checken lassen.

12 bis 22 Punkte: KRITISCH. Verändern Sie umgehend Verhaltensweisen, um Ihr Immunsystem zu stärken – gehen Sie öfter nach draußen und hören Sie auf zu rauchen.

23 bis 33 Punkte: MÄSSIG RISKANT. Beziehen Sie mehr Methoden ein, die dem Immunsystem auf die Sprünge helfen, beispielsweise Gewichtsreduktion und ausgewogene Ernährung.

34 bis 44 Punkte: DURCHSCHNITT. Überlegen Sie, was Sie noch besser machen können.

45 oder mehr Punkte: OPTIMAL. Weiter so!

Der Körper besitzt ein hoch effektives Abwehrsystem, doch es will gepflegt sein. Je seltener der Körper krank wird, desto länger kann das Leben dauern – bis wir 100 Jahre alt sind!

8. Ein gutes Bauchgefühl

In meiner Praxis höre ich häufig von Verdauungsproblemen wie Durchfall, Verstopfung, Bauchschmerzen und zahlreichen anderen lästigen Symptomen. Manch einen wird es überraschen, dass auch Müdigkeit, Hautausschläge, Kopfschmerzen, Konzentrationsstörungen und Stimmungsschwankungen auf einer gestörten Verdauung beruhen können.

Dummerweise können wir das Essen jedoch nicht einfach unterlassen. Abgesehen davon, dass Essen lebensnotwendig ist, sind wir geradezu besessen davon. Ständig befassen wir uns mit der nächsten Mahlzeit, verabreden uns zum Essen, und Weihnachten, runde Geburtstage oder Betriebsausflüge sind ohne das große Schlemmen unvorstellbar. Während ich also hoffe, dass Ihre Essgewohnheiten sich geändert haben, wenn Sie mit diesem Buch fertig sind, habe ich zweifellos keinen Einfluss auf den Stellenwert des Essens im Alltag. Deshalb sollten wir auf ein gesundes Verdauungssystem achten.

Mit den Informationen aus diesem Kapitel können Sie Ihr Risiko für gefährliche Erkrankungen des Verdauungsapparats mindern und den Darm bis ins hohe Alter gesund erhalten. Der erste Schritt dazu ist ein grundlegendes Verständnis für die beteiligten Organe und ihre Funktion.

Grundkurs Verdauungssystem

Vereinfacht ausgedrückt dient die Verdauung dazu, der aufgenommenen Nahrung die nötigen Nährstoffe und ihren Energiegehalt zu entziehen. Dieser Prozess beginnt schon, bevor wir den ersten Bissen in den Mund schieben. Allein der Duft der Schokoladenkekse im Ofen bringt die Verdauung in Gang. Manch einem läuft beim bloßen Gedanken daran das Wasser im Mund zusammen. Beim Essen bricht der Speichel die Nahrung ein wenig auf und sorgt gemeinsam mit dem Kauvorgang dafür, dass wir die Portion schlucken können. Auch die Zunge ist daran beteiligt, indem sie die Nahrung zur Speiseröhre schiebt, wo sie zur nächsten Station im Verdauungsapparat gelangt, dem Magen. Im Magen verwandeln konzentrierte Magensäfte die Nahrung in einen flüssigen Brei, welcher dem Dünndarm seine Arbeit erleichtert.

Im Zusammenspiel mit Bauchspeicheldrüse, Leber und Gallenblase hilft der Dünndarm dem Körper, der Nahrung alle nötigen Proteine, Fette, Mineralstoffe, Vitamine, Wasser und andere lebenswichtige Nährstoffe zu entziehen.

Danach folgt der entscheidende Schritt, indem diese Nährstoffe aus dem Darm direkt ins Blut übergehen. Das nährstoffreiche Blut strömt zunächst in die Leber. Dort werden Giftstoffe und Abfallprodukte herausgefiltert, die teilweise in Galle umgewandelt werden. Die Leber ermittelt auch, wie viele Nährstoffe in den Rest des Körpers weiterwandern und wie viele eingelagert werden. So speichert die Leber beispielsweise Vitamin A, Vitamin D und Glykogen, eine Zuckerart, die der Körper zur Energiegewinnung nutzt.

Ein gutes Bauchgefühl

Alles, was jetzt noch übrig ist, benötigt der Körper nicht und scheidet es daher aus. Diese Abfälle und Ballaststoffe gehen in den Dickdarm über und werden im Rektum gesammelt. Das Rektum ist die letzte Station im Verdauungstrakt. Dort verharrt der Stuhl, bis der Stuhldrang einsetzt.

Wenn man den Dickdarm jedoch noch einmal genauer beleuchtet, findet man dort eine Riesenkolonie lebender, freundlicher Mikroben (Probiotika), die für eine gesunde Verdauung von entscheidender Bedeutung sind. Die Darmflora unterstützt die Krebsabwehr, erzeugt Vitamine, baut Gallenflüssigkeit ab, stärkt das Immunsystem und verdaut Nährstoffe. In der Regel tragen wir weit mehr hilfreiche Bakterien als Krankheitserreger mit uns herum. Wenn wir jedoch zu viel nährstoffarme, stark verarbeitete Nahrung essen, viel Stress haben, häufig Antibiotika einnehmen oder Infektionen durchmachen, geht das Gleichgewicht leicht verloren. Dann vermehren sich die schädlichen Bakterien, verdrängen die erwünschten und beeinträchtigen die Verdauung. Der Dickdarm ist in Wahrheit das größte Immunorgan im Körper. Deshalb ist es so wichtig, ihn (und das gesamte restliche Verdauungssystem) angemessen zu nähren. Ohne eine gesunde Verdauung können wir die Nährstoffe, die uns Energie und Gesundheit schenken, nämlich nicht aufnehmen.

Was der Stuhlgang verrät

Um herauszufinden, was *im* Körper abläuft, untersuchen Ärzte nicht selten, was *aus* dem Körper herauskommt – in diesem Fall den Stuhl. Er gibt wertvolle Hinweise auf die Gesundheit, darum sollten Sie hier weiterlesen.
Hart oder wie »Kaninchenköddel«. Eventuell Hinweis auf Verstopfung oder Dehydrierung. Mehr Wasser trinken!
Schwarz oder sehr dunkel. Möglicher Hinweis auf eine Blutung im oberen Verdauungsapparat, zum Beispiel aus einem Magengeschwür. Häufig auch Reaktion auf viele tierische Proteine in der Nahrung oder auf ein Eisenpräparat.
Wie Pudding oder wässrig. Ungeformter Stuhlgang könnte auf eine Lebensmittelintoleranz oder -sensitivität, aber auch auf eine Infektion durch Viren oder Bakterien hinweisen.
Rote Farbe. Könnte auf Hämorrhoiden oder eine Dickdarmblutung durch entzündete Divertikel oder auf Darmkrebs hindeuten. Aber auch der Verzehr von Roter Bete oder anderen roten Lebensmitteln wäre eine mögliche Ursache.
Weich, aber geformt. Perfekter Stuhl, im Idealfall s-förmig.
Dünn wie ein Stift. Kann auf eine Verengung im Darm infolge einer Blockade oder Darmkrebs hindeuten.
Wenn sich der normale Stuhl verändert, sollten Sie grundsätzlich einen Arzt zu Rate ziehen.

So altert das Verdauungssystem

Sie wollen nicht krank werden, gut gelaunt bleiben und sich jederzeit bestens fühlen? Dann sollten Sie Ihre Verdauung ernst nehmen. Denn wenn das Verdauungssystem Probleme hat, kann auch die beste Ernährung nichts helfen.

Nummer 1 auf der Liste der Faktoren, die das Alter beschleunigen, sind Entzündungen, die dem ganzen Körper zusetzen können. Das Verdauungssystem bildet da keine Ausnahme. Jeder einzelne Teil kann sich entzünden und zu unangenehmen Symptomen oder Schmerzen führen, die unbehandelt chronisch werden können. Anhaltende Entzündungen des Verdauungstrakts können auch die Schleimhaut von Magen und Darm angreifen und schweren Krankheiten, sogar Krebs, den Boden bereiten. Deshalb kann durch Vorbeugung und Bekämpfung von Entzündungen ein entscheidender Beitrag zum Schutz des Verdauungssystems geleistet werden.

Anzeichen für einen alternden Verdauungsapparat können relativ harmlos (häufige Verstopfung), aber auch ernst zu nehmen sein (Reflux von Magensaft in die Speiseröhre und Sodbrennen, Magendarmgeschwüre, Reizdarmsyndrom) oder lebensgefährlich (Darmkrebs). Dazu später mehr. Zunächst eine Empfehlung, um die Alterung des Verdauungssystems hinauszuzögern – durch die Einnahme eines Probiotikums.

Ergänzungsmittel für das Verdauungssystem

- **Probiotika:** 1 bis 10 Milliarden CFU (koloniebildende Einheiten) oder lebende Organismen pro Tag
  Packungshinweise beachten, da die Produkte sehr unterschiedlich sind
  Alternative: eine Portion fettarmer Joghurt pro Tag
- **Vitamin D:** 800 bis 1000 IU pro Tag
- **Vitamin E:** 15 mg pro Tag
- **Selen:** 55 µg (Mikrogramm) pro Tag

Warum? In diesem Kapitel werden Sie immer wieder hören, wie wichtig Probiotika für die Verdauung und somit das Immunsystem insgesamt sind. Sie lindern Verdauungsprobleme wie Diarrhö (Durchfall) nach Antibiotika-Einnahme. Wie bereits erwähnt, muss man jedoch nicht unbedingt ein Präparat einnehmen. Sie können diese hilfreichen Bakterien auch über Kulturen aus Joghurt, Kefir oder Milch mit Acidophilus-Keimen zu sich nehmen.
Bezüglich Vitamin D gibt es Hinweise, dass eine ausreichende Versorgung das Darmkrebsrisiko senken kann. In einer chinesischen Studie starben Probanden, die ergänzend Vitamin D und Selen einnahmen, seltener an Magenkrebs.

Probiotika

Die meisten Mittel gegen Verdauungsprobleme behandeln aktuell lediglich die Symptome (was kurzfristige Linderung verspricht), bringen jedoch die Darmflora durcheinander. Das kann nicht nur zu einer unvollständigen Verdauung der Nahrung, sondern auch zu ernsten Erkrankungen führen. Wenn große Nahrungsmoleküle die Darmwand nicht durchdringen können, kann dadurch eine Immunreaktion in Gang gesetzt werden, die am Ende eine Autoimmunkrankheit heraufbeschwören kann. Verdauungsprobleme können auch dazu führen, dass wichtige Nährstoffe nicht vom Körper aufgenommen werden. Manche Wissenschaftler sind zudem der Ansicht, dass eine unvollständige Proteinverdauung die Anfälligkeit für ernste Erkrankungen erhöht.

Deshalb also: Probiotika einnehmen. Ihre Zufuhr verdrängt die schädlichen Darmbakterien, unterstützt die Immunfunktion, erhöht die Vitaminproduktion und zerstört Toxine und Karzinogene.

Achten Sie auf ein Produkt mit unterschiedlichen Bakterienstämmen (bei den Inhaltsangaben aufgelistet). Das eine verbessert die Verdauung insgesamt, das andere unterstützt das Immunsystem, das dritte lindert Diarrhö und Verdauungsstörungen, und ein anderes unterstützt die Gesundheit des Dickdarms insgesamt.

Probiotika sollten auf leeren Magen eingenommen werden. Beachten Sie zur Dosierung die Herstellerangaben.

Die Anti-Aging-Grundbausteine

1. Bewegung. Ob Gymnastik im Wohnzimmer oder Jogging durch den Wald – jedwede Bewegung unterstützt die Verdauung und hilft gegen Verstopfung.

2. Ein gesundes Körpergewicht. Übergewicht setzt den Bauchraum und damit den Verdauungsapparat übermäßig unter Druck. Dieser Druck kann gastroösophagealen Reflux hervorrufen oder entsprechende Symptome verstärken.

3. Wasser trinken. Schon leichter Wassermangel kann die Verdauung beeinträchtigen und zu Verstopfung führen. Der Stuhl wird trocken und hart, und der Enddarm hat es schwer, ihn auszuscheiden. Deshalb kommt es auch zu Krämpfen, Blähungen, Hämorrhoiden, Blutungen und anderen unangenehmen Symptomen. Ausreichend Wasser trägt zudem zur Verdünnung der Magensäure bei und damit auch zum Schutz vor Sodbrennen.

4. Nicht rauchen. Rauchen schädigt nachweislich die Magenschleimhaut und erhöht die Anfälligkeit für Magengeschwüre sowie für Magen- und Dickdarmkrebs. Außerdem greift es den unteren Teil der Speiseröhre derart an, dass die Nahrung nicht mehr richtig in den Magen übergehen kann.

5. Ergänzungsmittel. Bitte beachten Sie hierzu den entsprechenden Kasten (siehe Seite 152).

Altersbezogene Verdauungsprobleme

In diesem Abschnitt werden verschiedene Alterserscheinungen des Verdauungssystems erklärt. Sie erfahren aber auch, was man dagegen tun kann.

Gastroösophagealer Reflux

Diese Erscheinung belastet Schätzungen zufolge mehr als jeden Fünften mindestens einmal im Monat. Wenn regelmäßig Magensäure oder gar Gallenflüssigkeit durch den Mageneingang in die Speiseröhre schwappt, kommt es zu Sodbrennen. Die Schleimhaut der Speiseröhre wird durch den Kontakt mit der Säure stark geschädigt und entwickelt sehr unangenehme Symptome wie ein brennendes Gefühl in der Brust, Brustschmerzen, Schluckbeschwerden, einen trockenen Husten oder einen rauen Hals.

Die Topstrategien bei Reflux

Keine Kleidung tragen, die einschnürt. Zu enge Kleidung kann das Zurückfließen von Magensäure provozieren.

Langsam essen und die Portionen klein halten.

Nach dem Essen nicht hinlegen, sondern auf den Beinen bleiben oder aufrecht sitzen.

Kopf und Nackenbereich beim Schlafen etwas erhöht lagern. Diese Position erschwert das Zurückschwappen von Magensäure in die Speiseröhre.

Divertikulitis

Ab 40 bilden sich bei vielen Menschen kleine Ausstülpungen im Dickdarm (Kolon), die als Divertikel bezeichnet werden. Man spricht dann von einer Divertikulose, an der schließlich rund die Hälfte aller über 60-Jährigen leidet.

Bei zehn bis 25 Prozent der Betroffenen entzünden oder infizieren sich diese Divertikel. Diesen Zustand nennt man Divertikulitis, und er äußert sich häufig durch Symptome wie plötzliche, starke Leibschmerzen, Fieber, Übelkeit und Veränderungen beim Stuhlgang (Verstopfung oder Diarrhö). Wie es zur Divertikelbildung kommt, ist noch nicht abschließend geklärt. Zu den Risikofaktoren zählen zu wenig Ballaststoffe, Bewegungsmangel und Übergewicht.

Wenn Sie an Divertikulitis leiden, wird der Arzt wahrscheinlich eine spezielle Diät verschreiben, die im Akutfall meist zwei Tage mit ausschließlich flüssiger Kost beinhaltet, damit die Verdauung zur Ruhe kommt. Danach lautet der Rat vielfach, bestimmte Dinge wie Nüsse und Samen zu meiden, weil diese sich leicht in den Divertikeln festsetzen und erneute Entzündungen hervorrufen können. Die Diagnose ist auf jeden Fall ernst zu nehmen. Eine mögliche Komplikation ist eine Perforation des Darms, die tödlich verlaufen kann.

Die Topstrategien bei Divertikulitis

Täglich ausreichend Fasern verzehren, am besten in natürlicher Form (Obst, Gemüse, Hülsenfrüchte).

Den Stuhldrang niemals ignorieren. Aufschieben kann den Stuhl verhärten; dann ist er schwerer auszuscheiden.

Reizdarmsyndrom

Vom »Reizdarm« ist so oft die Rede, dass viele Patienten zur Selbstdiagnose neigen, wenn sie häufig Bauchschmerzen und Darmprobleme haben. Dabei sollte die Diagnose nur durch einen Arzt gestellt werden, der zuvor andere ernste Erkrankungen ausgeschlossen hat wie Blinddarmentzündung, Infektionen, verschiedene Krebsarten, Zöliakie, Divertikulitis oder einen Darmdurchbruch.

Jeder leidet von Zeit zu Zeit einmal an Diarrhö, Verstopfung oder Blähungen. Das kann ich nahezu garantieren. Beim Reizdarmsyndrom geht es jedoch nicht um ein wenig Durchfall nach dem Verzehr eines zweifelhaften Muschelgerichts (hier sollte auf ausreichende Wasserzufuhr geachtet werden), sondern um eine langfristige Erkrankung mit unangenehmen, unregelmäßigen Darmproblemen, die einfach nicht mehr aufhören. Es geht um das regelmäßige, quälende Gefühl: »Schaffe ich es noch rechtzeitig zur Toilette?«

Die Topstrategien beim Reizdarmsyndrom
Traditionell wird das Reizdarmsyndrom gern auf Stress oder Depressionen geschoben. In meinen Augen handelt es sich jedoch nicht lediglich um ein psychisches Problem. Wer mit dieser Diagnose abgespeist wird, leidet nicht nur weiterhin unter Schmerzen, sondern trägt zudem das Urteil mit sich herum: »Alles psychosomatisch!«

Bitten Sie Ihren Arzt um einen einfachen **Atemtest**, mit dem sich Darmbakterien nachweisen lassen. Beim Reizdarmsyndrom ist häufig der Dünndarm ungewöhnlich stark von Bakterien besiedelt. Diese überschießende bakterielle Besiedelung des Dünndarms scheint eine denkbare Ursache für die Reizdarmsymptomatik zu sein.

Bei einem entsprechenden Nachweis kommen zwei Dinge in Betracht. Zum einen sollten erwünschte Bakterien in Form von **Probiotika** zugeführt werden. Zum anderen lassen sich die unerwünschten Bakterien mit resorbierbaren **Antibiotika** wie Rifaximin gezielt bekämpfen. Klinische Studien an Reizdarmpatienten stützen dieses doppelgleisige Vorgehen.

Sie selbst können die Therapie mit einer passenden Ernährung unterstützen. Es gibt zwar keine gezielte »Anti-Reizdarm-Diät«, doch ich ermuntere meine Patienten, bestimmte Lebensmittel wegzulassen oder hinzuzufügen. Wer regelmäßig größere Mengen an Milchprodukten verzehrt, könnte beispielsweise für zwei bis drei Wochen alles Laktosehaltige streichen und prüfen, ob eine Veränderung eintritt.

Im Gegensatz zu manch anderen Vorstellungen sind Ballaststoffe keineswegs überflüssiger Ballast. Erhöhen Sie daher den Anteil faserhaltiger Lebensmittel oder probieren Sie es mit einem entsprechenden Ergänzungspräparat. Es sollte jedoch nicht mit reichlich Zucker oder Süßstoff daherkommen. Eines noch: Bestimmte Lebensmittel und Getränke regen die Verdauung an und sollten daher begrenzt werden. Hierzu zählen Koffein, schwere oder fette Mahlzeiten und bestimmte Medikamente und Ergänzungsmittel. Probieren Sie diesen Ansatz einmal aus!

Verstopfung

Bei Verstopfung geht es zum einen um Probleme, überhaupt Stuhlgang zu haben, aber auch um Erschwernisse beim Stuhlgang selbst. Die meisten Ärzte sprechen von Verstopfung, wenn jemand nur drei Mal pro Woche Stuhlgang hat. Mit dem Alter nimmt die Problematik übrigens zu. Verstopfung ist kein eigenständiges Krankheitsbild, sondern ein Symptom. Schon eine Reise oder eine Abweichung vom gewohnten Tagesablauf kann die Ursache dafür sein, es kann aber auch ein Karzinom dahinterstecken. Die häufigsten Ursachen sind jedoch faserarme Ernährung, Wassermangel oder die Nebenwirkungen bestimmter Medikamente wie Antidepressiva oder Narkotika. Regelmäßige körperliche Betätigung hält den Darm in Gang.

Dr. Mikes Lieblingsfasern

»Ballaststoffe« klingt nach überflüssigem Ballast. Wenn ich meinen Patienten rate, mehr davon zu essen, wirken sie oft peinlich berührt oder denken an wenig appetitliche Abführmittel. Dabei können Ballaststoffe bzw. Fasern äußerst lecker sein. Oder mögen Sie etwa keine saftige Birne oder einen frischen Bananenshake?

Ich rate Ihnen dazu, alle Ballaststoffe in Form von natürlichen Lebensmitteln aufzunehmen. Das meiste schmeckt pur – trotzdem habe ich noch ein paar schnelle Zubereitungen beigefügt, die für mehr Abwechslung sorgen.

- 200 g Himbeeren (8 g Ballaststoffe)
  Variante 1: Mit 125 ml Mandelmilch zu einem Himbeershake verarbeiten.
  Variante 2: Über den Haferbrei geben (der weitere Ballaststoffe liefert).
  Variante 3: Über grünen Salat streuen.
- Eine Birne mit Schale (5,5 g Ballaststoffe)
  Variante 1: In Schnitzen mit fettarmem Schweizer Käse anrichten.
  Variante 2: Gewürfelt im Obstsalat.
  Variante 3: Mit Zitronensaft und Kokoswasser zu einem Birnensmoothie aufschlagen.
- Eine gegarte Artischocke oder 170 g Artischockenherzen aus der Dose (10,3 g Ballaststoffe)
  Variante 1: Die gedünsteten Blätter in eine Sauce aus Dijonsenf, Zitronensaft und Gewürzen eintunken.
  Variante 2: Die Artischockenherzen mit etwas Olivenöl beträufeln und im Ofen backen.
  Variante 3: Gehackte Artischockenherzen hinzufügen, wenn Sie eine Hühnerbrust braten oder backen.

Ballaststoffreiche Lebensmittel:
250 g gekochte Linsen (15,6 g Ballaststoffe)
250 g gegarte schwarze Bohnen (15 g Ballaststoffe)
250 g gegarte weiße Bohnen (13,2 g Ballaststoffe)
250 g Erbsen (8,8 g Ballaststoffe)
250 g gegarte Vollkornweizennudeln (6,2 g Ballaststoffe)

180 g Brokkoli (5,1 g Ballaststoffe)
4 Esslöffel Sonnenblumenkerne (3,9 g Ballaststoffe)
1 Banane (3,1 g Ballaststoffe)
1 Orange (3,1 g Ballaststoffe)
50 g Vollkornhaferflocken (5 g Ballaststoffe)

Wenn ich Ballaststoffe in dieser Form verordne, atmen die Patienten auf. Bei den Empfehlungen für die tägliche Aufnahme halte ich mich an die aktuellen Richtwerte der Nationalen Akademie der Wissenschaften: Männer unter 50 sollten 38 Gramm Ballaststoffe pro Tag zu sich nehmen, Frauen etwa 25 Gramm. Ab 50 liegt die Empfehlung für Männer bei 30 Gramm pro Tag, für Frauen bei 21 Gramm.

Die Topstrategien bei Verstopfung
Sie beherzigen bereits die fünf Anti-Aging-Grundbausteine und haben dennoch einen trägen Darm? Vielleicht kann Ihnen ein erfahrener **Akupunkteur** helfen. Manche Menschen reagieren auch gut auf **Massagen**.

Zudem dürfte eine **Erhöhung der Ballaststoffzufuhr** Abhilfe schaffen. Ballaststoffe wirken als unverdaulicher Bestandteil pflanzlicher Lebensmittel wie ein Zug durch das Verdauungssystem, auf dessen Strecke Nährstoffe, Mineralien und Wasser ein- und aussteigen. Sie transportieren das, was zu resorbieren ist, an die dafür zuständige Station im Verdauungstrakt. Gemeinsam mit Wasser und Verdauungssäften bilden Ballaststoffe den Hauptbestandteil des Stuhls, halten ihn im Darm in Bewegung und verhindern, dass er hart wird.

Magengeschwüre (Ulkus)

Magengeschwüre lassen sich wie folgt unterteilen: Wenn von »peptischen« Geschwüren die Rede ist, geht es um das Magenenzym Pepsin, das an der Verdauung beteiligt ist. Das eigentliche Geschwür wird je nach Lage unterschiedlich bezeichnet. Ein Ulcus ventriculi liegt in der Magenschleimhaut, ein kardia-ösophageales Ulkus hingegen in der Speiseröhre. Die Patienten klagen meist über brennende Schmerzen im »Magen«, meinen jedoch einen Bereich irgendwo zwischen Bauchnabel und Brustbereich.

Pro Jahr erkranken rund 40 000 Bundesbürger an einem Magengeschwür und etwa drei Mal so viele an einem Zwölffingerdarmgeschwür (Ulcus duodeni). Im Gegensatz zur festen Überzeugung der Großelterngeneration werden diese Geschwüre weder durch zu stark gewürzte Speisen noch durch Stress hervorgerufen, sondern vielfach von dem Keim *Helicobacter pylori*. (Zu den weiteren Ursachen zählt die regelmäßige Einnahme bestimmter Medikamente.) Das Vorliegen von *H. pylori* bedeutet im Umkehrschluss jedoch nicht automatisch, dass man ein Ulkus bekommen wird. Zudem gibt es Menschen mit Magengeschwüren, bei denen das Bakterium nicht nachweisbar ist. *H. pylori* ist häufig harmlos, kann jedoch das Gleichgewicht im Verdauungstrakt stören und Entzündungen hervorrufen, die letztlich zu einem Ulkus führen.

Dieser spezielle Bakterienstamm wird wie jeder andere ansteckende Keim von Mensch zu Mensch weitergegeben: über Nahrung und Wasser, Küssen und andere Kontakte.

Die Topstrategien bei Magengeschwüren
Wenig oder keinen Alkohol trinken. Alkohol greift die Magenschleimhaut an und hebt den Säurespiegel. Wer bereits ein Ulkus hat, sollte auf Alkohol vollständig verzichten.

Stress abbauen. Stress ist zwar keine Ursache für Magengeschwüre, verschlimmert sie jedoch. Viele bekommen Anspannung durch regelmäßigen Sport in den Griff. Hilfreich ist es auch, Tagebuch zu schreiben, Zeitfenster für Entspannung einzuplanen, gute Kontakte zu pflegen oder aber therapeutische Hilfe in Anspruch zu nehmen.

Hämorrhoiden

Hämorrhoiden können innerlich oder äußerlich liegen. Wenn innen liegende Hämorrhoiden (innerhalb des Analkanals) anschwellen und sich entzünden, bemerkt der Patient eventuell Blutspuren auf dem Toilettenpapier. Dieses Phänomen zeigt sich auch bei einer Reizung von externen Hämorrhoiden (in der Nähe des Afters).

Bei Hämorrhoiden handelt es sich um Venen, die unter Druck stehen und sich deshalb entzünden. Im Alter tritt das häufiger auf, weil die Gefäßwände mit der Zeit nachgeben. Bis zum 50. Lebensjahr hat etwa die Hälfte der Bevölkerung Hämorrhoiden. Neben Blut auf dem Toilettenpapier oder dem Stuhlgang äußern sich Hämorrhoiden auch durch eine Verhärtung im Bereich der Analöffnung, Juckreiz und gereizte Haut.

Die Topstrategien gegen Hämorrhoiden
Nicht zu lange stehen oder sitzen, sondern immer wieder bewegen. Wer einer sitzenden Tätigkeit nachgeht, sollte sich alle halbe Stunde etwas Bewegung verschaffen.

Die Lesezeit nicht auf der Toilette verbringen. Lange Sitzungen erhöhen das Hämorrhoidenrisiko. Und: Beim Stuhlgang nicht pressen.

Hilfreich ist natürlich ein weicher, gesunder Stuhl, der sich durch **reichlich Trinken** und den Verzehr von **Ballaststoffen** erreichen lässt.

Entzündliche Darmerkrankungen

Wenn der Darm oder andere Teile des Verdauungstrakts sich entzünden, kommt es zu diversen unangenehmen Symptomen. Erkrankungen wie Morbus Crohn oder Colitis ulcerosa gehen mit Bauchschmerzen, Durchfall, mitunter auch Fieber, rektalen Blutungen, Appetitverlust und Gewichtsverlust einher. Damit ist das Leben stark beeinträchtigt. Die genauen Ursachen sind vielfach unklar, doch es gibt Hinweise darauf, dass der Verdauungsapparat auf Angriffe durch Viren oder Fremdbakterien mit einer Entzündungskaskade reagiert, die am Ende chronische Entzündungen auslöst. Dabei könnte die genetische Veranlagung eine Rolle spielen: Entzündliche Darmerkrankungen in der engeren Verwandtschaft scheinen das Risiko zu erhöhen, auch wenn die Datenlage noch nicht eindeutig ist. Wenn eine solche Erkrankung vorliegt, sollten Sie die geeignete Ernährung und alle Maßnahmen, um die Krankheit in Schach zu halten, mit dem Arzt besprechen.

Dickdarmkrebs

Die Krebserkrankung von Kolon und/oder Rektum (kolorektales Karzinom) zählt laut deutschem Krebsregister und Robert-Koch-Institut zu den zweithäufigsten Tumorerkrankungen in Deutschland. Ein Hauptrisikofaktor für das kolorektale Karzinom ist das Alter: Über 90 Prozent der Erkrankten sind über 50 Jahre alt.

Mögliche Symptome sind:

- Veränderte Stuhlgewohnheiten
- Blut im Stuhl (hellrot oder teerschwarz)
- Durchfall, Verstopfung oder das Gefühl, dass der Darm sich nicht vollständig entleert
- Schmalerer Stuhl als gewöhnlich
- Häufige Blähungen, Aufstoßen, Völlegefühl oder Krämpfe
- Gewichtsverlust ohne bekannte Ursache
- Abgeschlagenheit und Müdigkeit
- Erbrechen

Bei Entzündungen können sich in der Magenschleimhaut Polypen bilden. Wenn diese bösartig entarten, spricht man von einem Adenokarzinom.

Die Topstrategien gegen Magen- und Darmkrebs

Weniger Salz essen. Eine hohe Kochsalzaufnahme scheint das Magenkrebsrisiko zu erhöhen. Unsere Nahrung enthält in der Regel schon ausreichend Salz, also entsorgen Sie den Salzstreuer und verzichten Sie auf Fertigprodukte. Würzen Sie mit Knoblauch, denn er reduziert das Krebsrisiko.

Mehr Obst und Gemüse, besonders solches mit viel Vitamin C und Betakarotin. Es gibt Forschungen, denen zufolge eine Ernährung mit viel gelben, orangefarbenen und dunkelgrünen Gemüse- und Obstsorten das Magenkrebsrisiko senken kann.

Bevor wir zu *Phase 2, Renovieren,* übergehen, sollten Sie anhand des nachfolgenden Tests feststellen, wie es um die Gesundheit Ihrer Verdauung steht. Nach dem *17-Tage-Plan* wiederholen Sie den Test und prüfen, was sich verbessert hat.

Test Verdauungssystem
1. Wie häufig fühlen Sie sich nach dem Essen »pappsatt« oder aufgebläht? A. Jeden Tag. ❏ 0 Punkte B. Häufig. ❏ 1 Punkt C. Gelegentlich. ❏ 3 Punkte D. Nie. ❏ 4 Punkte
2. Wie häufig haben Sie Durchfall oder sehr lockeren Stuhl? A. Täglich. ❏ 0 Punkte B. Häufig. ❏ 1 Punkt C. Gelegentlich. ❏ 3 Punkte D. Nie. ❏ 4 Punkte

3. Wie häufig haben Sie Verstopfung?
   A. Täglich. ❏ 0 Punkte
   B. Häufig. ❏ 1 Punkt
   C. Gelegentlich. ❏ 3 Punkte
   D. Nie. ❏ 4 Punkte

4. Meiden Sie bestimmte Lebensmittel, weil Sie diese schlecht vertragen?
   A. Ja ❏ 0 Punkte   B. Nein ❏ 4 Punkte

5. Wie häufig haben Sie Bauchschmerzen oder -krämpfe?
   A. Täglich. ❏ 0 Punkte
   B. Häufig. ❏ 1 Punkt
   C. Gelegentlich. ❏ 3 Punkte
   D. Nie. ❏ 4 Punkte

6. Haben Sie je länger als einen Monat Antibiotika erhalten?
   A. Ja ❏ 0 Punkte   B. Nein ❏ 4 Punkte

7. Wie häufig haben Sie Stuhlgang?
   A. Weniger als zwei Mal pro Woche. ❏ 0 Punkte
   B. Weniger als drei Mal pro Woche. ❏ 1 Punkt
   C. Vier bis fünf Mal pro Woche. ❏ 3 Punkte
   D. Täglich. ❏ 4 Punkte

8. Welche Farbe hat Ihr Stuhl normalerweise?
A. Gelblich bis grünlich. ❏ 0 Punkte
B. Hellbraun. ❏ 3 Punkte
C. Dunkelbraun. ❏ 4 Punkte

9. Hatten Sie schon einmal schwarzen Stuhl (Teerstuhl)?
A. Ja ❏ 0 Punkte   B. Nein ❏ 4 Punkte

10. Hatten Sie jemals Blut im Stuhl?
A. Ja ❏ 0 Punkte   B. Nein ❏ 4 Punkte

11. Stinkt Ihr Stuhl ungewöhnlich stark?
A. Ja ❏ 0 Punkte   B. Nein ❏ 4 Punkte

12. Wie häufig haben Sie ein Verlangen nach Süßem oder Stärkehaltigem?
A. Täglich. ❏ 0 Punkte
B. Mehrmals pro Woche. ❏ 1 Punkt
C. Ein paar Mal pro Woche. ❏ 2 Punkte
D. Selten. ❏ 4 Punkte

13. Wie häufig haben Sie Magenbeschwerden?
A. Täglich. ❏ 0 Punkte
B. Mehrmals pro Woche. ❏ 1 Punkt
C. Ein paar Mal pro Woche. ❏ 2 Punkte
D. Nie. ❏ 4 Punkte

Ein gutes Bauchgefühl

14. Wie häufig müssen Sie aufstoßen oder Winde lassen?
   A. Täglich. ❑ 0 Punkte
   B. Mehrmals pro Woche. ❑ 1 Punkt
   C. Ein paar Mal pro Woche. ❑ 2 Punkte
   D. Nie. ❑ 4 Punkte

Auswertung

0 bis 11 Punkte: AKUT. Lassen Sie Ihr Verdauungssystem schnellstmöglich beim Arzt untersuchen.
12 bis 22 Punkte: KRITISCH. Verändern Sie umgehend Verhaltensweisen, die Ihre Verdauung beeinträchtigen. Verzichten Sie beispielsweise auf Alkohol und zu viel Salz.
23 bis 33 Punkte: MÄSSIG RISKANT. Beziehen Sie mehr Methoden ein, die das Verdauungssystem unterstützen wie Bewegung und die Einnahme von Probiotika.
34 bis 44 Punkte: DURCHSCHNITT. Überlegen Sie, was Sie noch besser machen können.
45 oder mehr Punkte: OPTIMAL. Weiter so!

Der Darm benötigt eine ausgewogene Nährstoffzufuhr, um optimal arbeiten zu können. Achten Sie daher auf seine Bedürfnisse und tun Sie, was in Ihrer Macht steht, um diese zu befriedigen.

9. Das Auf und Ab der Hormone

Ab etwa der Lebensmitte wächst bei vielen die Sehnsucht nach dem sprichwörtlichen Jungbrunnen. Experten für das Thema Lebenserwartung glauben, dass der Zaubertrank aus einem Hormoncocktail besteht. Hormone sind chemische Botenstoffe und Teil des endokrinen Systems. Normalerweise werden sie von Drüsen produziert und wandern von dort aus in andere Bereiche des Körpers, wo sie zur Regulierung der Aktivität von Zellen und Organen beitragen. Ein gutes Beispiel ist das Hormon Insulin. Es entsteht in der Bauchspeicheldrüse und geht dann ins Blut über, wo es an der Kontrolle des Blutzuckers (Glukose) beteiligt ist.

Kann eine ausgewogene Hormonlage den Zahn der Zeit aufhalten? Ich stimme gewissen Experten zu, dass Hormone bei der Alterung eine wichtige Rolle spielen. Wenn man es jedoch zu weit treibt und das humane Wachstumshormon oder Sexualhormone (in der Hormonersatztherapie) gießkannenmäßig einsetzt, wird es kritisch. Meiner Ansicht nach sollten Sexualhormone wie Östrogene oder Testosteron, humanes Wachstumshormon oder DHEA (ein Baustein für Sexualhormone) keine isolierte Therapie darstellen – wobei diese Substanzen im Zusammenspiel mit anderen, bereits beschriebenen und noch folgenden Maßnahmen durchaus Erfolg versprechen.

Grundkurs endokrines System

Die griechische Vorsilbe *endo-* bedeutet »innen«, und *crinis* bedeutet »ausschütten«. Unser endokrines System hat somit in erster Linie die Aufgabe, innerhalb von bestimmten Drüsen Hormone zu erzeugen und auszuschütten. Mit »Drüsen« meine ich hier Hypothalamus, Bauchspeicheldrüse, Nebennieren, Eierstöcke beziehungsweise Hoden, Hirnanhangdrüse, Schilddrüse und Nebenschilddrüsen, Zirbeldrüse und Thymusdrüse. Die in diesen Drüsen erzeugten Hormone haben zahlreiche unterschiedliche Aufgaben von der Blutzuckerregulierung über die Aufrechterhaltung des Stoffwechsels und des Immunsystems bis hin zur Erzeugung von Ei- und Samenzellen. Das endokrine System hat also alle Hände voll zu tun. Lassen Sie uns einmal genauer hinsehen:

Schilddrüse und Nebenschilddrüsen. Die Schilddrüse liegt am Halsansatz, und ihre Form ähnelt einem Krawattenknoten. Sie erzeugt vor allem die Hormone Thyroxin (T4) und Trijodthyronin (T3). Die Nebenschilddrüsen sind vier kleine Drüsen, die an der Schilddrüse anhaften. Die Schilddrüsenhormone steuern in erster Linie den Stoffwechsel, wohingegen die Hormone der Nebenschilddrüsen (PTH) die Kalziumeinlagerung in den Knochen regulieren.

Hirnanhangdrüse (Hypophyse). Diese erbsengroße Drüse liegt im Gehirn, ist jedoch nicht wirklich ein Teil davon. Sie ist die Kommandozentrale für alle anderen endokrinen Drüsen und fordert sie über Botenstoffe auf, ihre eigenen Hormone auszuschütten. Die Hypophyse erzeugt unter anderem das menschliche Wachstumshormon Somatotropin.

Hypothalamus. Der Hypothalamus ist tatsächlich ein Bestandteil des Gehirns und erzeugt so genannte *Neurohormone*. Das endokrine System ist eng mit dem Nervensystem verknüpft. Die hier erzeugten Hormone beeinflussen unter anderem die Schilddrüse und spielen eine große Rolle für die Regulierung von Körpertemperatur, Blutdruck, Schlaf, sexueller Aktivität, Stimmungslage und vielen anderen körperlichen Funktionen.

Eierstöcke (Ovarien). Als weibliche Reproduktionsdrüsen bringen diese mandelgroßen Organe Eizellen und Sexualhormone hervor, denen Frauen ihre eindeutig weiblichen Merkmale verdanken. Die Eierstöcke produzieren vor allem Östrogen und Progesteron, aber auch kleine Mengen Testosteron.

Hoden (Testes). Die männlichen Reproduktionsorgane sind etwa traubengroß und unterhalb des Penis im Hodensack (Skrotum) angesiedelt. Hier werden Samenzellen (Sperma) und Testosteron erzeugt.

Bauchspeicheldrüse (Pankreas). Diese Drüse sitzt hinter dem Magen und produziert Insulin, das für die körperliche Fähigkeit, Glukose richtig zu verarbeiten, unerlässlich ist.

Nebennieren. Diese zwei Drüsen sitzen direkt auf den Nieren. Sie erzeugen zahlreiche Hormone, die insbesondere an der Stressreaktion beteiligt sind und die Kampf-oder-Flucht-Reaktion, den Stoffwechsel, den Blutzuckerspiegel und vieles mehr beeinflussen.

Zirbeldrüse (Epiphyse). Die Zirbeldrüse liegt ungefähr im Zentrum des Gehirns. Über die Erzeugung von Melatonin reguliert sie die Schlafgewohnheiten.

So altert das endokrine System

Im Idealfall produziert der Körper alle Hormone, die für die Gesundheit erforderlich sind, genau in der richtigen Menge. Mit zunehmendem Alter verändert sich das Zusammenspiel jedoch, und die Produktion verlangsamt sich. Was bedeutet das nun für die Gesundheit? Zum einen sinkt die Stressresistenz, weil weniger Hypothalamushormone vorliegen. Auch die Muskelmasse geht zurück, weil das Somatotropin abnimmt.

In den Nebennieren entsteht das Hormon Aldosteron, das den Wasserhaushalt reguliert. Wenn die Produktion nachlässt, steigt das Risiko einer Dehydrierung (noch ein guter Grund, immer reichlich Wasser zu trinken).

Die Schilddrüse neigt mit zunehmendem Alter zur Ausbildung von Knoten, welche mitunter schon der Hausarzt bei der jährlichen Untersuchung tasten kann. Wenn die Schilddrüsenfunktion nachlässt, wird auch der Stoffwechsel zurückgefahren, der aus unserer Nahrung Proteine, Kohlenhydrate und Fette in Energie umwandelt. Je besser der Stoffwechsel funktioniert, desto besser kann der Körper Fett verbrennen. Der Höhepunkt ist mit etwa 20 Jahren erreicht – ab da geht es bereits langsam abwärts. Deshalb ist es so schwer, auf die Dauer das Gewicht zu halten. Zum Glück können wir den Stoffwechsel mit regelmäßiger Bewegung – besonders Krafttraining – und einer Ernährung aus natürlichen Lebensmitteln und mageren Proteinen ankurbeln.

Auch die Bauchspeicheldrüse verändert sich mit der Zeit. Die Insulinproduktion lässt nach, und das erzeugte Insulin ist weniger wirksam. Insulin sorgt dafür, dass wir aufgenommenen Zucker in verwertbare Energie umwandeln können. Eine nachlassende Insulinproduktion lässt den Körper daher auf Zucker in der Nahrung anders als früher reagieren. Die beste Vorbeugung besteht in kleineren Portionsgrößen und geringerem Zuckerverzehr. (Ich rate meinen Patienten zu einem einfachen Maß: Nutzen Sie Ihre Hand! Die empfohlene Obst- oder Gemüsemenge pro Mahlzeit entspricht einer Faust. Ein Handteller entspricht einer vernünftigen Portion Proteine, zum Beispiel Huhn, Fisch oder mageres Fleisch. Bei Nudeln, Reis oder Vollkornmüsli reicht eine Handvoll, und der Daumen symbolisiert die Menge an Öl, Salatsauce, Mayonnaise und anderen Fetten, die Sie essen sollten.)

Auch die Hypophyse verändert sich mit zunehmendem Alter, sie schrumpft und kann dadurch nicht mehr so gut arbeiten. Da sie so viele andere endokrine Funktionen steuert, können Fehlfunktionen Symptome hervorrufen, die mit Schilddrüse, Sexualorganen und Nebennieren in Verbindung stehen. Ein Nachlassen der Libido, Kopfschmerzen, Menstruationsstörungen, Unfruchtbarkeit und vieles mehr können somit auch auf eine gestörte Hypophysenfunktion zurückgehen.

Da die Strukturen des endokrinen Systems so stark untereinander, aber auch mit anderen Körpersystemen verknüpft sind, sollten wir es gesund und vital halten.

Ergänzungsmittel für das Hormonsystem

- **Kalzium:** 1000 mg pro Tag
- **Vitamin D:** 800 bis 1000 IU pro Tag
- **Grüner Tee:** 1 Tasse pro Tag

Warum? Insbesondere eine Überfunktion der Schilddrüse (Hyperthyreoidismus) kann die Knochenalterung beschleunigen und die Knochen sogar dünner werden lassen. Dann ist die ergänzende Einnahme von Kalzium und Vitamin D sinnvoll. Aber wussten Sie auch, dass koffeinhaltige Produkte die Kalziumaufnahme beeinträchtigen können? Sogar Speisesalz kann den Knochen Kalzium entziehen und das Osteoporoserisiko erhöhen. Deshalb hilft es wenig, die empfohlenen Mittel einzunehmen, wenn man sie mit Cola herunterspült und jede Mahlzeit nachsalzt.
Grüner Tee (ob mit oder ohne Koffein) liefert einen ganzen Schub gesunder Antioxidantien und kann den Stoffwechsel in Gang bringen. Auf Zucker zum Süßen bitte verzichten!

Stressbewältigung

Da ein gewisses Maß an Stress im Leben unvermeidlich ist, hat unser Hormonsystem einen eingebauten Schutz vor Stress entwickelt. Je nachdem, welche Art Stress unsere Gesundheit gefährdet, setzen unsere Drüsen bestimmte Hormone frei.

Hält der Stress jedoch über längere Zeit an, muss das System Überstunden leisten, um die richtige Hormonmenge herzustellen. Denn nur so funktionieren alle Körpersysteme wunschgemäß. Diese Überbeanspruchung kann das Herz-Kreislauf-System gefährden, den Blutdruck erhöhen und die Immunlage beeinträchtigen. Sogar die Fortpflanzungsfähigkeit kann beeinträchtigt werden, was die weibliche Menstruation, aber auch die Testosteron- und Spermaproduktion des Mannes in Mitleidenschaft ziehen kann.

Stress ist heimtückisch. Ich kenne viele Patienten, die stark unter Stress stehen, und das Unheimlichste daran ist, dass sie es nicht einmal merken. Der Stress gehört für sie längst zum Leben. In meinen Augen ist Dauerstress etwas, wofür wir uns entscheiden. Natürlich entscheidet sich niemand freiwillig für etwas Unangenehmes. Aber die Art und Weise, wie wir auf potenziell stressige Situationen reagieren, haben wir in der Hand. Ich bin davon überzeugt, dass ein gesunder Umgang mit Stress – der lernbar ist – dem Menschen viele Gesundheitsprobleme erspart!

Stress abbauen

Ein vernünftiger Umgang mit Stress und die Überzeugung, dass *wir selbst* entscheiden, wie viel Stress der Körper spürt (zumindest bis zu einem gewissen Grad), ist für die Gesundheit des Hormonsystems wie auch des ganzen Körpers von größter Bedeutung. Für Stressabbau braucht man keineswegs ein Wellness-Wochenende, weite Reisen oder therapeutische Hilfe. Das alles kann helfen, aber es gibt auch noch andere Wege, um mit Alltagsstress fertigzuwerden. Versprochen!

Stress einstufen. Zuerst ermitteln Sie Ihr Stressniveau. Stellen Sie im Laufe des Tages immer wieder fest, wie hoch Ihr Stress gerade ist. Die Skala geht von 1 bis 10, wobei 1 entspannte Aufmerksamkeit bedeutet, während bei 10 alle Warnsirenen im Kopf heulen und die Hände schweißnass werden. Wenn Sie sich häufig im Bereich zwischen 6 und 10 befinden, wird es Zeit für eine ernsthafte Veränderung.

Lösungsliste erarbeiten. Schreiben Sie eine Liste mit zwei Spalten. In die linke Spalte kommt alles, was Sie im Leben stresst. Es kann bereits hilfreich sein, all diese Dinge zu Papier zu bringen – manchmal nimmt schon dieses Vorgehen ihnen die Macht. Wenn die Stressliste fertig ist, nehmen Sie sich die rechte Spalte vor: Dort werden denkbare Lösungen notiert. Schreiben Sie alles auf, was Ihnen durch den Kopf geht, auch wenn es absurd erscheinen mag (»Den Job kündigen und nach Ibiza ziehen«)! Es muss nicht für jeden einzelnen Stressfaktor einen realistischen Lösungsansatz geben. Behalten Sie diese Liste griffbereit. Sobald Ihnen eine weitere Lösung einfällt, schreiben Sie diese dazu. So stellt man sehr schnell fest, dass fast alles, was einen stresst, sich regeln, delegieren oder abschalten lässt.

Bewegung neu wahrnehmen. Bewegung hat auf psychischen Stress eine ganz besondere Wirkung. Bei Sport und körperlicher Anstrengung ist das Gehirn vollauf damit beschäftigt, Herz und Muskeln mit Sauerstoff zu versorgen und alles effektiv in Gang zu halten. Deshalb bleibt weniger Energie übrig, um sich auf all die stressigen Dinge im Leben zu konzentrieren. Der Kopf wird »klar« (wozu der frische Sauerstoff natürlich ebenfalls beiträgt). Für viele ist der Gedanke an die täglichen Übungen jedoch nur ein weiterer Punkt auf der Liste der Stressfaktoren.

Aber: Sport kann Spaß machen. Er sollte zu den Dingen gehören, auf die man sich freut, ein Ausweg aus dem täglichen Hamsterrad. Wann hatten Sie das letzte Mal richtig Spaß, wenn Sie gekeucht und geschwitzt haben? War das beim Tanzen, ob mit dem Partner, mit Freunden oder in einer Gruppe? Dann besorgen Sie sich eine passende DVD mit schnellen Tanzschritten und legen Sie im Wohnzimmer eine flotte Sohle aufs Parkett! Wenn Sie als Kind gern auf dem Bett oder Sofa herumgehüpft sind, könnten Sie sich ein Minitrampolin zulegen. Im Ernst, es gibt keinen Grund, sich beim Sport zu langweilen. Bewegung ist derart gesund, dass jeder einen Weg finden sollte, die halbe Stunde pro Tag wirklich zu genießen. Seien Sie kreativ!

Effektive Zeitplanung. Vielen überforderten Menschen mangelt es an gutem Zeitmanagement. Ganz gleich, wie viel Sie zu tun haben, es gibt immer Möglichkeiten, die eigene Zeit so zu planen, dass man nicht ständig alles auf den letzten Drücker tun muss. E-Mail-Konten sind in der Regel mit Online-Kalendern verbunden, die einen an Termine erinnern können. So kann man detaillierte Pläne erarbeiten. Zur Abstimmung mit der Familie tragen mehrspaltige Kalender bei, in denen alle Termine notiert werden. So ein Kalender sollte zentral hängen, am besten in der Küche, und wirklich von allen genutzt werden. Fazit: Es geht um Selbstorganisation. Damit behält man den Überblick und hat weniger Sorgen.

Hilfe suchen. Angststörungen sind etwas sehr Reales und können zermürbend sein. Wenn die eigenen Ansätze nicht greifen, sollten Sie therapeutische Hilfe in Anspruch nehmen, zum Beispiel kognitive Verhaltenstherapie, Beratung oder vom Arzt verordnete Medikamente.

Die Anti-Aging-Grundbausteine

1. Bewegung. Für alle, die unter Stress stehen, ist Bewegung besonders wichtig, um das hormonelle Gleichgewicht zu erhalten. Körperliche Aktivität kann die Ausschüttung von Stresshormonen herabsetzen. Denken Sie an die vielen kleinen Bewegungsmöglichkeiten im Alltag – jeder Schritt zählt. Sie können ganz nebenbei »trainieren«, zum Beispiel mit Ausfallschritten beim Staubsaugen. Oder Sie lernen Kickboxen oder boxen auf einen Sandsack ein, um Stress abzubauen.
2. Ein gesundes Körpergewicht. Übergewicht kann das metabolische Syndrom auslösen, eine Kombination aus Risikofaktoren für Typ-2-Diabetes, Herzinfarkt und Schlaganfall. Dabei lagert sich erstickendes Eingeweidefett unter der Bauchdecke um die Organe an. Laut einer Untersuchung aus Harvard ist Übergewicht oder Fettleibigkeit der Hauptrisikofaktor für Typ-2-Diabetes. Das liegt zum Teil an der Zuckerverarbeitung in den Zellen, die Rückwirkungen auf den Blutzucker hat. Ein erhöhter Blutzucker kann die insulinproduzierenden Zellen dazu veranlassen, noch härter zu arbeiten, um den Blutzucker wieder zu senken. Irgendwann geben die Zellen dann einfach auf.
3. Wasser trinken. Die tägliche, ausreichende Wasserzufuhr kann den Stoffwechsel unterstützen. Eine Studie der Universität Utah ergab, dass Erwachsene, die pro Tag zwölf Gläser mit

je 200 ml Wasser tranken, mehr Kalorien verbrannten, als dehydrierte Teilnehmer. Allein durch Wasser trinken mehr Kalorien verbrennen? Das klingt doch sehr verlockend!
4. Nicht rauchen. Rauchen kann insbesondere die Funktion der Schilddrüse stören und erhöht das Risiko für die Graves-Krankheit (eine bestimmte Form der Schilddrüsenüberfunktion) und Typ-2-Diabetes.
5. Ergänzungsmittel. Orientieren Sie sich an der Liste der Ergänzungsmittel (siehe Seite 175).

Altersbezogene Drüsenprobleme

Betrachten wir zunächst die häufigsten Probleme des Hormonsystems, aber natürlich auch die Präventionsmaßnahmen.

Typ-2-Diabetes

Erhebungen des Robert-Koch-Instituts Berlin zufolge litten 2008/2009 rund sechs Millionen Menschen und damit neun Prozent der erwachsenen Bevölkerung in Deutschland unter Diabetes, 80 bis 90 Prozent davon unter Typ-2-Diabetes. Bei Diabetes geht es letztlich um ein Insulinproblem: Entweder erzeugt die Bauchspeicheldrüse nicht ausreichend Insulin, um den Glukosegehalt im Blut (Blutzucker) zu regulieren, oder der Körper verwertet das Insulin nicht richtig.

In Amerika schätzt man, dass im Jahr 2050 jeder dritte Erwachsene Diabetiker sein wird. Das sind erschreckende Zahlen, zumal es nicht so sein müsste. Hinzu kommt, dass Diabetiker ein mindestens doppelt so hohes Risiko für Herzinfarkt und Schlaganfall aufweisen wie andere. Diabetes ist in der Al-

tersgruppe zwischen 20 und 74 Jahren die Hauptursache für Neuerblindungen. Für Diabetes gelten die folgenden Risikofaktoren:
- Älter als 45 Jahre
- Vermehrtes Bauchfett
  (und vielleicht auch sonstige Fettpolster)
- HDL-Cholesterin unter 35 mg/dL
- Bluthochdruck (Hypertonie)
- Bewegungsmangel
- Diabetesfälle in der Familie

Wenn eines oder mehrere dieser Kriterien auf Sie zutreffen, bedeutet das nicht, dass Sie zu Diabetes verdammt sind. Sie sollten jedoch unbedingt die Risikofaktoren in den Griff bekommen, die Sie beeinflussen können.

Die Topstrategien zur Diabetesprävention
Gesundheitscheck wahrnehmen. Bei Risikofaktoren sollte der Arzt im Rahmen des Check-ups den Nüchternblutzucker und vielleicht auch das glykierte Hämoglobin (HbA1C) bestimmen. Beide Werte sind für die Diagnose hilfreich.

Klug einkaufen. Eine gesunde Ernährung ist einfacher, als Sie vielleicht glauben. Zuallererst sollten Sie sich bewusst machen, was Sie essen. Pro 1 000 Kalorien sollte man 14 Gramm Ballaststoffe zu sich nehmen, denn Ballaststoffe scheinen den Blutzucker günstig zu beeinflussen.

Abwechslung beim Öl. Kochen Sie gelegentlich mit Kokosöl? Kokosöl setzt sich aus mittelkettigen Fettsäuren zusammen, die bei der Energieproduktion leichter verwertbar sind als langkettige Fettsäuren aus tierischen Fetten wie Butter oder Schmalz. Eine geschickte Kombination aus unterschiedlichen Fetten wird mit weniger Typ-2-Diabetes und Herzerkrankungen in Verbindung gebracht. Deshalb ist es am besten, nicht immer dasselbe Öl zu verwenden.

Schilddrüsenprobleme

An dieser Stelle möchte ich drei Gesundheitsprobleme ansprechen. Das erste ist die Schilddrüsenunterfunktion (Hypothyreose), bei der die Schilddrüse bestimmte Hormone, die für die Erhaltung des Stoffwechsels und zahlreiche chemische Reaktionen im Körper erforderlich sind, nicht in ausreichender Menge erzeugt. In Deutschland weisen rund zehn Prozent der Bevölkerung einen Mangel an Schilddrüsenhormonen auf. Frauen sind sieben Mal häufiger betroffen als Männer, insbesondere in fortgeschrittenem Alter. Eine Schilddrüsenunterfunktion äußert sich für gewöhnlich in Form von Müdigkeit, Verstopfung, Heiserkeit, einem blassen, aufgedunsenen Gesicht, Gewichtszunahme und Trägheitsgefühl.

Die zweite verbreitete Erkrankung ist eine Schilddrüsenüberfunktion (Hyperthyreose), bei der zu viel Thyroxin erzeugt wird, ein wichtiges Stoffwechselhormon. Typische Symptome sind plötzlicher Gewichtsverlust, ein schnellerer Puls, übermäßiges Schwitzen, Nervosität, verstärkter Appetit, Hitzeempfindlichkeit und häufige Darmtätigkeit. All diese Anzeichen können jedoch auch fehlen, was ein weiterer Grund ist, die Schilddrüsenhormone checken zu lassen.

Und schließlich kann es zu Schilddrüsenkrebs kommen. Krebs klingt immer erschreckend, doch bei einem Schilddrüsenkarzinom des Stadiums I oder II liegt die Überlebensrate bei annähernd 100 Prozent. Dennoch sollten Sie mit Ihrer Schilddrüse sorgfältig umgehen und mögliche Warnzeichen beachten. Wer an einem Kropf erkrankt ist oder wer andere in der Familie mit einem Kropf hat, trägt ein höheres Risiko. Dasselbe gilt für Menschen mit einer bestimmten genetischen Veranlagung oder nach Strahlenexposition. Wenn sich im Halsbereich ein Knoten findet, Schmerzen nach mehreren Tagen nicht verschwinden oder Schluckbeschwerden auftreten, sollten Sie die nötigen Tests mit dem Arzt besprechen.

Die Topstrategien für eine gesunde Schilddrüse
Schilddrüse untersuchen lassen. In Amerika empfiehlt die zuständige Fachgesellschaft, ab 35 Jahre alle fünf Jahre die Schilddrüse überprüfen zu lassen. Darüber hinaus ist zwei Mal im Jahr eine Selbstuntersuchung sinnvoll, mit der man eventuelle Veränderungen sucht. Betrachten Sie dazu im Spiegel Ihren Hals. Nun legen Sie den Kopf zurück und schlucken. Die Schilddrüse liegt im Bereich der Halsmitte und steht leicht hervor. Wiederholen Sie die Schluckbewegung einige Male, um festzustellen, ob dabei etwas Ungewöhnliches auffällt.

Symptome beachten. Insbesondere Frauen sollten auf gewisse Lethargie, plötzliche Gewichtszunahme oder andere Symptome einer Schilddrüsenunterfunktion achten und eventuell ärztlichen Rat einholen.

Reichlich Kalzium und Vitamin D. Bei einer Schilddrüsenüberfunktion altern die Knochen schneller und können sogar dünner werden. Deshalb ist es sinnvoll, ergänzend Kalzium und Vitamin D einzunehmen.

Ausreichende Jodversorgung. Seit der verbreiteten Anwendung von Jodsalz sind starke Jodmangelerscheinungen rückläufig. Wer sparsamer mit Salz umgeht, könnte jedoch zu wenig Jod bekommen. Deshalb sollte die Ernährung bei gesunden Menschen regelmäßig Fisch oder Meeresfrüchte, aber auch Eier, Zwiebeln, Radieschen, Petersilie und Kelp-Algen enthalten.

Algen knabbern

Mittlerweile gibt es im Internet, in Asialäden und zum Teil auch Supermärkten Algen zu kaufen. Ich empfehle besonders gebackene Algen als kalorienarmen, sättigenden Snack, der sehr gut Kartoffelchips ersetzen kann.
Zusätzlich liefern Algen Vitamine und Mineralien wie Kalium, Vitamin K, Kalzium, Vitamin C, Magnesium und Jod. Hier ist mein Rezept, das besonders bei einer salzreduzierten Ernährung vor Jodmangel schützt:

- 4 große Stücke geröstete Nori-Algen (im Asia-Regal)
- 1 Teelöffel Sesamöl

Den Ofen auf 140 °C vorheizen. Die Nori-Scheiben mit einer Schere oder einem Küchenmesser in chipsgroße Quadrate schneiden. Von beiden Seiten mit Sesamöl bepinseln. In zehn bis fünfzehn Minuten knusprig backen und als Knabberei anrichten.
Portionsgröße: Zehn bis zwölf mundgerechte Stücke

Träger Stoffwechsel

Der Stoffwechsel umfasst alle Vorgänge der Umwandlung von Nährstoffen aus Nahrung in Energie. Und Energie ist etwas, das wir unablässig benötigen, nicht nur zum Joggen oder zum Rasenmähen. Für alle Funktionen braucht der Körper Energie.

Wenn wir älter werden, fährt der Stoffwechsel seine Tätigkeit zurück. Deshalb sollte man tun, was man kann, um ihn in Gang zu halten. Je schneller er funktioniert, desto besser kann der Körper Nährstoffe verwerten.

Die Topstrategien für mehr Stoffwechselaktivität

Frühstücken. Das Frühstück ist die wichtigste Mahlzeit des Tages. Ich empfehle deshalb, den Stoffwechsel innerhalb von 30 Minuten nach dem Aufstehen mit dem Frühstück aus dem Ruhemodus zu holen und auf Energieverbrennung umzuschalten. Wer das Frühstück überspringt, fordert den Körper auf, Kalorien in Form von Fett einzulagern, weil offenbar eine Hungersnot droht. Außerdem langt man beim Mittagessen zu sehr zu, wenn man zuvor einen Mordshunger aufbaut.

Magere Proteine verzehren. Proteinverdauung kostet mehr Kalorien. Magere Proteine wie Hähnchen- oder Putenbrust, mageres Rind- oder Kalbsfleisch und Tofu sollten etwa ein Drittel der Tageskalorienzufuhr ausmachen. Bei 2 000 Kalorien pro Tag macht das demnach rund 650 Kalorien aus.

Guter Schlaf. Ohne regelmäßigen, ausreichenden Schlaf kann der Stoffwechsel nicht optimal funktionieren. Haben Sie schon einmal bemerkt, wie hungrig man nach einer unruhigen Nacht ist? Woran das liegt, ist noch nicht abschließend

> **Warnung: Hormone als »Jungbrunnen«?**
>
> Manche Menschen lassen sich Wachstumshormone (HGH) spritzen, um das Rad der Zeit zurückzudrehen. Angeblich erhöht diese »Wunderdroge« die Libido, verleiht der Haut ein jugendliches Schimmern und hilft sogar gegen graue Haare. In Wahrheit ist eine HGH-Ersatztherapie nur bei nachgewiesenem HGH-Mangel sicher, und der kommt selten vor. Für Anti-Aging-Zwecke ist das Mittel auch in den USA nicht zugelassen. Die Injektionen können unerwünschte Nebenwirkungen wie Gelenk- und Muskelschmerzen, Schwellungen und bei Männern eine Vergrößerung des Brustgewebes nach sich ziehen. Möglicherweise tragen sie sogar zu den Risikofaktoren für Diabetes, Herzerkrankungen und Krebs bei. Da die Studienlage bisher begrenzt ist, kennen wir das volle Ausmaß des Risikos noch nicht. Für mich ist das ausreichend, um zu erklären, dass HGH-Spritzen nur bei einer Verordnung durch den Arzt bei entsprechender Indikation sinnvoll sind.

geklärt, doch vermutlich beeinflusst Schlafmangel die hormonelle Appetitregulierung. Im Optimalfall schläft man jede Nacht gleich lang.

Eiswasser trinken. Bei manchen Menschen regt eiskaltes Wasser den Stoffwechsel an, weil der Körper Energie benötigt, um sich wieder innerlich aufzuheizen. Die langfristige Wirkung ist umstritten; aber ausprobieren lohnt sich!

Abends trainieren. Wenn Sie abends aktiv sein können, ohne dass es Ihren Schlaf beeinträchtigt, sollten Sie das versuchen. Es gibt Hinweise, dass der Stoffwechsel dadurch nachts nicht so weit abfällt. Man verbrennt also sogar im Schlaf mehr Kalorien als normal. Wenn das Training hungrig macht und man mitten in der Nacht noch essen muss, sollten Sie proteinhaltige Nahrung wählen.

Finden Sie heraus, wie gesund Ihr endokrines System ist. Nach Abschluss von *Phase 2, Renovieren,* wiederholen Sie den Test und prüfen, wie sehr Sie sich verbessert haben.

Test Hormonsystem
1. Stammte in der vergangenen Woche täglich ein Drittel Ihrer Kalorienzufuhr aus mageren Proteinen? A. Ja ❑ 4 Punkte   B. Nein ❑ 0 Punkte
2. Haben Sie in letzter Zeit ungewöhnlich zu- oder abgenommen? A. Ja ❑ 0 Punkte   B. Nein ❑ 4 Punkte
3. Haben Sie bezogen auf Ihre Körpergröße Normalgewicht? A. Ja. ❑ 4 Punkte B. Ich müsste zwei bis fünf Kilo abnehmen. ❑ 2 Punkte C. Ich habe mehr als sieben Kilo Übergewicht. ❑ 0 Punkte

4. Falls Sie über 45 sind: Wurde Ihre Schilddrüse schon einmal untersucht?
A. Ja ❑ 4 Punkte   B. Nein ❑ 0 Punkte

5. Hat jemand aus Ihrer unmittelbaren Verwandtschaft Diabetes?
A. Ja ❑ 0 Punkte   B. Nein ❑ 4 Punkte

6. Wie oft haben Sie letzte Woche Ausdauersport betrieben?
A. Ein Mal oder gar nicht. ❑ 0 Punkte
B. Zwei oder drei Mal. ❑ 2 Punkte
C. Vier Mal oder öfter. ❑ 4 Punkte

7. Haben Sie Schlafstörungen?
A. Ja ❑ 0 Punkte   B. Nein ❑ 4 Punkte

8. Fühlen Sie sich träge oder müde?
A. Ja ❑ 0 Punkte   B. Nein ❑ 4 Punkte

9. Beobachten Sie bei sich selbst das »Nachmittagsloch«?
A. Ja, sehr häufig. ❑ 0 Punkte
B. Manchmal. ❑ 2 Punkte
C. Nie. ❑ 4 Punkte

10. Hat Ihre Darmtätigkeit sich verändert?
A. Ja ❑ 0 Punkte   B. Nein ❑ 4 Punkte

11. Stehen Sie unter Stress?
  A. Ja, ständig. ❏ 0 Punkte
  B. Gelegentlich (nicht jeden Tag). ❏ 2 Punkte
  C. Nein, ich bin völlig gelassen. ❏ 4 Punkte

12. Wie häufig essen Sie pro Tag?
  A. Eine Hauptmahlzeit und einiges zwischendurch.
  ❏ 1 Punkt
  B. Drei Hauptmahlzeiten. ❏ 2 Punkte
  C. Vier bis sechs kleine Mahlzeiten über den Tag
  verteilt. ❏ 4 Punkte

13. Hatten Sie Schwangerschaftsdiabetes?
  A. Ja ❏ 0 Punkte   B. Nein ❏ 4 Punkte

14. Essen Sie als Frau 25 g oder als Mann 38 g Ballaststoffe pro Tag?
  A. Ja ❏ 4 Punkte   B. Nein ❏ 0 Punkte

Auswertung

0 bis 11 Punkte: AKUT. Lassen Sie sich bei unerklärlicher Gewichtszunahme, starker Lethargie oder anderen Alarmsignalen beim Arzt oder Internisten untersuchen.
12 bis 22 Punkte: KRITISCH. Verändern Sie umgehend Verhaltensweisen, die Ihr Hormonsystem gefährden, bauen Sie beispielsweise Übergewicht ab. Wenn die Symptome nicht besser werden, sollten Sie Ihren Arzt zu Rate ziehen.

> **23 bis 33 Punkte: MÄSSIG RISKANT.** Beziehen Sie mehr Methoden ein, die der Gesundheit des Hormonsystems guttun, wie ein regelmäßiger Schlaf-Wach-Rhythmus.
> **34 bis 44 Punkte: DURCHSCHNITT.** Überlegen Sie, was Sie noch besser machen können.
> **45 oder mehr Punkte: OPTIMAL.** Weiter so!

Nachdem Sie nun verstehen, wie Ihr endokrines System funktioniert und wie es die Körperfunktionen steuert, bitte ich Sie dringend, es zu erhalten. So gewinnen Sie jede Menge Energie und können vielen Krankheiten vorbeugen.

10. Müde, alte Knochen?

Wenn wir älter werden, nimmt die Muskelkraft ab. Alltägliche Aufgaben – Treppen steigen, Koffer tragen oder den Einkauf nach Hause schleppen – werden mühsamer. Wir geraten leichter aus dem Gleichgewicht und werden schneller müde. Hinzu kommt das Risiko, sich bei einem Sturz zu verletzen. Jeder Dritte ab 65 berichtet von Stürzen, und in den letzten zehn Jahren ist die Zahl solcher Unfälle mit tödlichem Ausgang leider gestiegen. Das ist eine traurige Nachricht, die uns Ärzte sehr auf Trab hält.

Mir wäre es lieber, wenn *Sie* diejenigen wären, die auf Trab blieben, indem Sie unabhängig vom Alter einfach das tun, was Ihnen Spaß macht: Sport treiben, einkaufen, an einer politischen Diskussion teilnehmen oder was auch immer Ihnen einfällt, ohne Angst zu haben, dass Sie sich bei einem Sturz etwas brechen könnten. Wer die Gesundheit von Muskeln, Knochen und Gelenken im Blick behält, kann aktiv am Leben teilnehmen. Deshalb ist es so wichtig, dieses System zu pflegen.

Grundkurs Stütz- und Bewegungsapparat

Muskeln

Der Körper besitzt über 650 Muskeln, die ungefähr die Hälfte des Körpergewichts ausmachen. Die Muskeln sind durch straffe Sehnen mit den Knochen verbunden, um Bewegungen zu ermöglichen.

Der Mensch verfügt über drei verschiedene Muskelarten: Skelettmuskulatur, glatte Muskulatur und Herzmuskulatur. Die Skelettmuskulatur ist diejenige, die beim Sport beansprucht wird. Man findet sie im ganzen Körper, insbesondere in Beinen, Armen, Bauchdecke, Brust, Nacken und Gesicht. Die Skelettmuskeln gelten als »quergestreifte Muskulatur«, weil ihre Fasern auf mikroskopischer Ebene horizontale Streifen aufweisen. Sie halten das Skelett zusammen, verleihen dem Körper seine Gestalt und unterstützen jede Bewegung.

Andere Muskeln im Körper gehören zur »glatten Muskulatur«. Sie liegt im Körperinneren, sogar innerhalb der Organe, beispielsweise in den Wänden von Magen und Darm. Man kann nicht bewusst entscheiden, wann man diese Muskeln anspannen möchte, sondern das Gehirn schickt selbstständig den nötigen Impuls. Diese Muskeln tragen zur Zerlegung der Nahrung bei, schieben sie durch das Verdauungssystem oder drücken Blut durch die Blutgefäße, um den Blutdruck aufrechtzuerhalten.

Die dritte Muskelart im Körper sind die Herzmuskeln. Wann immer wir das Herz in der Brust fühlen, können wir uns vorstellen, wie all diese Muskelfasern zusammenwirken, um den ganzen Körper mit Blut zu versorgen.

Knochen

Der Körper besteht aus 206 Knochen, deren Entwicklung lange vor unserer Geburt beginnt. Die Knochen unterliegen das ganze Leben einem ständigen Umbau- und Transformationsprozess bis auf die Zellebene hinunter.

Es gibt drei Arten von Knochenzellen, die Osteozyten, die Osteoklasten und die Osteoblasten. Sie alle übernehmen auf der »Baustelle« Knochen bestimmte Rollen. Die Osteozyten ersetzen sozusagen die Kräne, denn sie sammeln Material (Nährstoffe und Abfälle) an einer Stelle auf und transportieren es an einen anderen Ort. Die Osteoklasten vergleiche ich gern mit der Abrissbirne oder dem Bulldozer, denn sie zerlegen Knochengewebe, damit es stärker wieder aufgebaut werden kann. Zuletzt gehen die Osteoblasten ans Werk, die wie Maurer das neue Knochenmaterial aufbauen und geschädigte Knochenbereiche reparieren.

In die Proteinfasern im Knochen sind Kalziumkristalle, Phosphor und anderes stabilisierendes Material wie feine Nadeln eingebettet. Wie wichtig Kalzium für die Knochen ist, haben Sie sicher schon gehört. Kalzium sorgt für die strukturelle Stärke, dank derer die Knochen unser Gewicht tragen und den Muskeln als Anker dienen können. Kalzium, das wir nicht unmittelbar verbrauchen, wird in den Knochen eingelagert. Die Menge wird durch zugeführte Mineralien und Vitamine, insbesondere Vitamin D, bestimmt.

Die meisten Knochen beinhalten Knochenmark, in dem

Blutkörperchen entstehen. Das Knochenmark enthält Stammzellen, die rote Blutkörperchen, Blutplättchen und bestimmte weiße Blutkörperchen erzeugen. Rote Blutkörperchen versorgen alle Gewebe des Körpers mit Sauerstoff. Blutplättchen sind bei Verletzungen für die Blutgerinnung zuständig. Weiße Blutkörperchen tragen zur Infektabwehr bei.

Untereinander sind die Knochen über lange Bindegewebsstreifen verbunden, die Bänder. Reibungsflächen, beispielsweise im Knie oder im Ellenbogen, sind durch Knorpel geschützt, eine gummiartige, flexible Substanz.

Gelenke

Gelenkschmerzen gehören im Alter zu den häufigsten Beschwerden. Knie, Hüften oder Ellbogen sind Orte, wo zwei oder mehr Knochen aufeinandertreffen. Der Oberschenkelknochen sitzt in der Hüftpfanne und so weiter – Sie wissen schon. Gelenke sorgen für Flexibilität, denn mit steifen Knien läuft es sich schlecht.

Sobald die Gelenke also knirschen und steif werden, zum Beispiel bei Arthritis, wird es unangenehm. Verschleißerscheinungen können einem das Leben vergällen, so dass wir sie so lange wie möglich hinausschieben (oder ganz verhindern) möchten.

So altert der Stütz- und Bewegungsapparat

Wenn Muskeln und Skelett altern, können unsere stabilen Knochen brechen oder weich werden. Auch die Muskeln werden schlaffer, und der Gelenkapparat (Bänder, Sehnen und

Knorpel) kann unter Verletzungen oder Erkrankungen leiden. Zu den vielfältigen Dingen, die Knochen, Muskeln und Gelenke im Alter beeinträchtigen können, gehören:

Rückgang der Knochenmasse. Ab 30 beginnt der allmähliche Verlust an Knochenmasse. Die Anzahl der Osteoblasten (knochenaufbauende Zellen) geht zurück, doch die Anzahl der Osteoklasten (Zellen, die den Knochen abbauen) bleibt gleich. Das Ergebnis ist, dass die Osteoklasten dem Knochen schneller Kalzium entziehen, als die Osteoblasten die Knochenmasse wieder aufbauen können. Das schwächt die Knochen, und schwächere Knochen brechen leichter.

Hormonelle Umstellung. Es mag Sie überraschen, aber die Hormone sind als wichtige chemische Botenstoffe mit der Gesundheit der Knochen verbunden. Am komplexen Prozess der Knochenbildung sind vor allem drei Hormone beteiligt: das Hormon der Nebenschilddrüsen, das Kalzium aus den Knochen löst. Es nimmt im Alter zu und sorgt dafür, dass dem Knochen mehr Kalzium entzogen wird, als wieder eingebaut wird.

An der Erhaltung der Knochen sind außerdem Testosteron und Östrogen beteiligt. Testosteron stimuliert die Knochenbildung, während Östrogen vor Knochenverlust schützt. Beide Hormone nehmen im Alter allmählich ab, was ebenfalls zu Verlusten an Knochenmasse beiträgt. Bei Männern verläuft der Prozess schleichend, bei Frauen hingegen geht das Östrogen nach der Menopause abrupt zurück, was den Knochenabbau beschleunigen kann. Frauen erleiden zwei bis drei Mal mehr Knochenbrüche als Männer.

Größe und Kraft der Muskulatur. Die Größe und Kraft der

Muskeln nimmt mit der Zeit ab, weil der Durchmesser der Fasern der Skelettmuskulatur zurückgeht. Das beeinträchtigt Kraft und Ausdauer und führt zu einer rascheren Ermüdbarkeit. Da auch das Herz ein Muskel ist, kann seine Leistung ebenfalls nachlassen.

Ab 75 verläuft der Abbau der Muskelmasse rascher. Das erhöht die Gefahr der Gebrechlichkeit und das Sturz- und Knochenbruchrisiko. Die Muskeln fühlen sich insgesamt schwächer an. Bewegung ist zwar die beste Medizin dagegen, aber man hat weniger das Bedürfnis nach Aktivität, was wiederum die Muskelmasse weiter gefährdet – ein Teufelskreis.

Osteoporose. Die verbreitetste Knochenkrankheit ist Osteoporose, die das Knochengewebe brüchig und dünn werden lässt. Die Knochen brechen leichter, und mitunter ist auch die Wirbelsäule in Mitleidenschaft gezogen. Schätzungen zufolge leidet jede fünfte Frau über 50 an Osteoporose, und die Hälfte aller über 50-Jährigen wird einen Bruch von Oberschenkelhals, Handgelenk oder eines Wirbels erleben.

Arthrose. Das kennen viele: Wenn man zu lange gelaufen ist oder es beim Sport übertrieben hat, kommt es zu Schmerzen – vielleicht schwillt das Knie an, oder man bemerkt eine Rötung. Schmerzmittel sorgen meist für Abhilfe. Bei anderen halten die Schmerzen an, mitunter über Jahre, und das liegt nicht an Überlastung. Arthrose (Osteoarthritis) zählt zu den häufigsten Gelenkproblemen, mit denen ein Arzt konfrontiert ist, und die Patienten leiden sehr darunter. Schuld ist altersbedingter Abrieb in den Gelenken. Wenn der Knorpel im Gelenkbereich verschleißt, reiben irgendwann die Knochen aufeinander, und es kommt zu Schmerzen, Schwellungen und

Steifheit. Auch die Muskeln und Bänder um das betroffene Gelenk werden nach und nach steifer.

Arthrose betrifft häufig Knie-, Hand- oder Fingergelenke, die durch den Beruf oder sportliche Aktivität lange Zeit übermäßig beansprucht wurden. Wer viel auf der Tastatur schreibt, könnte Arthrose in den Händen entwickeln. Gegenmaßnahmen sind ergonomische Arbeitsbedingungen, Diktierprogramme oder der kurze Gang zur Kollegin statt einer E-Mail, wobei man sich gleich die Beine vertreten kann.

Weitere Risikofaktoren für Arthrose sind eine entsprechende erbliche Veranlagung und Übergewicht (das schädlichen Druck auf die Gelenke ausübt).

Die Anti-Aging-Grundbausteine

1. Bewegung. Um Verletzungen vorzubeugen und die Gesundheit von Knochen, Muskeln und Bändern zu erhalten, sollte Bewegung erste Priorität haben. In diesem Kapitel lernen Sie Bewegungsmuster und Übungen kennen, mit denen Sie den gesamten Bewegungsapparat positiv beeinflussen.

2. Ein gesundes Körpergewicht. Bei so viel Bewegung werden Sie ganz sicher Gewicht abbauen und das geringere Gewicht dann auch halten. Abnehmen entlastet die Gelenke (denken Sie nur an die Knie) und senkt die Entzündungsbereitschaft (die Arthritis begünstigt). Wer will mit 100 Jahren schon steifbeinig und schmerzgeplagt sein?

3. Wasser trinken. Wasser hilft den Gelenken beim sanften Gleiten. Doch auch die Muskeln benötigen Wasser, das sogar ihren Hauptbestandteil darstellt. Trinken hält somit Knochen und Muskeln gesund.

4. Nicht rauchen. Rauchen kann spätere Knochenbrüche begünstigen, weil die Giftstoffe im Rauch die Knochenstruktur insgesamt schwächen. Sie behindern zudem die Blutversorgung, und nur das Blut kann die Nährstoffe bringen, die für Aufbauprozesse benötigt werden. Außerdem behindert Rauchen die Kalziumaufnahme aus der Nahrung.

5. Ergänzungsmittel. Beachten Sie die Liste mit Ergänzungsmitteln, insbesondere zur Kalziumversorgung (siehe Seite 199).

Immer in Bewegung bleiben

Sport baut Muskelmasse auf, stärkt die Knochen und schützt die Gelenke. Bewegung entwickelt das Muskelgewebe, indem es durch Belastung abgebaut und neu aufgebaut wird. Während der »Abrissphase« teilen und replizieren sich so genannte Satellitenzellen außerhalb des Muskelgewebes. Danach verbinden diese Zellen sich miteinander und mit den geschädigten Muskelfasern, um diese zu reparieren, als würde man Sekundenkleber auftragen. Nach Abschluss der Reparatur ist das Gewebe stärker und dichter als zuvor.

Die Knochen reagieren ähnlich auf Belastung, insbesondere auf Krafttraining. Sie werden dadurch stärker und wachsen. Auf zellulärer Ebene teilen sich die Knochenzellen und stellen neue Knochenmasse her. Deshalb ist Sport eine der besten Methoden zur Osteoporoseprävention.

Bewegung kann auch die Gelenke schützen, und zwar vor

Arthrose. Bei sportlicher Betätigung bleiben die Gelenke flexibel und gleiten dann wie frisch geschmiert.

Daher kann Bewegung letztlich sogar Gelenkschmerzen lindern. Je mehr Muskeln ein Gelenk halten, desto mehr wird es gestützt, und desto weniger Arbeit muss es verrichten. Bessere Muskeln tragen zudem zum Gleichgewicht bei, stabilisieren den Körper und beugen so Stürzen vor.

Wer sich regelmäßig körperlich anstrengt und sein Sportprogramm ernst nimmt, profitiert aber auch von tieferem Schlaf, besserem Appetit und weniger Krankheiten.

Ergänzungsmittel für den Bewegungsapparat

- **Kalzium:** 1000 mg pro Tag
- **Vitamin D:** 800 bis 1000 IU pro Tag

Warum? Wenn Sie im Alter noch fit genug sein möchten, mit den Enkeln Ball zu spielen, müssen Sie Ihrem Körper die nötigen Nährstoffe für gesunde Muskeln und Knochen geben. Betrachten Sie diese als Zement, der die Knochen härtet und stabil erhält. Wer auf die Dauer nicht genug Kalzium zu sich nimmt, könnte ein höheres Risiko für brüchige Knochen und Osteoporose haben. Vitamin D hilft dem Körper, das aufgenommene Kalzium auch einzulagern.

Empfehlungen für gesunde Knochen

Knochendichtemessung. Insbesondere bei Risikofaktoren für Osteoporose empfehle ich eine Knochendichtemessung. So kann ermittelt werden, wie kräftig die Knochen noch sind und wie hoch das statistische Knochenbruchrisiko für die nächsten Jahre ist. Ein gewisses Risiko bedeutet jedoch lediglich, dass man auf seine Knochen achten sollte.

Kalziumreiche Ernährung. Kalzium ist der Schlüssel zu gesunden Knochen. Ergänzungsmittel sind allerdings immer nur etwas Zusätzliches und können gesunde Ernährung nicht ersetzen. Deshalb nenne ich Ihnen nun die besten Kalziumquellen. Ziel sind 1000 Milligramm pro Tag. Mit Magerquark zum Frühstück und zwei Portionen Spinat ist bereits die Hälfte des Bedarfs gedeckt; mit zwei Scheiben Hartkäse und einem Glas Milch die andere Hälfte.

Hier findet sich viel Kalzium:

- 30 g fettarmer Käse, vor allem Schweizer und Emmentaler (rund 320 bis 330 mg Kalzium)
- 250 ml fettreduzierte Milch (rund 300 mg Kalzium)
- 150 ml Buttermilch (rund 165 mg Kalzium)
- 150 g Magerquark (rund 145 mg Kalzium)
- 90 g Sardinen mit Gräten (rund 324 mg Kalzium)
- 100 g Tofu (rund 130 mg Kalzium)
- Dunkelgrünes Blattgemüse (Angaben pro Portion):
  - Spinat (rund 130 mg Kalzium)
  - Grünkohl (rund 90 mg Kalzium)
  - Mangoldblätter (rund 74 mg Kalzium)
  - Petersilie (rund 49 mg Kalzium pro gehäuftem Esslöffel)

Sturzprophylaxe. Das ist gerade für ältere Menschen ein wichtiges Thema. Nehmen Sie möglichst keine Medikamente ein, die benommen und müde machen, und schmeißen Sie Stolperfallen wie nicht fest verlegte Teppiche hinaus. Achten Sie auch auf geeignete Sehhilfen. Weitere vorbeugende Maßnahmen gegen Stürze sind:
- Auf vereisten oder nassen Wegen nicht allein unterwegs sein.
- Im Bad eventuell Haltegriffe anbringen.
- Beim Treppensteigen den Handlauf benutzen.
- Gut passende Schuhe tragen.
- Das Haus gut ausleuchten.

Medizinische Maßnahmen. Bei Osteoporose oder zur Vorbeugung verordnet der Arzt eventuell Bisphosphonate gegen Knochenverlust und Schmerzen. Die Mittel werden in Tablettenform oder auch als Nasenspray oder Injektion verabreicht. Beim Nasenspray kann es zu Reizungen der Nasenschleimhaut kommen, bei Spritzen zu Übelkeit. Ein weiteres Mittel, Raloxifen, das ebenfalls zur Prävention und Behandlung von Osteoporose zugelassen ist, kann das Risiko für Wirbelfrakturen um fast 40 Prozent senken. Gegen andere Faktoren wie Oberschenkelhalsbruch hilft es jedoch nicht.

Körpertraining. Die nachfolgend genannten Übungen kräftigen die Knochen, straffen die Muskeln und lassen Bänder, Knochen, Muskeln harmonisch zusammenwirken:
- *Kraftaufbau.* Krafttraining an Geräten, Pilates, Walking, Joggen, Tennis oder Tanzen belasten die Knochen auf gesunde Weise und stimulieren damit den Aufbau neuer Knochenzellen.

- *Gleichgewicht.* Tai Chi und Yoga bieten ein breites Bewegungsspektrum für alle Gliedmaßen und erhöhen damit die Beweglichkeit. Deren Bewegungsabläufe bauen Muskeln auf und verbessern Gleichgewicht und Flexibilität.
- *Ausdauer.* Kardiotraining wie schnelles Gehen, Joggen, Radfahren oder Rudern fördert die Entstehung von Knochenmasse im unteren Rücken und im Bereich der Hüfte. Gleichzeitig werden Herz und Lunge trainiert, man verbrennt Fett und kann leichter das Gewicht halten.

Eine Nummer kleiner, meine Damen!

Für ein stabiles Gleichgewicht braucht der Bewegungsapparat ein stabiles Fundament. »Diese Absätze sind noch mein Tod!« – welche Frau kennt das nicht? Nach Angaben der amerikanischen Akademie der orthopädischen Chirurgen klagen acht von zehn Frauen über Schmerzen durch ihre Schuhe. Schlecht sitzende Schuhe gehören zu den Hauptursachen für die Milliarden, die jährlich für Operationen zur Fußkorrektur ausgegeben werden. Möchten Sie wirklich zu den 70 Prozent Frauen gehören, die mit Verformungen wie Hammerzehen oder Hallux valgus (Schiefstand der großen Zehe) zu kämpfen haben? »Wer schön sein will, muss leiden«, ist eine fragwürdige Maxime, wenn Frauen neun Mal so oft unter Fußproblemen leiden wie Männer.
Laufen Sie die nächsten 17 Tage daher bitte in *flachen* Schuhen. Erlaubt ist, was passt, bequem ist und gut stützt.

Die Topstrategien gegen Arthrose

Im Röntgenbild finden sich bei den meisten Patienten ab 65 Hinweise auf Arthrose. In der Regel beginnt es ab der Lebensmitte mit Schmerzen in Knie, Hüfte, Hand oder Wirbelsäule. Die Gelenke werden steifer und lassen sich nicht mehr vollständig bewegen. Bei Hüftarthrose fällt das Laufen schwer. Ist das Knie betroffen, so gibt es unter Umständen nach oder knickt beim Laufen ein. Rückenschmerzen können ein Hinweis auf Arthrose in der Wirbelsäule sein. Zum Glück kann man zur Vorbeugung oder gegen ein weiteres Fortschreiten viel tun:

Gewichtskontrolle. Streben Sie ein gesundes Gewicht an und halten Sie es. Das ist die wichtigste Maßnahme gegen Arthrose in Knien, Hüften und Wirbelsäule. Hilfreich dabei ist sportliche Aktivität, die zugleich Schmerzen lindert, die Muskelkraft erhöht und die Beweglichkeit fördert.

Schmerzbekämpfung. Gegen Gelenkschmerzen helfen heiße oder kalte Kompressen. Kälte betäubt den betroffenen Bereich und lindert Schmerzen. Hitze entspannt die Muskulatur und kann ebenfalls Gelenkschmerzen erleichtern. Bei den Entzündungshemmern empfehle ich in erster Linie Paracetamol, das weniger Nebenwirkungen hat als andere Medikamente. Wenn das nicht ausreicht, kann der Arzt auch andere, nichtsteroidale Entzündungshemmer empfehlen, wie Azetylsalizylsäure (ASS), Ibuprofen und Naproxen.

Aufgepasst: Manche dieser Substanzen können unerwünschte Wirkungen wie innere Blutungen oder Nierenschäden hervorrufen. Bei starken Gelenkschäden kann der Arzt gegen die Schmerzen auch Steroide ins Gelenk spritzen. Natürlicher sind ergänzende Gaben von Glukosaminsulfat, das bei Arthrose gleichermaßen sicher wie wirkungsvoll ist. Oder man trägt eine Salbe mit dem natürlichen Schmerzmittel Capsaicin auf. Es blockiert die Schmerzwahrnehmung, ohne abzustumpfen, zum einen, indem es den Nervenzellen die »Substanz P« entzieht, einen Botenstoff, der das Schmerzempfinden an das zentrale Nervensystem weiterleitet, und zum anderen durch eine bessere Durchblutung der schmerzgeplagten Bereiche (verstärkte Durchblutung zählt zu den stärksten Selbstheilungsmethoden des Körpers).

Die Topstrategien für gesunde Muskeln

Krafttraining. Starke, definierte Muskeln schützen die Knochen, auch vor Knochenbrüchen. Zudem regt Krafttraining die Knochenbildung an, und man gewinnt ein besseres Gleichgewichtsgefühl, so dass es seltener zu Stürzen kommt.

Anfänger trainieren am besten zeitversetzt drei Mal pro Woche. So hat der Körper Zeit zum Ruhen und kann Muskel- und Knochenmasse aufbauen. Außerdem sollte man sich zunächst von einem qualifizierten Trainer anleiten lassen.

Ich empfehle die Konzentration auf vier Hauptgruppen:
- **Drücken gegen Widerstand.** Ein Beispiel sind Liegestützen zur Stärkung von Trizeps, Brust und Schultern.
- **Ziehen.** Zugübungen umfassen Klimmzüge, Bizeps-Curls oder Rudern und trainieren die Kraft von oberem Rücken, Nacken und Bizeps.
- **Beinarbeit.** Beine heben, Kniebeugen, Ausfallschritte, Trep-

pensteigen oder Springen kann die Kraft in Ober- und Unterschenkeln erhöhen.
- **Rumpfmuskulatur.** Übungen wie Sit-ups, Crunches oder Drehbewegungen zielen auf die Bauch- und Rückenmuskulatur ab. Eine starke Rumpfmuskulatur erhält die Beweglichkeit und schützt die Rückenmuskulatur.

Proteine. Frauen brauchen durchschnittlich 46 Gramm Proteine pro Tag, Männer etwa 56 Gramm. Damit stammt ein Zehntel bis ein Drittel der Tageskalorien aus Proteinen.

Zu den proteinreichen Lebensmitteln zählen:
- 90 g Thunfisch (rund 22 g Proteine)
- 120 g mageres Rindersteak (rund 23 g Proteine)
- 90 g Hühnerbrust (rund 21 g Proteine)
- 90 g Shrimps (rund 16 g Proteine)
- 250 g Magermilchjoghurt (rund 11 g Proteine)
- 250 ml fettreduzierte Milch (rund 11 g Proteine)
- 1 Hühnerei (rund 7 g Proteine)
- 1 Eiweiß (rund 4 g Proteine)

Enthält Ihre Ernährung also ausreichend Eiweiß, das nicht in zusätzliche Fettkalorien verpackt ist? Wenn nicht, können Sie morgens oder nach dem Sport einen Molkeshake in Erwägung ziehen. Die Proteine darin gelten als besonders »bioverfügbar«, weil sie vom Körper rasch aufgenommen werden und leicht verdaulich sind. Übertreiben Sie es jedoch nicht. Nur echte Sportler, die hart trainieren, benötigen mehr als die übliche Tagesration Proteine.

Vor dem Übergang zum *17-Tage-Plan* von Phase 2 beantworten Sie die nachfolgenden Fragen. Nach Abschluss der 17 Tage können Sie daran Ihre Fortschritte messen.

Test Bewegungsapparat
1. Wie viele Liegestütze schaffen Sie in 60 Sekunden (notfalls auf den Knien)? A. Maximal zehn. ❏ 0 Punkte B. Elf bis 15. ❏ 1 Punkt C. 16 bis 20. ❏ 2 Punkte D. 21 bis 30. ❏ 3 Punkte E. Mehr als 30. ❏ 4 Punkte
2. Können Sie mit Hanteln in den Händen (jeweils 2,5 oder fünf Kilo) beide Arme ganz über den Kopf führen? A. Nein. ❏ 0 Punkte B. Nur teilweise. ❏ 2 Punkte C. Ja. ❏ 4 Punkte
3. Wie weit können Sie sich ab der Taille nach vorn beugen? A. Kaum. ❏ 0 Punkte B. Ein Stück weit. ❏ 2 Punkte C. Bis ich die Knie berühren kann. ❏ 3 Punkte D. Bis meine Finger oder Hände den Boden berühren. ❏ 4 Punkte

4. Wurde bei einem Ihrer Angehörigen Osteoporose diagnostiziert?

A. Ja, bei direkten Angehörigen, einschließlich den Großeltern. ❑ 0 Punkte

B. Ja, bei entfernteren Verwandten wie Cousinen oder Tanten. ❑ 2 Punkte

C. Nein, meines Wissens nicht. ❑ 4 Punkte

5. Rauchen Sie?

A. Ja, regelmäßig. ❑ 0 Punkte

B. Manchmal, bei Festen oder am Wochenende. ❑ 1 Punkt

C. Ich höre gerade auf. ❑ 2 Punkte

D. Nein. ❑ 4 Punkte

6. Wie viel Alkohol trinken Sie pro Tag im Durchschnitt?

A. Drei oder mehr Drinks. ❑ 0 Punkte

B. Zwei Drinks. ❑ 2 Punkte

C. Maximal einen Drink. ❑ 4 Punkte

7. Wie viele Tassen koffeinhaltige Getränke (Kaffee, Tee, Cola, Energy Drinks) trinken Sie pro Woche?

A. Mehr als 14. ❑ 0 Punkte

B. Sieben bis 14. ❑ 2 Punkte

C. Maximal sechs. ❑ 4 Punkte

8. Wie viel (und was für) Sport treiben Sie normalerweise?

A. Keinen. ❑ 0 Punkte

B. An zwei bis drei Tagen pro Woche leichte Aktivität (Yoga, Tai Chi, Schwimmen). ❑ 2 Punkte

C. Mindestens drei Tage pro Woche Walking, Dauerlauf, Ballsport oder Krafttraining. ❑ 4 Punkte

9. Essen Sie Milchprodukte, oder nehmen Sie Kalzium ein?

A. Nein. ❑ 0 Punkte

B. Ja, gelegentlich. ❑ 1 Punkt

C. Ja, mindestens einmal pro Tag. ❑ 4 Punkte

10. Halten Sie sich täglich mindestens zehn Minuten im Freien auf?

A. Nein, ich meide die Sonne, wann immer möglich. ❑ 0 Punkte

B. Nur im Sommer, bei gutem Wetter. ❑ 2 Punkte

C. Ja, meistens schon. ❑ 4 Punkte

11. Haben Sie aktuell Übergewicht?

A. Ja, und ich bemühe mich nicht aktiv, abzunehmen. ❑ 0 Punkte

B. Ja, aber ich baue bereits Gewicht ab. ❑ 2 Punkte

C. Nein. ❑ 4 Punkte

12. Nehmen Sie jeden Tag genug Proteine zu sich (Frauen 46 g, Männer 56 g)?
A. Nein ❑ 0 Punkte   B. Ja ❑ 4 Punkte

13. Haben Sie Arthritis, oder liegt Arthritis in der Familie?
A. Ja, und ich nehme nichts dagegen ein. ❑ 0 Punkte
B. Ja, aber ich nehme entsprechende Ergänzungsmittel/Medikamente ein. ❑ 2 Punkte
C. Nein. ❑ 4 Punkte

14. Wie häufig tragen Sie hohe Absätze?
A. Sehr oft. ❑ 0 Punkte
B. Manchmal ❑ 2 Punkte
C. Selten. ❑ 3 Punkte
D. Nie. ❑ 4 Punkte

Auswertung

0 bis 11 Punkte: AKUT. Lassen Sie Ihre Knochen und Muskeln schnellstmöglich beim Arzt untersuchen.

12 bis 22 Punkte: KRITISCH. Verändern Sie umgehend Verhaltensweisen, die Ihrem Bewegungsapparat schaden, wie Rauchen, ungesunde Ernährung oder das Tragen hoher Absätze.

23 bis 33 Punkte: MÄSSIG RISKANT. Tun Sie mehr für Ihre Knochen – z. B. durch Kraftsport oder Kalzium.

34 bis 44 Punkte: DURCHSCHNITT. Überlegen Sie, was Sie noch besser machen können.

45 oder mehr Punkte: OPTIMAL. Weiter so!

Ich möchte Ihnen einen sanften Übergang ins hohe Alter ermöglichen, erhobenen Hauptes, aufrecht und mit festem Schritt. Achten Sie daher schon jetzt auf Ihre kostbaren Knochen, Muskeln, Bänder, Sehnen und Gelenke.

11. Der 17-Tage-Plan (Phase 2)

In Phase 1, *Sanieren*, haben wir uns darauf konzentriert, die Primärsysteme wieder auf Vordermann zu bringen, um eine Basis für Ihre Gesundheit zu erhalten. Ist es nicht bemerkenswert, was kleine Veränderungen im Alltag bewirken?

Wenn Sie das Gefühl haben, dass bei den Systemen aus Phase 1 noch etwas im Argen liegt, keine Sorge: In Phase 2, *Renovieren*, werden sie nicht vernachlässigt. Da alle Körpersysteme miteinander in Verbindung stehen, profitieren von den Fortschritten des einen Systems auch immer alle anderen. Zudem wechseln sich Renovierungstage mit Sanierungstagen ab. Das heißt, die Arbeit an Herz, Lunge und Gehirn geht weiter, während Sie die Stärkung und den Neuaufbau der unterstützenden Systeme angehen.

Phase 2, *Renovieren*, zielt auf Immunsystem, Verdauungs- und Bewegungsapparat sowie die hormonelle Regulierung ab – damit der Körper bestmöglich funktionieren kann, jetzt und später. Zu den Etappenzielen gehören:

Ziele für Phase 2, Renovieren:
- Mehr Widerstandfähigkeit gegenüber Krankheiten
- Verbesserung des gesamten Befindens
- Besser schlafen

- Verdauungsprobleme lindern (Verstopfung, Sodbrennen)
- Bessere Nährstoffaufnahme
- Stoffwechsel ankurbeln
- Schilddrüsenfunktion erhalten und/oder verbessern
- Stress abbauen
- Osteoporose vorbeugen oder hinauszögern
- Muskelaufbau zur vermehrten Kalorienverbrennung
- Gelenkschmerzen vorbeugen oder lindern

Das klingt vollmundig, doch auch hier werden Sie überrascht sein, wie kleine Veränderungen im Alltag diesen Systemen und damit letztlich Ihrer Gesamtgesundheit einen großen Dienst leisten. Im 17-Tage-Plan von Phase 2, *Renovieren*, sollten Sie Folgendes besonders berücksichtigen:

Vorbereitungen für Phase 2

1. **Küche gründlich ausmisten.** Alle abgepackten, vorgefertigten und zuckerhaltigen Schnellgerichte ohne Nährwert fliegen raus.
2. **Großeinkauf.** Legen Sie einen ersten Grundstock an farbenfrohen Früchten und Gemüsesorten sowie anderen unverarbeiteten Lebensmitteln an.
3. Achten Sie auf eine Zufuhr von 1 200 Milligramm **Kalzium** und 800 bis 1 000 internationale Einheiten (IU) **Vitamin D**. Möglicherweise brauchen Sie dafür zwei Präparate.
4. Besorgen Sie sich ein **Probiotikum** und ein Ergänzungsmittel mit **Zink**, das Sie morgens zu Ihrem Multivitaminpräparat einnehmen. Anstelle einer Kapsel oder eines Pulvers

können Sie natürlich auch täglich eine Portion fettarmen Joghurt mit lebenden Kulturen verzehren.
5. **Bei Arthritis:** Wenn der Arzt Ihnen Glukosamin und Chondroitin empfohlen hat oder mit der Einnahme einverstanden ist, sollten Sie täglich die vom Hersteller empfohlene Dosis zu sich nehmen.

Grundregeln für Phase 2

1. Versuchen Sie, immer um die gleiche Zeit ins Bett zu gehen und aufzustehen. Das stärkt den zirkadianen Tagesrhythmus und die natürlichen Schlafzyklen und fördert einen tiefen Schlaf. Regelmäßiger Schlaf gestattet dem Immunsystem jede Nacht, seine wichtige Arbeit zu erledigen.
2. Täglich mehrmals Hände waschen, besonders nach dem Händeschütteln mit anderen, wenn Sie etwas in der Öffentlichkeit berührt haben, nach dem Besuch der Toilette, vor der Zubereitung von Essen und natürlich vor dem Essen. Sie können auch Desinfektionsmittel oder Tücher mitführen.
3. Gehen Sie zum Hausarzt oder holen Sie sich eine Überweisung, wenn einer der folgenden Punkte zutrifft:
   - Ihr Impfpass ist nicht mehr aktuell, das heißt, Nachimpfungen sind fällig oder gar überfällig.
   - Ihre Mammographie ist fällig.
   - Ihre Knochendichtemessung ist fällig.
   - Es treten neue Symptome auf (wie Antriebsschwäche).
4. Verbringen Sie jeden Tag mindestens zehn Minuten im Freien und tanken Sie Sonnenlicht, damit der Körper auf natürliche Weise Vitamin D erzeugen kann.

5. Erhöhen Sie täglich die Alltagsaktivität. Einfache Beispiele wären:
   - Beim Telefonieren aufstehen und herumlaufen.
   - Ziele zu Fuß ansteuern.
   - Beim Einkaufen weiter entfernt parken.
   - Lieber die Treppe nehmen als den Aufzug.
   - Gründlicher Hausputz.
   - Die Wäsche im Stehen legen.
   - Den Rasen per Hand harken.
   - Besprechungen mit Kollegen oder Geschäftspartnern beim Spaziergang abhandeln.
6. Neben solchen Alltagsaktivitäten sollten Sie in dieser Phase täglich 30 Minuten Ausdauertraining einbauen, bei dem Sie den Trainingspuls (Cardio-Zone) erreichen, aber nicht überschreiten. Wie der Trainingspuls ermittelt wird, ist im Anhang beschrieben.

   Die Übungen, mit denen wir in dieser Phase den Bewegungsapparat anregen, sind im Anhang beschrieben.
7. Ernährungsempfehlungen: In den nächsten 17 Tagen sollten Sie sich vornehmen, sich an folgende Grundsätze zu halten:
   - **Nichts Weißes:** »Weiße« Lebensmittel wie Industriezucker (einschließlich süßer Getränke und Süßigkeiten), Weißbrot, normale Nudeln (Vollkornnudeln sind erlaubt) und andere Weißmehlprodukte kommen nicht auf den Tisch.
   - **Vollwertig essen:** Verzehren Sie alle Nahrungsmittel möglichst in ihrer natürlichen Form.
   - **Ausgewogene Nährstoffzufuhr:** Etwa ein Drittel der Kalorien sollten aus mageren Proteinen stammen.

- **Ballaststoffe:** Nehmen Sie jeden Tag die empfohlene Menge pflanzlicher Fasern zu sich (siehe Kasten Seite 159f., *Dr. Mikes Lieblingsfasern*):
  - Frauen unter 50: 25 g Ballaststoffe pro Tag
  - Frauen ab 50: 21 g Ballaststoffe pro Tag
  - Männer unter 50: 38 g Ballaststoffe pro Tag
  - Männer ab 50: 30 g Ballaststoffe pro Tag
8. Prüfen Sie bei den Ergänzungsmitteln zunächst, ob Ihr Multivitaminpräparat die empfohlenen Mengen abdeckt, damit Sie nicht zu viel einnehmen.
   - **Zink:** 11 mg pro Tag für Männer, 8 mg für Frauen
   - **Vitamin C:** 1000 mg pro Tag
   - **Folsäure:** 0,4 mg pro Tag
   - **Ginseng:** nach Herstellerangaben
   - **Probiotika:** 1 bis 10 Milliarden CFU (koloniebildende Einheiten) oder lebende Organismen – Einnahme entsprechend Herstellerangaben
     Alternative: Täglich eine Portion fettarmer Joghurt mit aktiven Kulturen.
   - **Vitamin D:** 800 bis 1000 IU pro Tag
   - **Vitamin E:** 15 mg pro Tag
   - **Selen:** 55 µg (Mikrogramm) pro Tag
   - **Kalzium:** 1000 mg pro Tag
   - **Grüner Tee:** 1 Tasse pro Tag
9. Essen Sie mit Bedacht, also nicht beim Fernsehen oder zwischendurch. Kauen Sie langsam und mit Genuss, legen zwischen den Bissen die Gabel ab und trinken nicht beim Essen, damit die wertvollen Inhaltsstoffe nicht weggespült werden.

10. Algen sind eine kalorienarme, nährstoffreiche Knabberei, die Sie in dieser Phase immer wieder essen dürfen, sofern Ihre Schilddrüse die Extraportion Jod gut verträgt. Wenn Algen Ihnen nicht zusagen, können Sie auch andere jodreiche Lebensmittel wie Muscheln, Radieschen oder Petersilie essen.
11. Ermitteln Sie in Phase 2 jeden Abend einige Stunden vor dem Schlafengehen auf einer Skala von 1 bis 10 Ihren Stresspegel und notieren Sie ihn. Liegen Sie bei 5 oder mehr? Wenn ja, tragen Sie die Ursachen bitte in eine Stresstabelle ein und überlegen Sie, ob es für die einzelnen Punkte Lösungen gibt. Gönnen Sie sich zwei Minuten Zeit: Tief durchatmen und mit jedem Atemzug Stress ablassen. Nehmen Sie sich auch vor, den Rest des Abends zu entspannen. Auf diese Weise können Sie viel über den Umgang mit vermeidbarem Stress in Ihrem Leben lernen.
12. Auf Alkohol verzichten Sie in Phase 2 am besten ganz oder schränken den Konsum stark ein. 17 Tage schaffen Sie locker! So entlasten Sie die Verdauung und reduzieren die Gesamtzuckerzufuhr. Das stärkt das Immunsystem und gestattet dem Körper, mehr Kalzium für starke Knochen aufzunehmen.

Tag 1

Beim Aufstehen: 10 Minuten lang beliebige *Zugübungen*.
Frühstück: Ein kalziumreiches Lebensmittel und eine Fruchtsorte mit reichlich Antioxidantien kombinieren.

- *Vorschlag*: 250 g fettarmer Joghurt mit Zimt und einer Handvoll Beeren.

Tagsüber: Lassen Sie die Klimaanlage oder Heizung im Auto, zu Hause oder im Büro nicht auf vollen Touren laufen. Überlassen Sie die Wärmeregulierung auch Ihrem Körper. Das bringt das Hormonsystem und den Stoffwechsel in Schwung.

Mittagessen: Mindestens ein selenreiches Lebensmittel, wie Kabeljau, Thunfisch, Heilbutt, Putenfleisch, Pilze, Sonnenblumenkerne, Paranüsse oder Gerste.

- *Vorschlag*: Einen Spinatsalat mit Sonnenblumenkernen und gehackten Champignons.

In der Mittagszeit: Zwei Minuten *Storchenstand* fürs Gleichgewichtstraining, zur Stärkung des Knochengerüsts und zur langfristigen Sturzprophylaxe.

Abendessen: Das übliche Öl durch zwei Teelöffel Kokosöl ersetzen. Der Wechsel der Speiseöle kann langfristig zur Vorbeugung gegen Typ-2-Diabetes beitragen.

Abends: Zehn Minuten lachen (lustige YouTube-Videos oder *Lachyoga*), um Durchblutung und Immunsystem anzukurbeln.

Tag 2

Wie Tag 2 aus Phase 1, Sanieren (siehe Seite 104)

Tag 3

Beim Aufstehen: 10 Minuten lang beliebige *Drückübungen*.
Frühstück: Ein kalziumreiches Lebensmittel und eine Fruchtsorte mit reichlich Antioxidantien kombinieren.
- *Vorschlag*: Eine Scheibe fettarmer Käse, zwei Eiweiße und eine Handvoll Beeren.

Mittagessen: Mindestens ein Lebensmittel mit reichlich Antioxidantien einbeziehen.
Nachmittags: Ein Spirulina-Ergänzungsmittel oder eine Portion Spirulina-Pulver im Smoothie und ein kalziumreiches Lebensmittel als Zwischenmahlzeit.
Abends: Eine doppelte Portion *Dr. Mikes Kein-Kartoffelbrei* (siehe Kasten Seite 136) zubereiten und in Frischhaltedosen abfüllen. So haben Sie die ganze Woche eine gute Beilage!
Abendessen: Mindestens ein Lebensmittel mit viel Betakarotin oder anderen Antioxidantien einbeziehen und so natürlich wie möglich zubereiten.
- *Vorschlag*: Grünen Spargel und Paprika hacken und kurz anbraten. Sie sollen noch knackig und bissfest sein.

Tag 4

Wie Tag 4 aus Phase 1, Sanieren (siehe Seite 107)

Tag 5

Beim Aufstehen: 10 Minuten lang beliebige *Zugübungen*.
Frühstück: Ein kalziumreiches Lebensmittel und eine Fruchtsorte mit reichlich Antioxidantien kombinieren.
- *Vorschlag:* 200 g körniger Frischkäse und eine Aprikose.

Tagsüber: Die Klimaanlage oder Heizung im Auto, zu Hause oder im Büro nicht auf vollen Touren laufen lassen. Überlassen Sie die Wärmeregulierung Ihrem Körper.
Zwischendurch: Beim Ausdauertraining pro Seite zehn Mal *Oberschenkel dehnen* einbauen (nach dem Aufwärmen).
Mittagessen: Mindestens ein Lebensmittel mit reichlich Antioxidantien einbeziehen.
- *Vorschlag:* Eine Portion *Dr. Mikes Kein-Kartoffelbrei* (siehe Kasten Seite 136) und magere Proteine.

In der Mittagszeit: Ein Spirulina-Ergänzungsmittel oder eine Portion Spirulina-Pulver im Smoothie.
Abendessen: Mindestens ein selenreiches Lebensmittel einbauen.
- *Vorschlag:* Kabeljau oder Heilbutt und Sonnenblumenkernen.

Abends: Zehn Minuten laut lachen (*Lachyoga*).

Tag 6

Wie Tag 6 aus Phase 1, Sanieren (siehe Seite 109)

Tag 7

Beim Aufstehen: 10 Minuten lang beliebige *Beinübungen*. Eine starke Quadrizeps- und Beinmuskulatur insgesamt beugt später im Leben Schmerzen in Knien und Hüfte vor.
Frühstück: Ein kalziumreiches Lebensmittel und eine Fruchtsorte mit reichlich Antioxidantien kombinieren.
Tagsüber: Lassen Sie die Klimaanlage oder Heizung im Auto, zu Hause oder im Büro nicht auf vollen Touren laufen. Überlassen Sie die Wärmeregulierung Ihrem Körper.
Mittagessen: Mindestens ein Lebensmittel mit reichlich Antioxidantien, insbesondere Betakarotin, wie Möhren.
In der Mittagszeit: Ein Spirulina-Ergänzungsmittel oder eine Portion Spirulina-Pulver im Smoothie.
Abendessen: Mindestens ein selenreiches Lebensmittel einbeziehen und die Proteine in Kokosöl zubereiten.
Abends: Beim Waschen eine Minute lang Gesicht und Hals massieren. Achten Sie auf Bereiche mit Lymphknoten und bewegen Sie die Finger abwärts, damit die Lymphe abfließen kann.

Tag 8

Wie Tag 8 aus Phase 1, Sanieren (siehe Seite 111)

Tag 9

Frühstück: Ein kalziumreiches Lebensmittel und eine Fruchtsorte mit reichlich Antioxidantien kombinieren.
- *Vorschlag:* Eine Schale mit zuckerarmem, faserreichen Müsli mit 125 ml fettarmer Milch und eine Handvoll Brombeeren.

Vormittags: Vier Sätze *Rumpfmuskeltraining* Ihrer Wahl.

Mittagessen: Mindestens ein Lebensmittel mit reichlich Antioxidantien.

In der Mittagszeit: Zwei Minuten *Fuß kreisen* zur Vorbeugung gegen Fußverletzungen beim Training und im Alltag.

Abendessen: Mindestens ein selenreiches Lebensmittel einbeziehen, zum Beispiel eine Paranuss.

Tag 10

Wie Tag 10 aus Phase 1, Sanieren (siehe Seite 113)

Tag 11

Irgendwann: Beim Ausdauertraining pro Seite zehn Mal *Oberschenkel dehnen* einbeziehen.

Beim Aufstehen: 10 Minuten lang beliebige *Zugübungen*.

Frühstück: Ein kalziumreiches Lebensmittel und eine Fruchtsorte mit reichlich Antioxidantien kombinieren.

Mittagessen: Mindestens ein Lebensmittel mit vielen Antioxidantien.

In der Mittagszeit: Ein Spirulina-Ergänzungsmittel oder eine Portion Spirulina-Pulver im Smoothie.

Am späten Nachmittag: Trinken Sie ein Glas Eiswasser, um den Stoffwechsel anzukurbeln.

Abends: Eine doppelte Portion *Dr. Mikes Kein-Kartoffelbrei* (siehe Kasten S. 136) zubereiten und in Frischhaltedosen abfüllen, damit Sie die ganze Woche etwas davon haben!

Abendessen: Mindestens ein selenreiches Lebensmittel wie mageres Fleisch, Thunfisch oder Eier einbeziehen.

Tag 12

Wie Tag 12 aus Phase 1, Sanieren (siehe Seite 116)

Tag 13

Beim Aufstehen: 10 Minuten lang beliebige *Beinübungen* und 10 Minuten beliebige *Drückübungen*.

Frühstück: Ein kalziumreiches Lebensmittel und eine Fruchtsorte mit reichlich Antioxidantien kombinieren.

Tagsüber: Die Klimaanlage oder Heizung im Auto, zu Hause oder im Büro nicht auf vollen Touren laufen lassen. Überlassen Sie die Wärmeregulierung Ihrem Körper.

In der Mittagszeit: Ein Spirulina-Ergänzungsmittel oder eine Portion Spirulina-Pulver im Smoothie.

Abendessen: Mindestens ein selenreiches Lebensmittel, wie Eier oder mageres Fleisch, einbauen.
Abends: Eine *Gleichgewichtsübung* Ihrer Wahl (fünf Minuten).

Tag 14

Wie Tag 14 aus Phase 1, Sanieren (siehe Seite 118)

Tag 15

Frühstück: Ein kalziumreiches Lebensmittel wie Joghurt und eine Fruchtsorte mit reichlich Antioxidantien kombinieren.
Tagsüber: Die Klimaanlage oder Heizung im Auto, zu Hause oder im Büro nicht auf vollen Touren laufen lassen. Überlassen Sie die Wärmeregulierung Ihrem Körper.
In der Mittagszeit: Ein Spirulina-Ergänzungsmittel oder eine Portion Spirulina-Pulver im Smoothie.
Zur Kaffeezeit: Eine selenreiche Knabberei, zum Beispiel ein Esslöffel Sonnenblumenkerne.
Abendessen: Mindestens ein Lebensmittel mit viel Betakarotin, wie Möhren, einbeziehen.
Abends: Vor dem heutigen Ausdauertraining zwei Minuten *Arme kreisen*, dabei alle 20 Sekunden die Richtung wechseln.

Tag 16

Wie Tag 16 aus Phase 1, Sanieren (siehe Seite 120)

Tag 17

Beim Aufstehen: 10 Minuten lang beliebige *Zugübungen*.
Frühstück: Eine Handvoll Beeren nach Wahl über den Haferbrei streuen oder in den Proteinshake geben.
Vormittags: Zwei Sätze *Im Sitzen strecken* und vier Sätze *Rumpfmuskeltraining*.
Mittagessen: Mindestens ein selenreiches Lebensmittel, zum Beispiel Kabeljau, Heilbutt, Thunfisch, Pute, Pilze, Sonnenblumenkerne, Paranüsse oder Gerste.
In der Mittagszeit: Ein Spirulina-Ergänzungsmittel oder eine Portion Spirulina-Pulver im Smoothie.
Abendessen: Mindestens ein selenreiches Lebensmittel.
Abends: Beim Waschen eine Minute lang Gesicht und Halsbereich massieren, besonders den Bereich der Lymphknoten. Mit den Fingern abwärtsstreichen, damit die Lymphe abfließen kann.

Wie fühlen Sie sich nach Abschluss von Phase 2, *Renovieren*? Ich könnte mir vorstellen, dass Sie voller Energie sind und am liebsten Bäume ausreißen würden. Sie haben gerade den Stoffwechsel derart angekurbelt, dass Sie im Zustand der Fettverbrennung stecken, die Immunabwehr optimiert, Ihre

Stützmuskulatur trainiert und gestrafft und das Knochengerüst gestärkt – in nur 17 Tagen. Ganz zu schweigen davon, dass Sie vermutlich ausgeruhter sind als seit langem. Solche Gewohnheiten schleifen sich leicht ein, und ich möchte Sie ermuntern, damit fortzufahren.

Nun wird es Zeit, dass wir unsere Reise zu einem langen, glücklichen Leben mit Phase 3, *Restaurieren,* fortsetzen.

Phase 3:

Restaurieren

In Phase 3, *Restaurieren*, wenden wir uns den sensiblen Systemen Sexualität und Harnwege zu. Auch diese sind für die fünf Faktoren der Alterung sehr anfällig. Um ihren Niedergang aufzuhalten oder gar umzukehren, sollte man sich damit beschäftigen, welche Rolle diese Systeme im Körper spielen und wie man sie stärken kann.

Außerdem erfahren Sie, wie man das Risiko für typische Erkrankungen des alternden Reproduktionssystems mindern kann. Die Menopause kann ein Grund zum Feiern sein, und ich verrate den Leserinnen, woran das liegt. Für die Herren gibt es ein gesondertes Kapitel zur Funktion ihrer Sexualsysteme einschließlich Insidergeheimnissen zur Verzögerung der männlichen Wechseljahre und ihrer typischen Symptome.

Es liegt mir am Herzen, dass Menschen so gesund werden und bleiben, dass sie ihre Träume ausleben können. Dazu muss sich vielleicht etwas ändern, aber das ist es wert.

12. Schreckgespenst Wechseljahre?

»Sie ist nach wie vor verdammt sexy!«, heißt es anerkennend von einigen Frauen über 50. Schauspielerinnen wie Diane Keaton oder Michelle Pfeiffer sind gute Beispiele dafür. Wer würde nicht gerne so altern? Alt werden und attraktiv bleiben ist nämlich durchaus im Rahmen des Möglichen. Dazu sollten wir uns zunächst mit der Anatomie der weiblichen Sexualorgane beschäftigen, die das feminine Äußere bestimmen.

Grundkurs weibliches Sexualsystem

Das weibliche Sexualsystem setzt sich aus Eierstöcken (Ovarien), Gebärmutter (Uterus) und Scheide (Vagina) zusammen. Neben ihrer jeweiligen Grundfunktion nehmen diese Organe noch andere Aufgaben wahr. Die Eierstöcke lassen natürlich in erster Linie Eier heranreifen und halten den Menstruationszyklus in Gang. Darüber hinaus aber erzeugen sie Hormone, die Frauen während der fruchtbaren Jahre attraktiv erscheinen lassen und das Wohlbefinden steigern. Die Gebärmutter birgt und nährt das wachsende Baby. Die Scheide nimmt das Sperma auf und kann ein Kind in die Welt entlassen. Zusätzlich ist sie ein Sexualorgan, dessen zahlreiche Nervenenden intime Momente so genussvoll machen.

All diese Organe verändern sich mit den Jahren, was verständlicherweise auch die Selbstwahrnehmung beeinflusst. Ab der Menopause schrumpfen Eierstöcke und Scheide. Die Scheide wird nicht mehr so leicht feucht, was unter Umständen das sexuelle Verlangen zurückgehen lässt. Mitunter müssen Gebärmutter oder einzelne Organe aus gesundheitlichen Gründen entfernt werden. Aber es gibt keineswegs nur schlechte Nachrichten! Aus meiner Praxis kenne ich kerngesunde Frauen, deren Körper gut in Form ist und die zu diesen Veränderungen eine realistische, positive Einstellung haben. So gelingt ein befriedigendes Sexualleben, sie bleiben insgesamt gesund und voller Lebensfreude. Hier erfahren Sie, wie Sie sich der zweiten Fraktion anschließen.

Beginnen wir in der Lebensmitte, also bei der Menopause. Die ersten Fältchen und grauen Haare machen sich häufig weit früher bemerkbar, doch in den Wechseljahren begreifen Frauen endgültig, dass sie unvermeidlich älter werden.

So altert das weibliche Sexualsystem

Das weibliche Sexualsystem unterliegt auf vielerlei Weise der Alterung, sowohl natürlich (Wechseljahre) als auch krankhaft (Krebs). Der wichtigste Alterungsfaktor, den jede Frau beeinflussen kann, ist der oxidative Stress. Sie erinnern sich: Oxidativer Stress tritt auf, wenn mehr zellschädigende freie Radikale als schützende Antioxidantien vorliegen. Daher sollte man alles bisher Beschriebene tun, um oxidativem Stress vorzubeugen: Ergänzungsmittel mit Antioxidantien einnehmen, farbenprächtige Lebensmittel mit vielen Antioxidantien bevorzugen, Sport treiben und ein gesundes Gewicht anstreben oder beibehalten, da Übergewicht den oxidativen Stress erhöht und das Risiko für weibliche Krebsarten erhöht. Auch eine Hormonersatztherapie nach der Menopause kann einen Beitrag leisten, denn nach den Wechseljahren nimmt der oxidative Stress im weiblichen Körper zu. Eine Östrogenersatztherapie kann hier gegensteuern.

Ergänzungsmittel für das weibliche Sexualsystem

- **Vitamin E:** 400 IU pro Tag (nicht mehr)

Warum? Vitamin E wirkt nachweislich PMS- und Menstruationsbeschwerden entgegen, weil es die körpereigene Prostaglandinproduktion einschränkt. Diese Substanzen ähneln Hormonen, die Krämpfe und Brustspannen hervorrufen.
Die empfohlene Tagesdosis Vitamin E nicht überschreiten – eine Überdosierung kann die Blutgerinnung beeinträchtigen und das Schlaganfallrisiko erhöhen.

Sieben Gründe, mit dem Frauenarzt über eine Hormonersatztherapie zu sprechen

1. Erhebliche Wechseljahresbeschwerden wie Hitzewallungen oder Schlaflosigkeit.
2. Schwindende Libido. Hormone erhöhen den Sexualtrieb und sorgen für feuchtere Schleimhäute, was dem Sex zugutekommt.
3. Persönliches Osteoporoserisiko. Eine Hormonersatztherapie senkt dieses Risiko.
4. Herzerkrankungen vorbeugen. Einer Harvardstudie zufolge haben Frauen, die nach Beginn der Menopause frühzeitig eine Hormonersatztherapie beginnen, ein 30 Prozent niedrigeres Herzrisiko als Frauen, die keinerlei Hormone einnehmen.
5. Persönliches Darmkrebsrisiko. Bei Darmkrebs in der Verwandtschaft oder nach der Entfernung von Darmpolypen.
6. Bei Inkontinenz. Östrogene beugen vor.
7. Wenn Ihnen an einer jünger wirkenden Haut gelegen ist. Experten zufolge leisten Östrogene einen Beitrag, die Haut vor Alterung zu bewahren.

Bei einer Hormonersatztherapie werden Östrogene eingenommen, mitunter gepaart mit Progesteron. Sie hilft gegen die meisten Symptome der Menopause wie starke Hitzewallungen, nächtliches Schwitzen, Stimmungsschwankungen und eine trockene Scheide. Damit ist sie für viele Frauen eine denkbare Option, sollte jedoch unbedingt ärztlich überwacht werden. Vor Beginn sollte über einen Bluttest ein Hormonstatus erstellt werden, um genau zu ermitteln, welche Hormone dem Körper fehlen. Es gibt unterschiedliche Darreichungsformen (Pillen, Pflaster, Cremes, Spritzen, Vaginalring und vieles mehr). Was für Sie persönlich geeignet ist, besprechen Sie mit Ihrem Arzt. Manchen Experten zufolge kann eine Hormonersatztherapie das Brustkrebsrisiko erhöhen. Insbesondere bei Brust- oder Eierstockkrebs in der Familie sollten Sie das mit Ihrem Gynäkologen klären.

Bei allen Entscheidungen für oder gegen eine Hormonersatztherapie sollte eine eventuelle familiäre Vorbelastung dem Arzt mitgeteilt werden. Wenn Sie bereits Östrogene oder Progesteron erhalten, muss diese Therapie eventuell angepasst werden.

Die Anti-Aging-Grundbausteine

1. Bewegung. Bei Frauen jeden Alters hat tägliche Bewegung eine positive Wirkung auf alle Teile des Sexualsystems. Eine sitzende Lebensweise kann sogar die Fruchtbarkeit beeinträchtigen. Studien zufolge haben Frauen in den Wechseljahren, die regelmäßig Sport treiben, weniger Bauchfett, auf natürliche Weise erhöhte Östrogenwerte und seltener Hitzewallungen. Der Grund dafür ist unklar. Eventuell trägt das erhöhte Wohlbefinden durch Sport dazu bei, dass man mit Wechseljahressymptomen gelassener umgeht.

2. Ein gesundes Körpergewicht. Da der Stoffwechsel mit der Zeit von Natur aus träger wird, kommt es leicht zu einer Gewichtszunahme. Übergewicht jedoch erhöht das Brustkrebsrisiko, und wer erst spät im Leben Gewicht zulegt, steigert das Risiko noch mehr. Sowohl übergewichtige als auch untergewichtige Frauen neigen verstärkt zu unregelmäßigen Menstruationszyklen. Übergewicht kann zu ungewollter Kinderlosigkeit beitragen und das Risiko für polyzystische Ovarien erhöhen, bei denen die Sexualhormone aus dem Gleichgewicht geraten sind. All diese Erscheinungen sind reversibel, sobald das Körpergewicht wieder im gesunden Bereich liegt. Passen Sie Ihre Ernährungs- und Bewegungsweise immer wieder an, um Ihr Gewicht zu halten.

3. Wasser trinken. Nur mit einer ausreichenden Wasserzufuhr können Sie die Scheide ausreichend befeuchten. Während der Menstruation trägt genug Wasser dazu bei, die verlorene Flüssigkeit zu ersetzen.

4. Nicht rauchen. Tabakgenuss beeinträchtigt alle Funktionen und Bestandteile des Sexualsystems, von Eisprung bis hin zur Geburt. Rauchen erhöht das Risiko für Unfruchtbarkeit, vorzeitige Entbindung, Totgeburten und angeborene Behinderungen. Eine Studie ergab sogar, dass die Menopause bei Raucherinnen früher einsetzen kann.

5. Ergänzungsmittel. Nehmen Sie weiterhin täglich Ihr Multivitaminpräparat und prüfen Sie, ob Sie die empfohlenen Mittel für das weibliche Sexualsystem benötigen.

Worauf ältere Frauen achten sollten

Menopause
Die Menopause markiert das endgültige Ende von Menstruation und weiblicher Fruchtbarkeit und liegt definitionsgemäß zwölf Monate nach der letzten Menstruation. Normalerweise tritt sie zwischen 45 und 55 Jahren ein. Ausgelöst wird sie durch den natürlichen Rückgang der Sexualhormone, insbesondere des Östrogens. Bei einer operativen Entfernung der Eierstöcke ist die Menopause durch diesen Eingriff bedingt.

In der Medizin wurde die Menopause zu lange als »Krankheit« betrachtet, gegen die Frauen Hormone oder Antidepressiva benötigen. Sie ist jedoch ein natürliches Lebensstadium, das ein Fest wert wäre: Schluss mit Bauchkrämpfen, Blutungen und Tampons! Anfangs steigt sogar die Libido, weil das hormonelle Gleichgewicht sich hin zu weniger Östrogen und mehr Testosteron verlagert (einem natürlichen Aphrodisiakum). Auch die Verhütung wird endlich überflüssig, so dass die Menopause viel Positives mit sich bringt.

Die Symptomatik kann individuell sehr unterschiedlich ausfallen, was sowohl genetisch bedingt ist als auch durch die persönliche Einstellung. Wer Veränderungen positiv sieht, kommt mit den Begleiterscheinungen der Wechseljahre leichter zurecht. Falls bestimmte Symptome jedoch nach Linderung verlangen, hier einige Strategien.

Die Topstrategien für die Menopause
Progesteroncreme. Bei Hitzewallungen oder nächtlichem Schwitzen kann eine Progesteroncreme Abhilfe schaffen. In Deutschland muss sie vom Arzt verordnet werden. Abends angewendet können solche Cremes Wunder wirken.

Mehr Sex. Wenn Frauen keinen Sex haben, kann die Klitoris in der Menopause schrumpfen. In der Klitoris sitzen zahlreiche Nervenenden, und sie ist der Dreh- und Angelpunkt für den Orgasmus. Regelmäßige sexuelle Aktivität hilft auch gegen eine eventuell trockenere Scheide, und natürlich fühlt eine Frau sich damit anziehender.

Vaginale Östrogene. Bei einer trockenen Scheide können vaginal applizierte Östrogene sehr wohltuend sein. Mit einer Vaginaltablette, einem Vaginalring, einer Creme oder in einem Gleitmittel lassen sie sich direkt in der Scheide anwenden. Viele meiner Patientinnen sind davon begeistert.

Hitze nicht provozieren. Manche Frauen reagieren auf scharfe oder sehr heiße Speisen sowie auf Alkohol mit Hitzewallungen. Überlegen Sie bei Hitzewallungen, was für Speisen und Getränke Sie zuvor zu sich genommen haben.

Bewusst entspannen. Alles, was Geist und Seele beruhigt, lindert auch die Beschwerden. Ob Meditation, Massage, die Lieblingsshow im Fernsehen, Lesen oder Musik hören – in dieser Zeit ist Entspannung Trumpf!

Pflanzliche Heilmittel. Bestimmte pflanzliche Heilmittel liefern natürliche Östrogene und sind auch frei verkäuflich. Meine Patientinnen kommen damit häufig gut zurecht.

Antidepressiva. Bei Stimmungsschwankungen können Sie mit dem Arzt besprechen, ob ein Antidepressivum sinnvoll erscheint, das den Serotoninspiegel hebt (eine Wohlfühlsubstanz des Gehirns) und zur seelischen Stabilisierung beiträgt.

Positive Einstellung. Die Menopause heißt nicht, dass Sie ab jetzt »alt« sind. Sie sind vielmehr *frei!* Es geht nicht nur um das Ende der Fruchtbarkeit, sondern Sie schlagen auch ein spannendes, neues Kapitel im Leben auf.

Brustkrebs

Brustkrebs kann bei Frauen (und Männern) jeden Alters auftreten, wird jedoch mit zunehmendem Alter häufiger. Ab 55 Jahre steigt das Brustkrebsrisiko an – zwei Drittel aller Diagnosen für invasiven Brustkrebs entfallen auf diese Altersgruppe. In der Presse wurde viel über eine genetische Prädisposition geschrieben. Die Gene BRCA1 oder BRCA2 gelten als Mutationen, die ein höheres Risiko für Brustkrebs und andere Krebsarten mit sich bringen. Dass eine Frau womöglich diese Genmutationen hat oder dass andere Frauen in der Familie an Brustkrebs erkrankt waren, bedeutet jedoch keineswegs, dass sie automatisch Krebs bekommen wird. Zusätzliche Risikofaktoren für Brustkrebs umfassen starkes Übergewicht, eine späte Schwangerschaft und eine ungewöhnlich frühe Menopause. Auch die Hormonersatztherapie wird von manchen Experten als Risikofaktor angesehen. Besprechen Sie Ihr individuelles Risiko und sinnvolle Präventionsmaßnahmen bitte mit Ihrem Gynäkologen.

Die Topstrategien gegen Brustkrebs
Persönlichen Alkoholkonsum überprüfen. Die diesbezügliche Datenlage ist etwas verwirrend, darum möchte ich näher

darauf eingehen. Dass vernünftiger, bescheidener Alkoholgenuss im Rahmen einer ausgewogenen Ernährungs- und Lebensweise das Schlaganfall- und Herzinfarktrisiko mindern kann, scheint erwiesen zu sein. Andererseits ergaben überzeugende Studien, dass Alkoholkonsum das Brustkrebsrisiko erhöhen kann. Mein Rat: Wenn Sie aufgrund von Übergewicht oder familiärer Vorbelastung bereits ein hohes Brustkrebsrisiko haben, sollten Sie auf Alkohol weitgehend verzichten. Andernfalls sind für Frauen – bei gesunder Ernährung und Lebensweise – drei bis sechs Drinks pro Woche erlaubt. Gestattet sind 150 ml Wein, 360 ml Bier oder 45 ml Hochprozentiges.

Die Brust nach Veränderungen abtasten

Einmal im Monat sollten Sie eine Selbstuntersuchung Ihrer Brüste vornehmen. Legen Sie sich dazu zunächst bequem auf den Rücken und legen Sie den rechten Arm über dem Kopf ab. Tasten Sie nun mit kleinen, kreisenden Bewegungen mit Zeigefinger, Mittelfinger und Ringfinger der linken Hand die rechte Brust nach Verhärtungen oder Knötchen ab. Bei jedem Kreisen drücken Sie drei Mal unterschiedlich stark zu, erst sanft, dann mittelstark und zum Schluss fest. Dadurch können Sie Knoten in unterschiedlichen Tiefen des Brustgewebes ertasten. Der Untersuchungsbereich ist ziemlich groß, denn er reicht von den Rippen (unter den Brüsten) bis hoch zum Schlüsselbein – das Brustgewebe erstreckt sich über die gesamte Fläche der Brust. Experten raten dazu, lieber von oben nach unten (senkrecht) vorzugehen als kreisförmig, weil man auf diese Weise eher den gesamten Bereich abdeckt. Wiederholen Sie das Vorgehen mit der rechten Hand an der linken Brust. Fallen Ihnen Knoten oder Veränderungen auf? Gibt es Unterschiede zwischen der rechten und der linken Brust? Wenn ja, wenden Sie sich an Ihren Gynäkologen.

Stellen Sie sich nun unbekleidet vor einen Spiegel. Legen Sie beide Hände an die Hüften und prüfen Sie Ihre Brüste visuell. Haben sie sich verändert? Hat die Größe oder das Volumen zu- oder abgenommen? Hat sich die Form verändert? Gibt es Dellen in der Haut?

Abschließend untersuchen Sie unbedingt noch die Achselhöhlen. Führen Sie dazu den jeweiligen Arm auf halbe Höhe, damit die Haut in der Achsel nicht ganz gestrafft ist. Mit den drei unterschiedlichen Druckstärken wie zuvor die Achselhöhle abtasten und dabei nach neuen Knoten oder Veränderungen fahnden.

Wenn Sie etwas Ungewöhnliches spüren oder sehen, vereinbaren Sie einen Arzttermin zur weiteren Untersuchung. Die Selbstuntersuchung ersetzt übrigens nicht die Mammographie. Ob und wann diese sinnvoll ist, besprechen Sie mit dem Arzt.

Vaginale Atrophie

Dieser Begriff umschreibt eine extreme Trockenheit in der Scheide (Vagina), die insbesondere beim Sex starke Beschwerden hervorrufen kann. Viele Frauen mit vaginaler Atrophie scheuen vor Geschlechtsverkehr daher völlig zurück. Die Ursache liegt im Rückgang der Östrogene durch die Menopause: Wenn der Östrogenspiegel sinkt, wird die Scheidenschleimhaut dünner, und ihre Fähigkeit, auf natürliche Weise feucht zu werden, geht zurück. Ohne ein gesundes, feuchtes Scheidenmilieu kann die Scheide gereizt reagieren, und es kann zu Entzündungen kommen, die durch Scheidenspülungen (nicht empfehlenswert), bestimmte Arzneimittel, Seifen und Lotionen noch schlimmer werden. Zehn bis 40 Prozent aller Frauen ab oder nach der Menopause leiden irgendwann unter vaginaler Atrophie. Allerdings halten viele Frauen diesen Aspekt gar nicht für erwähnenswert, so dass die Gesamtzahl der Betroffenen deutlich höher liegen könnte.

Die Topstrategien gegen Scheidentrockenheit

Weiter Sex haben. Gerade in der Zeit vor und während der Menopause zählt reichlich Sex zum Besten, was Sie für Ihren Körper tun können. Sexuell aktivere Frauen haben eine weniger trockene Scheide, weil ihre Vagina besser durchblutet bleibt – das erhält das Gewebe gesünder.

Gleitmittel verwenden. Probieren Sie aus, was Ihnen zusagt. Das Angebot ist breit gefächert, und Gleitmittel können den Geschlechtsverkehr deutlich angenehmer gestalten.

Senkung der Beckenorgane

Mit zunehmendem Alter erschlaffen die Sehnen und Muskeln, die Scheide, Gebärmutter, Blase und die unteren Eingeweide an Ort und Stelle halten. Der Halteapparat wird schwächer und dünner, weshalb diese Beckenorgane, insbesondere die Blase, sich senken können. Das liegt nicht nur an der Schwerkraft: Geburten, insbesondere eine vaginale, können einen Vorfall der Beckenorgane begünstigen. Frauen mit vielen Kindern haben ein höheres Risiko, später von einer Senkung betroffen zu sein. Zu den sonstigen Ursachen zählen Fettleibigkeit (die den Druck auf diese Region erhöht), Becken- oder Rückenverletzungen oder chronische Verstopfung. Zu viele Frauen ignorieren die Schmerzen und das Druckgefühl und lassen das Problem übermäßig lang schleifen. Es gibt Lösungen und sogar Möglichkeiten, rechtzeitig vorzubeugen.

Die Topstrategien gegen eine Senkung der Beckenorgane
Druck abbauen. Alles, was dazu beiträgt, den Druck auf den Beckenbereich zu mindern, trägt zur Vorbeugung gegen eine Senkung bei. Hierzu zählen ein gesundes Körpergewicht, alles unterlassen, was zu vermehrtem Husten führt (auch das Rauchen), eine regelmäßige Darmtätigkeit ohne Verstopfung und wenig Aktivitäten, welche die Beckenbodenmuskulatur übermäßig belastet.

Kegelübungen. Diese Übungen werden auch im Kapitel über das Harnwegssystem aufgeführt, weil sie zugleich einer Belastungsinkontinenz vorbeugen. Ich empfehle jeder Frau, die Kinder geboren hat, regelmäßiges Beckenbodentraining in dieser Form. Machen Sie sich zunächst mit den Beckenbodenmuskeln vertraut, indem Sie versuchen, den Urinstrahl beim Wasserlassen bewusst anzuhalten. Wenn Ihnen das gelingt, wissen Sie, dass Sie die gewünschte Muskulatur kennen. Spannen Sie dabei jedoch nicht die Bein-, Gesäß- oder Bauchmuskeln an. Beim Anspannen dieser Muskeln spüren Frauen ein ziehendes Gefühl. Das Training kann überall stattfinden, ohne dass jemand etwas davon mitbekommt. Spannen Sie die Muskeln einfach fünf Sekunden an und lassen Sie anschließend fünf Sekunden locker. Zehnmal wiederholen.

Facharzt aufsuchen. Falls Sie bereits Symptome einer Beckenbodensenkung registrieren, beispielsweise ein Druckgefühl oder häufigen Harndrang, sollten Sie zur Abklärung einen Urogynäkologen aufsuchen. Je nach Art des Vorfalls gibt es verschiedene Behandlungsmöglichkeiten. Ein Pessar, das selbstständig in die Scheide eingeführt wird, kann mitunter eine weitere Verschlimmerung verhindern. In schweren Fällen schafft eine Operation Abhilfe. Solche Eingriffe sind inzwischen sehr schonend und ziemlich erfolgreich. Mit einem Gebärmutter-, Scheiden- oder Blasenvorfall müssen Sie sich nicht abfinden!

Gebärmutterkrebs

Ein Uteruskarzinom entspringt normalerweise der Gebärmutterschleimhaut und zählt zu den häufigsten Karzinomen der weiblichen Geschlechtsorgane. Frauen unter 40 erkranken nur selten daran, der Erkrankungsgipfel liegt zwischen 50 und 69 Jahren. Die statistische Überlebensrate liegt bei 83 Prozent! Zu den Symptomen zählen Blutungen nach der Menopause, extrem lange Perioden, bestimmte, ungewöhnliche Ausflussformen und Schmerzen beim Geschlechtsverkehr. Übergewicht, Diabetes, polyzystische Ovarien und eine unregelmäßige Periode sind Risikofaktoren.

Die Topstrategien gegen Gebärmutterkrebs
Jährliche Vorsorgeuntersuchung. Frauen nehmen ihre jährliche Vorsorgeuntersuchung ernster als Männer, weil sie besser wissen, wie wichtig sie ist. So kann eine Krebserkrankung zum denkbar frühesten Zeitpunkt entdeckt werden.

Hormonersatztherapie ansprechen. Einige Arten der Hormonersatztherapie können das Risiko für bestimmte Krebserkrankungen erhöhen. Die Medikation sollte daher immer gründlich mit dem Arzt durchgesprochen werden. Studien ergaben, dass die Monotherapie mit Östrogen das Risiko für Gebärmutterkrebs erhöhen kann, wohingegen eine Kombination mit Progesteron das Risiko offenbar senkt. Deshalb sollten Sie mit dem Arzt abwägen, was bei Ihnen das Sinnvollste ist.

Nichts verschleppen. Wenn sich die Periode verändert, ein ungewöhnlicher Ausfluss auftritt oder während und nach der Menopause Blutungen auftreten, sollten Sie umgehend den Arzt aufsuchen. Mitunter steckt eine Endometriumhyperplasie dahinter, also eine Vermehrung bestimmter Zellen in der Gebärmutterschleimhaut, die in Gebärmutterkrebs übergehen kann. Die Früherkennung kann Ihnen das Leben retten.

Eierstockkrebs

Dieser lebensgefährliche Krebs kann in jeder Altersgruppe auftreten. Allerdings sind zu etwa 50 Prozent Frauen ab 60 Jahren betroffen. Eierstockkrebs kann sowohl im äußeren Bereich der Eierstöcke beginnen als auch in den eigentlichen Keimzellen, wo die Eier heranreifen. Mitunter entarten auch die Zellen, in denen Hormone erzeugt werden (Östrogen und Progesteron). Eierstockkrebs ist zwar nicht der häufigste Krebs der weiblichen Sexualorgane, jedoch der mit der höchsten Todesrate, der nur allzuoft erst auffällt, wenn er bereits zu weit fortgeschritten ist. Achten Sie auf Symptome wie einen geschwollenen Bauch, anhaltende Schmerzen oder Druckschmerzhaftigkeit im Bereich des Beckens oder des unteren Rückens, Blähungen, die nicht auf Behandlungsversuche ansprechen, sowie Veränderungen der Darmtätigkeit. Neben dem Alter spielen noch weitere Risikofaktoren eine Rolle, insbesondere die Gene BRCA1 und BRCA2 (die auch das Brustkrebsrisiko erhöhen), Kinderlosigkeit, entsprechende Fälle in der Familie und möglicherweise auch eine Hormonersatztherapie.

Die Topstrategien gegen Eierstockkrebs

Verhütung mit der Pille. Frauen, die mindestens fünf Jahre in Folge mit der Antibabypille verhüten, haben ein bis zu 50 Prozent geringeres Risiko für Eierstockkrebs.

Gentest. Wenn Eierstockkrebs schon bei mehreren Frauen in der Verwandtschaft aufgetreten ist, sollten Sie mit dem Gynäkologen klären, ob eine Genuntersuchung ratsam ist. Wägen Sie vorher jedoch unbedingt das Pro und Contra ab. Wenn

Sie sicher sind, dass Sie Ihre Eierstöcke entfernen lassen möchten, falls ein erhebliches genetisches Risiko für Eierstockkrebs vorliegt, sollten Sie den Gentest durchführen lassen – ansonsten besser nicht.

Zum Arzt gehen. Bei jeglichem Verdacht auf Eierstockkrebs sollten Sie den Arztbesuch keinesfalls hinausschieben. Der Gynäkologe wird unter anderem eine Ultraschalluntersuchung durchführen und eventuell eine Gewebebiopsie vornehmen.

Die Anti-Krebs-Küche

Bestimmte Lebensmittel stehen wegen ihrer krebshemmenden Eigenschaften im Rampenlicht. Kaufen Sie beim Gärtner oder auf dem Wochenmarkt möglichst frisches Gemüse.

Brokkoli: Er enthält Glukosinate, die beim Kauen (insbesondere beim Rohverzehr) bestimmte Enzyme freisetzen. Diese sind zu erstaunlichen Leistungen in der Lage. Beispielsweise können sie im Verdauungstrakt schädliche Substanzen und Bakterien binden, was zum Schutz vor Krebs beiträgt.

Knoblauch: Verschiedene Bestandteile aus frischen Knoblauchzehen wirken im Körper wahre Wunder. Sie stoppen Bakterien, verhindern die Bildung bestimmter krebserregender Substanzen, fördern die DNA-Reparatur und töten möglicherweise sogar vorhandene Krebszellen ab. Am besten kauft man frische Zehen: fein hacken und Tomatensaucen, Suppen, gedämpftes Gemüse und andere Speisen damit würzen.

Möhren: Diese Wunder der Natur bergen eine Ladung Betakarotin, die den Körper gegen Krebszellen verteidigt. Betakarotin ist auch ein antioxidativer Rundumschlag gegen bestimmte Viren wie HPV (Human-Papilloma-Virus). Besonders nährstoffschonend ist die Zubereitung, wenn Sie die Möhren am Stück dünsten und erst hinterher klein schneiden.

Erdbeeren: Neben anderen wichtigen Nährstoffen liefern Erdbeeren Ellagsäure, welche die körpereigene Krebsabwehr kräftig ankurbeln kann. Außerdem enthalten sie Flavonoide, die gefährliche Enzyme aufhalten, ehe es zu einer Krebserkrankung kommt. Gesund sind auch andere Beeren wie Himbeeren, Brombeeren, Heidelbeeren und Cranberrys: einfach eine Portion mit Kokosmilch im Mixer aufschäumen!

Schwertfisch: Dieser Fisch, wie auch Lachs oder Thunfisch (und Lebertran vom Kabeljau, den Sie ergänzend einnehmen können), hat den höchsten natürlichen Vitamin-D-Gehalt. Erste Forschungsergebnisse zeigen, dass es tatsächlich das Wachstum von Krebszellen im Körper verlangsamen kann.

Spinat: Spinat birgt alle möglichen krebsbekämpfenden Stoffe wie Lutein, Zeaxanthin und Karotinoide. Wer Spinat partout nicht mag, kann ihn im Mixer mit Banane, Kokoswasser, Zitronensaft und einem grünen Apfel aufschäumen. Sie werden den Spinat garantiert nicht herausschmecken!

Bohnen: Tellerweise Bohnen zu essen heilt zwar keinen Krebs, doch Bohnen enthalten Saponine, Phytinsäure und andere Substanzen, die gesunde Zellen nachweislich vor dem Eindringen von Krebszellen schützen. Außerdem haben Bohnen viele Ballaststoffe. Trockene Bohnen vor dem Kochen einweichen.

Trauben: Besonders die blauen Trauben enthalten Resveratrol, einen entzündungshemmenden pflanzlichen Nährstoff. In einer Studie konnte Resveratrol die Entwicklung von drei verschiedenen Krebsarten aufhalten.

Beantworten Sie vor dem Übergang zu Phase 3, *Restaurieren,* die folgenden Fragen und zählen Sie die Punkte zusammen. Nach Abschluss des *17-Tage-Plans* können Sie den Test wiederholen und so Ihre Fortschritte erkennen.

Test weibliches Sexualsystem

1. Ist Ihre Menstruation unregelmäßig (starke Blutungen, Zwischenblutungen, Periode länger als sieben Tage)?

A. Ja. ❑ 0 Punkte
B. Nein. ❑ 4 Punkte
C. Ich habe keine Periode mehr, weil ich in der Menopause bin. ❑ 4 Punkte

2. Falls Sie bereits in der Menopause sind: Haben Sie Schmierblutungen?

A. Ja. ❑ 0 Punkte
B. Nein. ❑ 4 Punkte
C. Ich bin noch nicht in der Menopause. ❑ 4 Punkte

3. Haben Sie regelmäßig Schmerzen oder ein Druckgefühl im Becken?

A. Ja, und ich habe es dem Arzt nicht gesagt.
❑ 0 Punkte
B. Ja, aber ich habe es mit dem Arzt besprochen.
❑ 3 Punkte
C. Nein. ❑ 4 Punkte

4. Haben Sie immer das Gefühl, aufgebläht oder »voll« zu sein, ohne dass Sie etwas dagegen tun können?

A. Ja, und ich habe es dem Arzt nicht gesagt.
❑ 0 Punkte

B. Ja, aber ich habe es mit dem Arzt besprochen.
❏ 3 Punkte
C. Nein. ❏ 4 Punkte

5. Wie häufig hatten Sie in der letzten Woche Geschlechtsverkehr?
A. Gar nicht. ❏ 0 Punkte
B. Ein Mal. ❏ 2 Punkte
C. Zwei Mal oder öfter. ❏ 4 Punkte

6. Haben Sie Ihre gynäkologische Vorsorgeuntersuchung dieses Jahr schon wahrgenommen oder einen Termin vereinbart?
A. Nein ❏ 0 Punkte   B. Ja ❏ 4 Punkte

7. Haben Sie Schmerzen oder Beschwerden beim Geschlechtsverkehr?
A. Ja ❏ 0 Punkte B. Nein ❏ 4 Punkte

8. An wie vielen Tagen in der Woche machen Sie Ausdauertraining?
A. Gar nicht. ❏ 0 Punkte
B. Ein oder zwei Mal. ❏ 2 Punkte
C. Drei Mal oder öfter. ❏ 4 Punkte

9. Wie viel Alkohol trinken Sie pro Woche?
A. Sieben Drinks oder mehr. ❏ 0 Punkte
B. Bis zu sechs Drinks. ❏ 4 Punkte

Restaurieren

10. Tasten Sie regelmäßig Ihre Brust ab?
   A. Nein ❏ 0 Punkte   B. Ja ❏ 4 Punkte

11. Wiegen Sie sich ein Mal pro Woche?
   A. Nein. ❏ 0 Punkte
   B. Ja, aber ich ziehe keine Konsequenzen. ❏ 1 Punkt
   C. Ja, und ich halte mein Gewicht im gesunden Bereich. ❏ 4 Punkte

12. Falls Sie sich der Menopause nähern oder diese bereits erreicht haben: Haben Sie mit dem Arzt eine Hormonersatztherapie angesprochen?
   A. Ich bin in der Menopause, hatte aber noch keinen Arzttermin zu diesem Thema. ❏ 0 Punkte
   B. Ich bin in der Menopause und habe das Thema besprochen. ❏ 4 Punkte
   C. Ich bin noch nicht in der Menopause. ❏ 4 Punkte

13. Falls Sie eine trockene Scheide haben: Haben Sie Gleitmittel ausprobiert?
   A. Meine Scheide ist trocken, aber Gleitmittel habe ich nicht probiert. ❏ 0 Punkte
   B. Meine Scheide ist trocken, und ich habe Gleitmittel ausprobiert. ❏ 4 Punkte
   C. Ich habe keine trockene Scheide. ❏ 4 Punkte

14. Wie oft machen Sie Kegelübungen?
  A. Nie. ❏ 0 Punkte
  B. Ein Mal pro Woche. ❏ 1 Punkt
  C. Drei Mal pro Woche oder häufiger. ❏ 2 Punkte
  D. Täglich. ❏ 4 Punkte

Auswertung

0 bis 11 Punkte: AKUT. Lassen Sie Ihre Problematik schnellstmöglich vom Gynäkologen abklären.
12 bis 22 Punkte: KRITISCH. Verändern Sie umgehend Verhaltensweisen, die Ihr Sexualsystem gefährden.
23 bis 33 Punkte: MÄSSIG RISKANT. Beziehen Sie mehr Methoden ein, die der Gesundheit des Sexualsystems guttun, wie Sport oder regelmäßigen Sex.
34 bis 44 Punkte: DURCHSCHNITT. Überlegen Sie, was Sie noch besser machen können.
45 oder mehr Punkte: OPTIMAL. Weiter so!

Frauen neigen dazu, ihr eigenes Wohl nicht so ernst zu nehmen. Aber es ist wichtig, dass Sie auf Ihre Gesundheit achten. Denken Sie in Zukunft mehr an sich selbst!

13. Das starke Geschlecht

Männer gehen ungern zum Arzt. Ich weiß nicht, ob wir Krankheit mit Schwäche gleichsetzen oder ob wir Angst haben, dass etwas gefunden wird. Vielleicht geht es um den Zeitfaktor, oder es ist einem einfach peinlich. Insbesondere bei der sexuellen Gesundheit können wir dickköpfig sein.

Gestatten Sie mir einen Appell an Ihre Logik, meine Herren: Wenn Sie Wert darauf legen, dass *alle* Körperteile noch mit 100 Jahren funktionsfähig sind, müssen Sie jetzt den Grundstein dafür legen, Ihr Urogenitalsystem gesund zu erhalten – ganz gleich, wie alt Sie gegenwärtig sind. Zeitverschwendung? Nun, wer seine regelmäßigen Vorsorgeuntersuchungen nicht wahrnimmt, ächzt am Ende unter Schmerzen und muss weit mehr Zeit aufwenden als für die Früherkennung. Wenn der Arzt die Chance hat, ein Problem frühzeitig zu entdecken, steigen nicht nur die Überlebenschancen, sondern die Therapie ist auch einfacher, zeitsparend und weniger kostenträchtig.

Es geht beim Arztbesuch jedoch nicht nur um die Krebsvorsorge. Bei einem guten Vertrauensverhältnis lassen sich auch Themen wie erektile Dysfunktion (soll vorkommen!) ansprechen. Und man kann eine Lösung für solche heiklen Fragen finden.

Immerhin werden Veränderungen am Sexualsystem mit zunehmendem Alter häufiger. In den »Wechseljahren des Mannes«, auch Andropause genannt, fällt das Testosteron allmählich ab. Beginnen kann das bereits zwischen 40 und 55 Jahren. Das männliche Sexualhormon Testosteron geht ab dem 30. Lebensjahr um durchschnittlich ein Prozent pro Jahr zurück. Das bedeutet, dass ein Mann mit 70 nur noch halb so viel Testosteron hat wie mit Mitte 20, in manchen Fällen sogar noch weniger. Diese hormonelle Umstellung geht mit schleichenden, mitunter aber auch drastischen Veränderungen einher: Die Libido kann zurückgehen, und es kann zur erektilen Dysfunktion und zu anderen körperlichen Veränderungen kommen.

Die gute Nachricht lautet, dass Männer solche Symptome weder fürchten noch klaglos hinnehmen müssen. Älter werden bedeutet keineswegs, dass wir uns mit den »üblichen« Altersbeschwerden abfinden müssen. Mein oberster Rat lautet: Bleiben Sie sexuell aktiv. Körperlich sicherer und emotional gesunder Sex tut dem Sexualsystem gut. Je mehr Sex ein Mann hat, wenn er jung ist, desto wahrscheinlicher ist es, dass er auch im hohen Alter noch dazu fähig ist.

Grundkurs männliches Sexualsystem

Das männliche Sexualsystem wird von Hormonen gesteuert, die bereits im Kapitel für das endokrine System kurz gestreift wurden. Zu den männlichen Hormonen gehören das follikel-stimulierende Hormon (FSH), Testosteron (T) und das luteinisierende Hormon (LH). FSH und LH werden im Gehirn von der Hypophyse ausgeschüttet. Von dort aus reisen sie hinunter in die Hoden, wo sie auf entsprechende Rezeptoren treffen. LH bewirkt die Erzeugung von Testosteron; FSH sorgt für die Produktion von Sperma. Testosteron spielt eine große Rolle für das männliche Äußere, darunter Gesichtsbehaarung, die tiefere Stimme, Muskulatur, aber auch die Libido und vieles mehr. Ein sinkender Testosteronspiegel kann das männliche Sexualsystem insgesamt beeinflussen.

Um die Prostata wird es auch im Kapitel zur Harnwegsfunktion noch gehen, weil sie die Fähigkeit zum Urinieren beeinflussen kann. Sie gehört jedoch zum männlichen Sexualsystem und dient dazu, die Flüssigkeit bereitzustellen, in der das Sperma quicklebendig auf die Reise geht. Die Prostata ist für die fünf Faktoren des Alterns sehr anfällig, insbesondere für Entzündungen. Probleme mit der Prostata kommen bei Männern mit zunehmendem Alter häufig vor. In diesem Kapitel werden daher sinnvolle Präventionsmaßnahmen angesprochen.

Der Penis ist das Organ, das die Samenflüssigkeit mit dem Sperma ausstößt. In der männlichen Sexualität spielt der Penis eine klare Schlüsselrolle, und seine Funktion ist für das Altern ähnlich anfällig wie die Prostata. Erektile Dysfunktion ist ein verbreitetes Thema. Glücklicherweise kann man ihr vorbeugen und sie auch behandeln.

Beschäftigen wir uns nunmehr mit einigen altersabhängigen Fragen, die uns Männer angehen, und die möglichen Lösungen.

So altert das männliche Sexualsystem

Bei Frauen signalisiert die Menopause das Ende der Fruchtbarkeit. Männer bleiben länger zeugungsfähig, aber die Menge der männlichen Sexualhormone geht zurück – ein eher schleichender Prozess, der Männer nicht unbedingt in dem Ausmaß beeinflusst wie die Menopause Frauen. Parallel zum Testosteronabfall kann die Hodengröße etwas abnehmen, der Sexualtrieb kann zurückgehen, die Spermienzahl kann abfallen, Brust- und Fettgewebe können zunehmen, die Knochen können brüchig und das Schlafen schwieriger werden. Hinzu kommt, dass es dem älteren Mann schwerer fallen kann, eine Erektion zu bekommen oder zu halten. Die Spermaproduktion kann langsamer werden, und die Samenleiter, die das Sperma übertragen, können ihre Elastizität einbüßen und starr werden. Die Prostata kann sich vergrößern, weil das Gewebe »vernarbt«, und es kann zu Entzündungen kommen. Diese Veränderungen können sowohl das Wasserlassen als auch die Ejakulation beeinträchtigen. Andere altersbedingte Vorgänge an der Prostata können Infektionen der Harnwege begünstigen. Und leider steigt auch das Risiko für Prostatakrebs mit den Jahren.

Wie also können wir hier vorbeugen oder eingreifen?

> **Ergänzungsmittel für das männliche Sexualsystem**
>
> - **Sägepalmextrakt:** Einnahme nach Herstellerangaben
>
> **Warum?** Die Frage, ob diese Substanz bei Prostatabeschwerden tatsächlich einen positiven Einfluss hat, ist noch offen. Ich plädiere für einen Versuch. Unter Umständen verbessert Sägepalmextrakt die Gesundheit der Prostata und trägt zur Vorbeugung einer Vergrößerung bei. Achten Sie auf die Qualität: Informieren Sie sich über den tatsächlichen Wirkstoffgehalt und lesen Sie unabhängige Testberichte.

Entzündungen eindämmen

Entzündungen schädigen alle Systeme. Es besteht jedoch eine interessante Verbindung zwischen Entzündungen und Testosteron: Ein normaler Testosteronspiegel im Körper wirkt entzündungshemmend. Übergewicht und Bauchfett können die Entzündungsneigung des Körpers stark beeinflussen und zugleich die Testosteronproduktion absinken lassen. Bei hohen Werten des Entzündungsmarkers CRP (C-reaktives Protein) im Blut haben Sie ein erhebliches Risiko für erektile Dysfunktion. Parallel dazu steigt das Risiko für Prostatakrebs. Lassen Sie uns die Entzündungsbereitschaft auf ein gesundes Maß senken, damit der männliche Körper auf dem Gipfel seiner Leistungsfähigkeit bleibt!

Die Anti-Aging-Grundbausteine

1. **Bewegung.** Die wichtigste Arznei gegen erektile Dysfunktion besteht darin, den Puls mindestens eine halbe Stunde pro Tag durch Bewegung zu erhöhen. Sie dürfen schwimmen, joggen oder Treppen steigen – mit 30 Minuten Sport können Sie Erektionsstörungen entgegenwirken. Mit einem Pulsmesser können Sie Ihre täglichen Bemühungen messen. Kennen Sie Ihren individuellen Trainingspuls? Ziehen Sie von der Zahl 220 Ihr Alter ab. Das ist Ihr Maximalpuls. Der Trainingspuls, die so genannte *Cardio-Zone,* beträgt 60 bis 80 Prozent von diesem Maximum.

2. **Ein gesundes Körpergewicht.** Studien zufolge sinkt mit zunehmendem Übergewicht die Spermienzahl ab oder kommt schließlich ganz zum Erliegen. Das liegt möglicherweise daran, dass Testosteron im überschüssigen Fettgewebe in Östrogen umgewandelt wird. Einer anderen These zufolge könnte das Fett im unteren Bauchbereich eine Überwärmung der Hoden verursachen, was die Spermaproduktion beeinträchtigt.

Schon ein gesundes Gewicht senkt die allgemeine Entzündungsbereitschaft des Körpers. Weitere Faktoren, die Entzündungen Vorschub leisten, sind zu viel Alkohol, Rauchen, bestimmte Lebensmittel (einige dürften Sie überraschen), eine ungünstige Fettwahl beim Essen, zu viel Speisesalz und vieles mehr. Diese Punkte werden bei den nachfolgenden Topstrategien noch näher erläutert.

3. **Wasser trinken.** Schon leichter Wassermangel kann die Spermaproduktion negativ beeinflussen. Wer bis acht Mal pro

Tag einen Viertelliter Wasser trinkt, unterstützt eine gesunde Produktion von Sperma und Samenflüssigkeit.

4. Nicht rauchen. Tabakgenuss senkt ebenfalls die Zahl der Spermien und damit die Fruchtbarkeit. Es gibt im Sperma ein bestimmtes Protein, das DNA-Schäden im Keim vorbeugt und das im Sperma von Rauchern vermindert ist. Außerdem erhöht Rauchen die Produktion von freien Radikalen in der Samenflüssigkeit.

5. Ergänzungsmittel. Nehmen Sie weiterhin Ihr Multivitaminpräparat und alle Ergänzungsmittel aus den vorherigen Kapiteln, die davon nicht abgedeckt sind, und ziehen Sie zusätzlich Sägepalmextrakt in Erwägung.

Worauf ältere Männer achten sollten

Testosteronmangel
Falls noch nicht erfolgt, sollte zunächst der Testosteronspiegel bestimmt werden. Der Normalbereich liegt zwischen 200 und 800 ng/dl, ist also breit gefächert. Das »gesunde« Testosteronmaß ist individuell verschieden, weshalb ich es für sinnvoll halte, diesen Wert in jungen Jahren bestimmen zu lassen, um einen Ausgangswert zu haben.

Zu den Symptomen eines Testosteronmangels gehören abnehmendes Interesse an Sex (geringe Libido), Erektionsstörungen, Depressionen, allgemeine Abgeschlagenheit, Gewichtszunahme (insbesondere Körperfett), wachsendes Brustgewebe und Schlafstörungen. Langfristig können sogar die Knochen darunter leiden. 2010 erbrachte eine britische Studie an männlichen Herzpatienten überraschende Ergebnisse: Teilnehmer mit einem niedrigen Testosteronspiegel hatten ein höheres Sterberisiko als die Männer mit normalem Testosteronspiegel. Die Medien griffen diese Erkenntnis begeistert auf und brachten zahlreiche Geschichten, wie gefährlich Testosteronmangel sei. Die Sensationsmache war zwar übertrieben, doch in meinen Augen sollten Männer sich bewusst machen, dass ein niedriger Testosteronspiegel ihnen keinen Gefallen tut. Schließlich beeinflusst dieses Hormon die Gesundheit insgesamt ganz erheblich. Zudem beruht sein Rückgang keineswegs nur auf dem Älterwerden. Es können andere Gründe dahinterstecken, zum Beispiel Hodenverletzungen oder Hodenkrebs, endokrine Erkrankungen, bestimmte Infektionen, eine HIV-Infektion, Typ-2-Diabetes und Fettleibigkeit.

Untersuchungen zufolge ist der Testosteronspiegel bei jedem vierten Mann über 30 Jahre erniedrigt. Da viele Männer sich nicht behandeln lassen, könnten die Zahlen auch höher liegen. Suchen Sie also nicht nur bei fehlender Libido einen Arzt auf, sondern auch bei folgenden Symptomen: Müdigkeit, Depressionen, Stimmungsschwankungen, nachlassender Empfindungsfähigkeit im Genitalbereich, Gewichtszunahme, Rückgang der Muskel- und Hodengröße sowie Haarverlust.

Die Topstrategien gegen Testosteronmangel

Zuallererst ist eine natürliche oder synthetische **Testosteronersatztherapie** in Betracht zu ziehen. Das hört sich dramatischer an, als es ist – es handelt sich lediglich um eine Behandlung zum Ausgleich eines Testosteronmangels. Wenn bei einem Mann ein nachweislicher Testosteronmangel vorliegt, ist dies eine hervorragende Methode, wieder der zu werden, der man einmal war. Testosterongaben können Libido und Energie anheben, das Muskelwachstum fördern, Depressionen entgegenwirken und vieles mehr. Für die Therapie gibt es unterschiedliche Optionen, wie Pflaster, die den Wirkstoff wie ein Nikotinpflaster über die Haut freisetzen, oder Gels, orale Aufnahme und vieles mehr. Die schonendsten Methoden scheinen dabei am wirksamsten und am wenigsten riskant zu sein. Ihr Arzt kann ein individuelles Behandlungskonzept für Sie erstellen.

Erektile Dysfunktion

Dieses Thema ist ausgesprochen delikat, weil eine sexuelle Funktionsstörung am Selbstwertgefühl kratzt. Erektionsstörungen sind jedoch keine unvermeidliche Begleiterscheinung des Altwerdens, und wer sie hat, braucht sich deshalb nicht zu schämen. Mögliche Ursachen sind Bewegungsmangel, Stress, Testosteronmangel oder andere Probleme des Sexualsystems, Übergewicht, ein krankes Herz, bestimmte Arzneimittel, Rauchen, Bluthochdruck, hoher Cholesterinspiegel, Diabetes oder psychologische Gründe. Da nicht jede gelegentliche Erektionsstörung (beispielsweise nach einer durchzechten Nacht) gleich eine erektile Dysfunktion bedeutet, sollten wir uns zunächst auf eine Definition einigen. Eine behandlungsbedürftige erektile Dysfunktion liegt vor, wenn ein Mann mindestens bei jedem zweiten Versuch Schwierigkeiten hat, eine Erektion zu bekommen oder aufrechtzuerhalten.

Die Topstrategien gegen erektile Dysfunktion

Herzgesunde Ernährung. Eine gesunde Ernährung unterstützt auch das Sexualsystem. Grundsätzlich beeinträchtigen besonders fette Speisen die Durchblutung, und da es bei der Erektion um Durchblutung geht, kann sich jeder vorstellen, welcher Zusammenhang hier besteht. Greifen Sie also zu, wenn Obst, Gemüse, Vollkorn, magere Proteine und gesunde Fette auf dem Tisch stehen, und halten Sie sich bei Burgern und Pommes frites lieber zurück. Wenn es darauf ankommt, werden Sie stolz auf sich sein!

Stress abbauen. Stress kann die Hormone aus dem Gleichgewicht bringen, insbesondere das Adrenalin. Zu viel Adrenalin kann zu einer Kontraktion der Blutgefäße führen, was wiederum die Erektion beeinträchtigen kann. Wenn eine erektile Dysfunktion zu einem Zeitpunkt auftritt, wo auch neue Stressquellen im Leben vorliegen, besteht garantiert ein Zusammenhang. Suchen Sie sich eine gesunde Entspannungsmethode (Meditation, Tiefenatmung, Dehnübungen, Tagebuch schreiben), die Sie täglich machen.

Arzneimittel erwägen. Wenn Sport und bewusster Stressabbau das Problem nicht lösen, sollten Sie mit dem Arzt über eine medikamentöse Therapie sprechen. Solche Arzneimittel können unerwünschte Nebenwirkungen haben (wie Kopfschmerzen, Erröten, Sehstörungen, Rückenschmerzen oder Magenprobleme) und sind nicht für jeden geeignet (insbesondere bei Herzrhythmusstörungen oder nach einem Herzinfarkt).

Prostatavergrößerung

Ab dem 70. Geburtstag weisen bis zu 90 Prozent aller Männer eine vergrößerte Prostata auf. Man spricht gern von einer benignen (gutartigen) Prostatahyperplasie, die kein erhöhtes Risiko für ein eventuelles Prostatakarzinom darstellt. Allerdings kann dadurch das Wasserlassen beeinträchtigt sein, und es können auch andere Harnwegsprobleme auftreten. Zu den Anzeichen für eine Prostatavergrößerung gehört ein nachlassender Urinstrahl und Mühe beim Urinieren. Die Ursache ist nicht völlig klar. Möglicherweise spielen Veränderungen im männlichen Hormonhaushalt eine Rolle.

Die Topstrategien gegen vergrößerte Prostata

Frei verkäufliche Arzneimittel überprüfen. Überlegen Sie mit Ihrem Arzt, ob und wie Sie Mittel zum Abschwellen der Schleimhäute (wie Nasensprays) oder Antihistaminika (gegen Heuschnupfen und Allergien) allmählich absetzen können. Sie erhöhen nachweislich die Muskelspannung im Bereich der Harnröhre und erschweren das Wasserlassen.

Nachts nicht mehr trinken. Zwei bis drei Stunden vor dem Schlafengehen sollten Sie keine Getränke mehr zu sich nehmen. So sinkt der nächtliche Harndrang.

Weniger Alkohol und Kaffee. Sowohl Koffein als auch Alkohol stimulieren die Blasenfunktion und können die Symptomatik im Zusammenhang mit einer Prostatavergrößerung verstärken.

Arzneimittel erwägen. Der Arzt kann passende Medikamente wie Alphablocker gegen die Beschwerden verschreiben.

Operativer Eingriff. Wenn Ihr Leben durch die Prostatavergrößerung schwer beeinträchtigt ist, kann eine chirurgische Behandlung sinnvoll sein.

Die Aussicht, einen Teil des eigenen Sexualsystems chirurgisch entfernen zu lassen, ist naturgemäß erschreckend, doch eine Operation ist heute kein großer Eingriff mehr und kann minimalinvasiv durchgeführt werden.

Prostatitis

Bei einer Prostatitis schwillt die Prostata an und entzündet sich. Die Erscheinungsbilder sind unterschiedlich, Grund ist teilweise eine bakterielle Infektion. Die Erkrankung kann symptomfrei verlaufen. Wenn jedoch Symptome auftreten, klagen die Betroffenen über Bauch-, Lenden- oder Kreuzschmerzen, Schmerzen beim Orgasmus, grippeartige Symptome oder Beschwerden beim Wasserlassen. Eine Prostatitis ist etwas anderes als eine vergrößerte Prostata! Sie tritt eher bei jüngeren Patienten oder im mittleren Alter auf, und zu den Ursachen zählen ungeschützter Sex, Dehydrierung, Infektionen und auch Stress.

Die Topstrategien gegen entzündete Prostata
Gründlich waschen. Körperhygiene beugt bakteriell bedingten Prostataentzündungen vor. Achten Sie daher darauf, Ihren Penis gut zu waschen. Unbeschnittene Männer sollten dazu beim Duschen die Vorhaut zurückziehen und die Eichel mit Seife und Wasser waschen. Danach immer gründlich abspülen. Duschen Sie nach dem Sport oder nach dem Sex so bald wie möglich, damit die Bakterien sich gar nicht erst vermehren.

Arztbesuch. Bei einer Prostatitis brauchen Sie eventuell Antibiotika. Der Arzt kann auch Alphablocker, Schmerzmittel und Entzündungshemmer verordnen.

Nicht zu viel sitzen. Wenn Sie viel sitzen oder gern Rad fahren, kann die Prostata in Mitleidenschaft geraten. Laufen Sie mindestens einmal pro Stunde herum, und sorgen Sie beim Ausdauertraining für Abwechslung.

Hodenkrebs

Hodenkrebs ist nicht unbedingt eine Alterserscheinung. Ich erwähne ihn an dieser Stelle nur, weil jeder Mann die Warnsignale kennen und in der Lage sein sollte, eine Selbstuntersuchung durchzuführen. Glücklicherweise tritt er seltener auf als andere Krebserkrankungen und lässt sich gut behandeln. Zu den Symptomen gehören ein Schweregefühl im Skrotum, einseitig geschwollene Hoden oder ein tastbarer Knoten, Schmerzen im Lenden- oder Unterbauchbereich oder aber in den Hoden selbst sowie eine Vergrößerung oder Empfindlichkeit des Brustgewebes. Wenn ein Familienmitglied erkrankt ist, besteht ein geringfügig erhöhtes Risiko, doch die meisten Patienten sind die einzigen in ihrer Familie.

Die Topstrategien gegen Hodenkrebs

Bei Verdacht auf Hodenkrebs sollten Sie umgehend einen **Arzt aufsuchen**! Man wird eine Ultraschalluntersuchung und Blutuntersuchungen durchführen. Wenn die Diagnose Krebs gestellt wird, sollte ein Behandlungsplan erstellt werden, der auf das individuelle Stadium zugeschnitten ist. Manchmal muss der betroffene Hoden einschließlich der umliegenden

Lymphknoten entfernt werden. Anschließend erfolgt eine Strahlen- oder Chemotherapie zur Zerstörung eventuell verbliebener Krebszellen.

Hodenkrebs zählt zu den Krebsarten mit einer hohen Überlebensrate. Früherkennung ist dennoch Trumpf! Zur Vorbeugung kann man wenig tun und sollte daher auf die **Selbstuntersuchung** und Routinekontrollen beim Arzt setzen.

> **Selbstuntersuchung auf Hodenkrebs**
>
> Am leichtesten fällt diese Selbstuntersuchung direkt nach dem Duschen, wenn der Körper angenehm warm und der Hodensack locker und entspannt ist. Prüfen Sie das Aussehen zunächst im Spiegel: Entdecken Sie eine Schwellung? Anschließend drehen Sie die Hoden nacheinander zwischen Daumen und Fingern. Fühlen sich beide normal an? Oder wirkt einer plötzlich größer als bisher oder geschwollen? Können Sie einen Knoten ertasten? Machen Sie diese Untersuchung alle 30 Tage und gehen Sie bei Veränderungen schnellstmöglich zum Arzt.

Bevor wir zu Phase 3, *Restaurieren*, kommen, überprüfen Sie anhand des Tests, wie es um Ihr Sexualsystem bestellt ist.

Test männliches Sexualsystem

1. Haben Sie in der vergangenen Woche an mindestens fünf Tagen 30 Minuten lang Ihren Trainingspuls erreicht?
A. Nein ❏ 0 Punkte   B. Ja ❏ 4 Punkte

2. Haben Sie mindestens jedes zweite Mal Probleme, eine Erektion zu bekommen oder zu halten?
A. Ja ❏ 0 Punkte   B. Nein ❏ 4 Punkte

3. Wie hoch ist Ihr Koffeinkonsum?
A. Drei oder mehr Portionen pro Tag. ❏ 0 Punkte
B. Maximal eine Portion pro Tag. ❏ 3 Punkte
C. Ich nehme nicht regelmäßig Koffein zu mir.
❏ 4 Punkte

4. Wurde Ihr Testosteronspiegel schon einmal bestimmt?
A. Nein ❏ 0 Punkte   B. Ja ❏ 4 Punkte

5. Gab es in Ihrer Familie Fälle von Prostatakrebs?
A. Ja ❏ 0 Punkte   B. Nein ❏ 4 Punkte

6. Wie häufig hatten Sie in der letzten Woche Sex?
A. Gar nicht. ❏ 0 Punkte
B. Ein Mal. ❏ 2 Punkte
C. Zwei Mal oder öfter. ❏ 4 Punkte

7. Falls Sie Symptome einer erektilen Dysfunktion aufweisen: Haben Sie mit dem Arzt darüber gesprochen?
A. Ich habe Symptome, habe diese aber beim Arzt nicht angesprochen. ❑ 0 Punkte
B. Ich habe die Symptome ärztlich abklären lassen. ❑ 3 Punkte
C. Ich habe keine derartigen Symptome. ❑ 4 Punkte

8. Achten Sie penibel auf die Penishygiene?
A. Nein ❑ 0 Punkte   B. Ja ❑ 4 Punkte

9. Untersuchen Sie regelmäßig selbst Ihre Hoden?
A. Nein ❑ 0 Punkte   B. Ja ❑ 4 Punkte

10. Wie häufig standen Sie in der vergangenen Woche stark unter Stress? Auf einer Skala von 1 bis 10:
A. Häufig oder regelmäßig bei 5 oder mehr. ❑ 0 Punkte
B. Manchmal, also zwei bis drei Tage pro Woche bei 5 oder mehr. ❑ 1 Punkt
C. Selten, also höchstens ein Mal bei 5 oder mehr. ❑ 3 Punkte
D. Ich fühle mich praktisch nie gestresst. ❑ 4 Punkte

11. Liegt Ihr Testosteronspiegel im Normalbereich?
A. Das weiß ich nicht. ❑ 0 Punkte
B. Er ist niedrig, aber unbehandelt. ❑ 1 Punkt

C. Er ist niedrig, und ich lasse mich behandeln.
❏ 3 Punkte
D. Ja, er ist normal. ❏ 4 Punkte

12. Nehmen Sie Sägepalmextrakt ein?
A. Nein ❏ 0 Punkte B. Ja ❏ 4 Punkte

13. Essen Sie viel tierisches Protein und wenig Gemüse?
A. Ja ❏ 0 Punkte B. Nein ❏ 4 Punkte

14. Nehmen Sie eine jährliche Vorsorgeuntersuchung beim Hausarzt oder Urologen wahr?
A. Nein ❏ 0 Punkte B. Ja ❏ 4 Punkte

Auswertung

0 bis 11 Punkte: AKUT. Lassen Sie Ihr Sexualsystem schnellstmöglich beim Arzt untersuchen.
12 bis 22 Punkte: KRITISCH. Verändern Sie umgehend Verhaltensweisen, die Ihr Sexualsystem gefährden – essen Sie weniger tierische Fette und reduzieren Sie Koffein.
23 bis 33 Punkte: MÄSSIG RISKANT. Beziehen Sie mehr Methoden ein, die der Gesundheit des Sexualsystems guttun wie Sport und regelmäßigen Sex.
34 bis 44 Punkte: DURCHSCHNITT. Überlegen Sie, was Sie noch besser machen können.
45 oder mehr Punkte: OPTIMAL. Weiter so!

Im *17-Tage-Plan* für Phase 3 bekommen Sie täglich eine Aufgabe zur Verbesserung der Gesundheit des Sexualsystems. Nach den 17 Tagen wiederholen Sie den Test. Ich hoffe, die Veränderungen im Schlafzimmer sind dann bereits spürbar.

Die sexuelle Gesundheit kann bei Männern ein deutlicher Hinweis darauf sein, wie es um ihre Gesundheit insgesamt bestellt ist. Es geht also nicht nur um persönliche Prioritäten, sondern auch darum, ob Sexualprobleme womöglich frühe Hinweise auf ernstere Erkrankungen sind. Im Gespräch mit dem Arzt werden Sie vielleicht feststellen, dass Sie mit etwas Nachhilfe wieder ins Spiel kommen.

14. Wenn die Blase drückt

Mit Blasenproblemen sprechen wir ein Thema an, das kein Mensch gern eingesteht – obwohl Millionen Menschen daran leiden. Das Schweigen zu brechen ist der erste Schritt, die Beschwerden anzugehen.

Mit zunehmendem Alter sind häufigere Toilettengänge ganz normal, weil die Blase einen Teil ihrer Kapazität einbüßt. Sie wird unflexibler, zieht sich zusammen und kann weniger Urin aufnehmen. Beunruhigender ist Harninkontinenz, also ein plötzlicher, unkontrollierbarer Harndrang. Harninkontinenz betrifft weltweit etwa 200 Millionen Erwachsene, rund zehn Prozent davon sind über 65. Um Inkontinenz und andere Probleme mit dem Wasserlassen zu verhindern oder in den Griff zu bekommen, brauchen wir zunächst mehr Wissen über die Harnwege.

Grundkurs Harnwege

Die Organe des Harnwegssystems umfassen Nieren, Harnleiter, Blase und Harnröhre. Gemeinsam erzeugen und leiten diese Organe den Urin. Die Blase, die wie ein kleiner Ballon aussieht, speichert den Urin, bis es an der Zeit ist, ihn über die Harnröhre auszuscheiden.

Ergänzungsmittel für Nieren und Harnwege

- **Vitamin C:** 1000 mg pro Tag
- **Multivitamine mit Antioxidantien:** Menge nach Herstellerangaben
- **Kalzium:** 1000 mg pro Tag
- **Magnesium:** 400 mg pro Tag

Warum? Vitamin C kann die Ausbreitung unerwünschter Bakterien im Harn bremsen. Nehmen Sie am besten ein Multivitaminpräparat mit Antioxidantien oder essen Sie reichlich Obst und Gemüse in Gelb und Orange, die jede Menge Betakarotin enthalten. Das Zusammenspiel von Kalzium und Magnesium unterstützt die Schließmuskelfunktion.

Auch andere Organe wie Haut, Darm und Lunge scheiden Abfallprodukte aus und verlassen sich dabei auf die Unterstützung der Harnwege. Betrachten Sie dieses System daher als eine Art »Müllschacht« des Körpers.

Ein Mensch erzeugt im Durchschnitt eineinhalb Liter Harn pro Tag, in dem Harnsäure (ein Nebenprodukt der aufgenommenen Proteinmenge) und andere Abfallprodukte des Stoffwechsels enthalten sind. Die Nieren (in der Rückenmitte direkt unterhalb des Brustkorbs rechts und links der Wirbelsäule) entziehen dem Blut durch winzige Filter, die Nephronen, Harnsäure. Aus den Nieren wandert der Urin durch die

Harnleiter in die Blase, deren Schließmuskeln am Beginn der Harnröhre ein willkürliches Wasserlassen ermöglichen.

Sobald die Blase ausreichend mit Harn gefüllt ist, verspüren wir Harndrang. Beim Wasserlassen zieht sich der Blasenmuskel zusammen, und der Blasenschließmuskel entspannt sich, so dass der Urin aus der Blase austreten, durch die Harnröhre fließen und den Körper verlassen kann. Diesen Vorgang können wir normalerweise bewusst steuern.

Dr. Mikes Cranberry-Cocktail

Ich plädiere für einen regelmäßigen Cranberry-Verzehr, weil die darin enthaltene Hippursäure die Harnwege positiv beeinflusst. Bei einer Blasenentzündung sollten Sie trotzdem den Arzt aufsuchen und eventuell ein Antibiotikum einnehmen. Cranberrys helfen jedoch vorbeugend gegen eine Ausbreitung der Bakterien in der Harnröhre, die eine Blasenentzündung auslösen können. Probieren Sie also dieses Rezept!

60 ml ungesüßter Cranberry-Saft
Saft von einer halben Orange
1 Teelöffel Agavennektar, Honig oder
natürliches Süßungsmittel
125 ml Mineralwasser
Eis
Zum Garnieren: Minzblätter

Alle Zutaten in einen Cocktailshaker geben, leicht schütteln oder rühren, dann durch Eis abgießen und in ein Martiniglas füllen. Mit Minze garnieren.

So altern Nieren und Harnwege

Wenn die Nieren älter werden, verändern sie ihre Struktur und arbeiten nicht mehr so effektiv. Auch die Muskeln um Harnleiter, Blase und Harnröhre verlieren an Spannkraft. Dieser Spannungsverlust kann zu Inkontinenz führen. Viele ältere Menschen leiden zudem unter Harnwegsinfekten, weil die Blasenmuskeln sich nicht mehr ausreichend zusammenziehen, um die Blase vollständig zu entleeren.

Bei einer Urinuntersuchung kann der Arzt prüfen, ob Eiweiß, Anzeichen für eine Infektion oder andere ungewöhnliche Substanzen vorliegen. Wenn die Muskeln oder Nerven von Harnwegen und Beckenboden beteiligt sind, könnte eine urodynamische Untersuchung (Blasendruckmessung) weiterhelfen. Hierbei wird ermittelt, wie gut die Blase den Urin halten kann und ob er normal austritt. Andere Testverfahren nutzen Farbstoffe und Röntgenstrahlen, um zu prüfen, ob die Blase sich normal füllt und leert.

Die Spannbreite an Nieren- und Harnwegsproblemen reicht von leichten Beschwerden bis zu lebensbedrohlichen Erkrankungen.

Harninkontinenz. Wenn die Blasenkontrolle nachlässt, wird es für die Betroffenen schwierig bis unmöglich, abzuschätzen, wann man zur Toilette muss. So kann beim Lachen, Husten, Bücken, Heben oder sogar Gehen unwillkürlich Urin austreten. Zu den Ursachen gehören Schwangerschaften und Geburten, Belastung (Druck) oder einfach nur das Altern. Vom Beckenbodentraining bis hin zu einer Operation gibt es zahlreiche Behandlungsmöglichkeiten.

Harnwegsinfekte. Solche mitunter sehr schmerzhaften Infektionen werden durch unerwünschte Bakterien in den Harnwegen hervorgerufen. Frauen sind häufiger betroffen als Männer. Antibiotika helfen normalerweise umgehend, und viel Trinken trägt dazu bei, die Bakterien auszuspülen. Zu den Harnwegsinfekten zählt die Blasenentzündung (Zystitis), aber auch die Nierenentzündung (Pyelonephritis), die bei zu später Behandlung ernste Schäden nach sich ziehen kann. Zur Vorbeugung empfehle ich Cranberry-Cocktail (siehe Seite 272).

Interstitielle Zystitis (IC). Bei dieser chronisch entzündlichen Blasenerkrankung sind die Blasenwände in Mitleidenschaft gezogen. Auf die Dauer kann dabei die Elastizität der Blase nachlassen und ihre Aufnahmekapazität zurückgehen. Begleiterscheinungen sind Blutungen und in seltenen Fällen Geschwüre in der Blasenschleimhaut.

Die IC spricht gut auf Antidepressiva (zur Entspannung der Blase), auf Antihistaminika (zur Eindämmung der Entzündungsneigung und Linderung des Harndrangs) sowie auf Schmerzmittel an. Betroffene sollten auf koffeinhaltige Getränke verzichten, da Koffein die Blase reizt. Blasentraining, Stressbewältigungsmethoden, ausreichende Wasserversorgung und Ergänzungsmittel gegen Entzündungen und oxidativen Stress wirken vorbeugend.

Harnsteine. Nieren- und Blasensteine können höllische Schmerzen verursachen. Sie bestehen aus Mineralansammlungen, die sich in Nieren und Harnwegen zu »Steinchen« verbinden. Zu den Risikofaktoren zählen Übergewicht, proteinlastige Ernährung, hohe Salzzufuhr, Dehydrierung, familiäre Veranlagung, Geschlecht (Männer sind häufiger betroffen als Frauen) und gehäufte Harnwegsinfekte. Die Behandlung zielt darauf ab, die Steine vollständig zu entfernen, Infektionen vorzubeugen und eine Neubildung zu verhindern. Die Nieren schützen Sie am besten durch ein gesundes Körpergewicht, vernünftige Ernährung und ausreichende Wasserversorgung.

Nykturie. Von Nykturie spricht man, wenn jemand nachts aufwacht, um Wasser zu lassen. Falls Sie nicht schwanger sind (dann ist das normal), können chronische Harnwegsinfekte, eine interstitielle Zystitis oder eine gutartige Prostatavergrößerung dahinterstecken. Am besten drei Stunden vor dem Schlafengehen nichts mehr trinken.

Proteinurie. Hierbei enthält der Urin ungewöhnlich viel Protein, was auf eine unzureichende Nierenfunktion hindeutet. Eine Proteinurie kann auf Entzündungen zurückgehen und durch Faktoren wie Diabetes, Herzprobleme, Bluthochdruck oder eine Nierenerkrankung begünstigt werden. Die Diagnose erfolgt durch einen einfachen Urintest. Zur Vorbeugung und Behandlung sollten Sie Ihre Kochsalzzufuhr beschränken, denn Salz erhöht den Wasseranteil im Körper. Achten Sie auch auf einen gesunden Blutdruck, da ein zu hoher die Kapillargefäße in den Nieren schwächt. Auch mit weniger Protein oder mehr pflanzlichem wie in Hülsenfrüchten unterstützen Sie die Nieren. Und achten Sie auf Ihren Blutzuckerspiegel – zwischen Diabetes und Proteinurie besteht ein direkter Zusammenhang.

Nierenversagen. Von Nierenversagen spricht man, wenn die Nieren das Blut nicht mehr ausreichend filtern können. Ein akutes Nierenversagen tritt plötzlich ein und geht normalerweise auf ein Trauma, Blutverlust, eine Vergiftung oder Medikamente zurück. Es handelt sich um ein sehr ernstes Gesundheitsproblem, das die Nieren dauerhaft schädigen kann. Bei chronischem Nierenversagen lässt die Nierenfunktion langsam nach. Das Endstadium ist der endgültige Verlust der Nierenfunktion (terminales Nierenversagen). Zum Schutz der Nieren sollte man grundsätzlich wenig Kochsalz zu sich nehmen, den Blutzucker stabil halten, viel Wasser trinken und reichlich Obst und Gemüse essen (so kann mehr Citrat in den Urin übergehen, was Nierensteinen vorbeugt).

Kochsalzarme Ernährung: Bitte zugreifen!

Zu viel Natrium sorgt für Wassereinlagerungen, trägt zu Bluthochdruck bei und erhöht das Risiko für Harnwegsbeschwerden. Die amerikanische Herzgesellschaft AHA und andere Experten raten gesunden Erwachsenen bis 50 Jahren zu einer Begrenzung der Kochsalzzufuhr auf 2,3 Gramm pro Tag (etwa ein Teelöffel Speisesalz). Ab dieser Altersgrenze sowie bei Bluthochdruck, Diabetes oder Nierenerkrankungen sollte man nur noch etwa 1,5 Gramm pro Tag zu sich nehmen. Viele Menschen verzehren jedoch fünf oder mehr Teelöffel Salz pro Tag. Wer weniger Salz essen möchte, kann sich an der nachfolgenden Liste salzarmer Lebensmittel orientieren.

Frisches Gemüse: Dosengemüse ist in der Regel gesalzen. Wählen Sie am besten frisches Gemüse oder Tiefkühlgemüse, das nicht bereits verzehrfertig gewürzt ist.

Frische Früchte: Auch bei frischem Obst können Sie sicher sein, dass es ungesalzen ist.

Nüsse: Nüsse, Samen und Kerne sind ungeröstet und ungesalzen eine feine Knabberei.

Kochsalzreduzierte Varianten Ihrer Lieblingsgerichte: Glücklicherweise bieten die Hersteller mittlerweile viele salzreduzierte Varianten an. Prüfen Sie immer die Herstellerangaben: Eine Portion sollte nie mehr als 200 Milligramm Natrium enthalten – achten Sie dabei auch auf die angegebene Portionsgröße. Versteckte Natriumquellen sind Backpulver oder Natron sowie Natriumglutamat.

Lachs: Der Fisch selbst ist natriumarm und lässt sich sehr gut mit gesunden, schmackhaften Kräutern würzen.

Vollkorngetreide: Haferbrei oder Milchreis sollten am besten ohne die kleine Prise Salz zubereitet werden.

Männerspezifische Harnwegsprobleme

Prostatitis. Bei einer Prostataentzündung tritt der Drang zum Wasserlassen deutlich häufiger auf, und das Urinieren kann schmerzhaft sein. Mitunter kommt es auch zu Schmerzen im unteren Rücken und Genitalbereich. Die Prostatitis ist Folge einer entzündeten Vorsteherdrüse und lässt sich häufig antibiotisch behandeln. Bei Symptomen rate ich Ihnen daher dringend zum Arzt zu gehen. Zur Prävention sollten Männer meine Hinweise gegen Entzündungen und für eine Stärkung des Immunsystems beachten.

Benigne Prostatahyperplasie. Das ist die medizinische Bezeichnung für eine vergrößerte Prostata. Die Prostata gehört zwar zum Sexualsystem, liegt jedoch derart dicht an Blase und Harnröhre, dass eine Vergrößerung die Harnwege unangenehm beeinflussen kann. Normalerweise wird dabei die Harnröhre zusammengedrückt, was den Harndrang erhöht, den Urinfluss blockiert und das Wasserlassen erschwert. Bei Männern kommt es ab dem 60. Lebensjahr häufig zu einer gutartigen Prostatavergrößerung. Mittels Laser, Mikrowellentherapie oder eines chirurgischen Eingriffs lässt sich das Problem in der Regel beheben, was weder die Libido noch die sexuellen Fähigkeiten beeinträchtigen sollte. Mehr in Kapitel 13 zum männlichen Sexualsystem (siehe Seite 253). Viele Betroffene profitieren zudem von der Einnahme von Sägepalmextrakt, das zum Schrumpfen der Prostata beiträgt.

Prostatakrebs. Prostatakrebs ist der häufigste bösartige Tumor bei Männern und nach Lungen- und Dickdarmkrebs die dritthäufigste Todesursache durch Karzinom. Ältere Männer sind häufiger betroffen, aber auch jüngere sind nicht davor gefeit. Die Ursache ist bisher nicht geklärt; familiäre Veranlagung und eine fettreiche Ernährung könnten eine Rolle spielen. Ab dem 45. Lebensjahr zahlen die gesetzlichen Krankenkassen in Deutschland jährlich eine ärztliche Früherkennungsuntersuchung, eine Tastuntersuchung durch den Enddarm. Die Bestimmung des PSA-Werts (prostataspezifisches Antigen) wird derzeit nur bei konkretem Verdacht bezahlt, da der Nutzen für die Früherkennung umstritten ist. Wenn ein Prostatakarzinom gefunden wird, gibt es je nach Diagnose unterschiedliche Behandlungsmöglichkeiten und Empfehlungen. Sie reichen von aufmerksamem Abwarten und aktiver Überwachung bis hin zu Hormon- oder Chemotherapie und operativer Entfernung.

Bei der Prävention kommt es Studien zufolge insbesondere auf die ausreichende Versorgung mit Lykopin an, einer antioxidativen Substanz, die besonders in Tomaten enthalten ist. Lykopin kann man ergänzend einnehmen. Doch am besten kann der Körper es in Form von gekochten Tomatenprodukten wie Tomatensaucen oder -suppen aufnehmen. Zusätzlich sollten Sie weniger tierische Fette essen, deren Verzehr das Risiko für Prostatakrebs ansteigen lässt.

Die Anti-Aging-Grundbausteine

1. Bewegung. Bewegung kann die Blasentätigkeit anregen und damit das Risiko einer Harnwegsinfektion senken.
2. Ein gesundes Körpergewicht. Wer das Gewicht durch entsprechende Ernährung und Lebensweise in einem gesunden

Rahmen hält, tut dem Harntrakt einen großen Gefallen. Mit dem Körperumfang steigt das Risiko für Nierensteine und Harnwegsinfekte. Wissenschaftler vermuten, dass Übergewicht das chemische Gleichgewicht im Blut durcheinanderbringt und deshalb die Entstehung von Nierensteinen begünstigt.

3. Wasser trinken. Trinken Sie sechs bis acht Gläser Wasser und Tee am Tag. Bei Blasenproblemen schränken manche Menschen ihre Wasserzufuhr ein, weil sie hoffen, dann mit weniger Toilettengängen auszukommen. Mit zunehmendem Alter reagieren wir jedoch empfindlicher auf Wasserentzug, und es kommt schneller zu Verwirrtheitszuständen. Zudem trägt eine ausreichende, tägliche Wasserzufuhr zur Durchspülung der Harnwege bei.

4. Nicht rauchen. Dass Rauchen Lungenkrebs hervorrufen kann, weiß jeder. Doch selbst Nieren und Harnwege sind vor den schädigenden Einflüssen nicht gefeit. Bei der Meta-Analyse zahlreicher Studien über das Rauchen kam eine Forschungsgruppe zu dem Schluss, dass Raucher im Vergleich zu Nichtrauchern ein dreifach erhöhtes Risiko für eine Krebserkrankung der Harnwege haben.

4. Ergänzungsmittel. Lesen Sie im entsprechenden Kasten in diesem Kapitel nach, welche Vitamine und Nährstoffe die Harnwege unterstützen können.

Die Topstrategien für ein starkes Immunsystem

Viele Harnwegsbeschwerden können von einem starken Immunsystem abgewehrt werden. Mein Tipp: Trinken Sie Cranberry-Saft und essen Sie Heidelbeeren – damit können Sie sofort anfangen. Diese Beeren enthalten Substanzen, die es Bakterien erschweren, sich im Blasengewebe festzusetzen und dort Infektionen hervorzurufen. Ein zweiter einfacher Ernährungstipp, der besonders bei einer Neigung zu Nierensteinen hilfreich ist: die Einbeziehung kaliumreicher Speisen. Kalium trägt zur Vorbeugung bei, weil es sich mit Kalziumablagerungen verbindet. Essen Sie daher regelmäßig Zitrusfrüchte, Bananen, getrocknete Aprikosen, Joghurt, Tomaten, Kartoffeln und grünes Gemüse, und trinken Sie Kokoswasser.

Wenn der Urin »komisch« aussieht

Achten Sie beim Toilettengang auf die Farbe Ihres Urins. Die meisten Verfärbungen lassen sich wie folgt entschlüsseln.
Blassgelb: Normalerweise sollte Urin hellgelb sein – je höher die Wasserzufuhr, desto heller.
Dunkelgelb: Kann ein Hinweis auf Wassermangel sein. Trinken Sie mehr und achten Sie darauf, ob die Farbe sich verändert.
Rot oder rosa: Kann nach dem Genuss von Roter Bete oder anderen roten Lebensmitteln, Farbstoffen oder bestimmten Arzneimitteln (Antibiotika, Abführmitteln, einigen

Schmerzmitteln) auftreten. Aber auch Blut färbt Urin rötlich und kann ein Hinweis auf ernste Erkrankungen sein, von Blasenentzündung über Nierensteine und Zysten bis hin zu Tumoren oder Prostatavergrößerungen. Gehen Sie in diesem Fall umgehend zum Arzt.

Dunkelbraun: Bestimmte Lebensmittel wie Favabohnen und Rhabarber, aber auch Medikamente können ursächlich sein. Gehen Sie zum Arzt, wenn die Farbe dauerhaft so bleibt.

Orange: Antibiotika, Abführmittel und bestimmte Chemotherapeutika können den Urin orange färben. Es können auch Leber- und Gallenerkrankungen dahinterstecken.

Wolkig oder trüb: Möglicherweise ein Hinweis auf Nierensteine oder einen Harnwegsinfekt. Bitte vom Arzt überprüfen lassen.

Alkohol und Koffein einschränken. Alkoholische und koffeinhaltige Getränke können Harnwegsbeschwerden und Inkontinenz verstärken (beides mehrt den Harndrang).

Blasentraining. Auch der Blasenmuskel benötigt ein gewisses Training. Gezieltes Üben senkt das Risiko für eine spätere Inkontinenz und kann vorhandene Beschwerden lindern. Kegelübungen sind für Frauen *und* Männer geeignet. So geht's: Machen Sie sich zunächst mit der Schließmuskulatur vertraut, indem Sie den Urinstrahl nach der Hälfte der Blasenentleerung anhalten. Das sind die Muskeln, auf die es ankommt. Beine, Gesäß oder Bauchmuskeln brauchen Sie dazu nicht, sondern lediglich den Beckenboden. Beim Anspannen der Muskulatur spüren Sie ein ziehendes Gefühl. Das Training kann überall und jederzeit stattfinden, ohne dass andere es bemerken. Ziehen Sie die Muskeln fünf Sekunden zusammen, danach fünf Sekunden entspannen. Zehn Mal wiederholen.

Regelmäßiger Toilettengang. Gehen Sie regelmäßig zur Toilette, am besten alle zwei bis vier Stunden. Dann brauchen Sie nicht zu lange durchzuhalten.

Blasenschonende Ernährung. Bei aktuellen Schmerzen beim Wasserlassen lohnt es sich, auf besonders säurehaltige Speisen (Zitrusfrüchte) oder Zuckerreiches (Honig, süße Nachspeisen) zu verzichten. Auch Koffeinhaltiges wie Schokolade und Cola sollten Sie meiden. Sofern Sie beschwerdefrei sind, können Zitrusfrüchte jedoch der Bildung von Harnsteinen entgegenwirken.

Ich will nicht auf Koffein herumhacken, aber der Blase tut es nicht gut, weil es die Sensoren und die Muskulatur der Blase verkrampft und zusätzlich entwässernd wirkt. Bei Beschwerden mit dem Harntrakt empfehle ich daher maximal eine Tasse Kaffee pro Tag.

Prüfen Sie nun anhand der folgenden Fragen, wie es um die Gesundheit Ihrer Harnwege bestellt ist. Nach den 17 Tagen können Sie den Test wiederholen und feststellen, was sich verbessert hat.

Test Nieren und Harnwege

1. Haben Sie in letzter Zeit Blut im Urin bemerkt?
 A. Ja ❏ 0 Punkte   B. Nein ❏ 4 Punkte

2. Welche Farbe hat Ihr Urin normalerweise?
 A. Dunkelgelb. ❏ 0 Punkte
 B. Strohgelb. ❏ 1 Punkt
 C. Hellgelb. ❏ 2 Punkte
 D. Farblos. ❏ 4 Punkte

3. Wie viel Wasser trinken Sie am Tag?
 A. Ein Glas. ❏ 0 Punkte
 B. Zwei bis drei Gläser. ❏ 1 Punkt
 C. Vier bis fünf Gläser. ❏ 3 Punkte
 D. Mindestens sechs bis acht Gläser. ❏ 4 Punkte

4. Wie viel Koffein nehmen Sie täglich zu sich?
 A. Drei oder mehr koffeinhaltige Getränke.
 ❏ 0 Punkte
 B. Zwei koffeinhaltige Getränke. ❏ 1 Punkt
 C. Normalerweise ein koffeinhaltiges Getränk.
 ❏ 4 Punkte

5. Geht bei Ihnen etwas Harn ab, wenn Sie husten, niesen, lachen oder normalen Aktivitäten nachgehen (bücken, heben, gehen)?
 A. Ja ❏ 0 Punkte   B. Nein ❏ 4 Punkte

6. Haben Sie Schwierigkeiten mit dem Harndrang, oder machen Sie manchmal in die Hose?
A. Ja ❑ 0 Punkte   B. Nein ❑ 4 Punkte

7. Wie häufig haben Sie nach dem Wasserlassen das Gefühl, die Blase sei nicht vollständig entleert?
A. Praktisch immer. ❑ 0 Punkte
B. Mindestens jedes zweite Mal. ❑ 1 Punkt
C. Höchstens jedes zweite Mal. ❑ 2 Punkte
D. Nie. ❑ 4 Punkte

8. Wie oft machen Sie Kegelübungen?
A. Nie. ❑ 0 Punkte
B. Ein paar Mal pro Woche. ❑ 1 Punkt
C. Ein paar Mal am Tag. ❑ 4 Punkte

9. Hatten Sie schon einmal Nierensteine?
A. Ja ❑ 0 Punkte   B. Nein ❑ 4 Punkte

10. Wie häufig müssen Sie sich zu Beginn des Wasserlassens anstrengen?
A. Praktisch immer. ❑ 0 Punkte
B. Mindestens jedes zweite Mal. ❑ 1 Punkt
C. Höchstens jedes zweite Mal. ❑ 2 Punkte
D. Nie. ❑ 4 Punkte

11. Wie häufig müssen Sie durchschnittlich nachts aufstehen und die Toilette aufsuchen?
A. Drei Mal oder öfter. ❏ 0 Punkte
B. Zwei Mal. ❏ 1 Punkt
C. Ein Mal. ❏ 2 Punkte
D. Praktisch nie. ❏ 4 Punkte

12. Wie viel Ärger hatten Sie in den letzten zwei Wochen mit dem Wasserlassen?
A. Viel. ❏ 0 Punkte
B. Einiges an Ärger. ❏ 1 Punkt
C. Etwas. ❏ 2 Punkte
D. Überhaupt keinen. ❏ 4 Punkte

13. Schaffen Sie es mitunter kaum noch oder gar nicht mehr zur Toilette, wenn sich die Blase meldet?
A. Ja ❏ 0 Punkte   B. Nein ❏ 4 Punkte

14. Trinken Sie regelmäßig Cranberry-Saft, oder nehmen Sie ein Cranberry-Präparat ein?
A. Nein ❏ 0 Punkte   B. Ja ❏ 4 Punkte

Auswertung

0 bis 11 Punkte: AKUT. Lassen Sie Ihr Harnwegssystem schnellstmöglich beim Arzt untersuchen.

12 bis 22 Punkte: KRITISCH. Verändern Sie umgehend Verhaltensweisen, die Ihr Harnwegssystem gefährden. Trinken Sie weniger Koffein und nehmen Sie ein Cranberry-Präparat.

23 bis 33 Punkte: MÄSSIG RISKANT. Beziehen Sie mehr Methoden ein, welche die Gesundheit der Harnwege unterstützen, wie zum Beispiel Kegelübungen.
34 bis 44 Punkte: DURCHSCHNITT. Überlegen Sie, was Sie noch besser machen können.
45 oder mehr Punkte: OPTIMAL. Weiter so!

Probleme mit Nieren und Harnwegen sind kein Grund, sich zu schämen. So etwas kommt vor! Aber man braucht sich mit den Symptomen nicht einfach abzufinden. Die Organe in diesem System sollen dem Körper helfen, Gifte und Abfallstoffe auszuscheiden – am besten bis ins hohe Alter!

15. Der 17-Tage-Plan (Phase 3)

Inzwischen haben Sie bereits zwei Zyklen, also volle 34 Tage, abgeschlossen. Wahrscheinlich haben Sie mittlerweile etwas abgenommen, Muskelmasse aufgebaut und Ihre Kraft und Ausdauer verbessert – ganz zu schweigen von all den Veränderungen im Körperinneren bis hinunter auf die Zellebene. Sie sind somit auf dem besten Weg zu einem langen, gesunden Leben.

In Phase 3, *Restaurieren*, konzentrieren wir uns auf die Funktion der dritten Systemgruppe, die wir gegen den Einfluss des Alters wappnen wollen: Sexualsystem, Nieren und Harnwege. Da Probleme in diesem Bereich an ganz anderer Stelle ihren Ursprung haben können (eine erektile Dysfunktion kann beispielsweise auf Herzprobleme hindeuten), ist es gut möglich, dass durch die Verbesserungen an den bisher behandelten Systemen auch hier bereits Linderung eingetreten ist.

Gehen Sie daher bitte zunächst die nachfolgende Liste im Kasten durch und kreuzen Sie alle Veränderungen an, die zutreffend sind.

> **Checkliste: Bisherige Fortschritte**
>
> - Ich kann länger und intensiver trainieren.
> - Ich atme tiefer und ruhiger als früher.
> - Ich bin nicht mehr so vergesslich.
> - Meine Kleidung sitzt lockerer.
> - Ich habe eine regelmäßige Darmtätigkeit.
> - Ich hatte im letzten Monat keine Erkältung.
> - Meine Muskeln sind klarer definiert.
> - Ich habe viel mehr Energie.
> - Ich wache ausgeruhter auf.

Wenn Sie bei früheren Tests im kritischen Bereich abgeschnitten haben, sollten Sie die entsprechenden Maßnahmen auch in Phase 3 fortführen, selbst wenn diese im neuen *17-Tage-Plan* nicht mehr explizit erwähnt werden.

Grundregeln für Phase 3

1. Nehmen Sie die folgenden, in den letzten drei Kapiteln erläuterten Ergänzungsmittel ein. Prüfen Sie zuvor, ob die entsprechenden Mengen nicht bereits in Ihrem Multivitaminpräparat enthalten sind – eine zusätzliche Zufuhr ist nicht empfehlenswert:
   - **Vitamin E**: 400 IU pro Tag (nicht mehr!)
   - **Nur Männer:** Sägepalmextrakt (Dosierung nach Herstellerangaben)

- **Vitamin C**: 1 000 mg pro Tag
- **Antioxidative Vitamine** (einschließlich Betakarotin): Dosierung nach Herstellerangaben
- **Kalzium**: 1 000 mg pro Tag
- **Magnesium**: 400 mg pro Tag
- **Cranberry**: 60 ml ungesüßter Cranberrysaft pro Tag *oder* Cranberry-Präparat (Dosierung nach Herstellerangaben)

2. Ernährung beim *Restaurieren:*
   - Bei Harnwegsbeschwerden Zitrusfrüchte, Koffein und zuckerlastige Speisen meiden.
   - Täglich kaliumreiche Lebensmittel wie Avocados oder Blaubeeren essen, besonders bei Neigung zu Nierensteinen.
3. Versuchen Sie, nicht länger als eine Stunde am Stück zu sitzen. Finden Sie Wege, sich zwischendurch etwas zu bewegen.
4. Intensivieren Sie Ihr Ausdauer- und Krafttraining: Wählen Sie höhere Gewichte oder schwierigere Übungen und bringen Sie den Körper täglich mindestens 30 Minuten zum Schwitzen.
5. In dieser Phase drei Mal täglich zehn Kegelübungen durchführen. Die Übungen lassen sich beim Fahren, beim Anstehen oder auch beim Händewaschen einschieben.
6. Sie werden feststellen, dass ich in diesem *17-Tage-Plan* immer wieder Sex »verordne«. Das ist natürlich kein Freibrief. Sexualität sollte immer körperlich und emotional geschützt wahrgenommen werden. Wenn Ihnen dies aktuell nicht möglich ist, hat auch Masturbieren eine entspannende Wirkung auf das Sexualsystem.

Vor und unmittelbar nach dem Geschlechtsverkehr sollten Sie Urin ablassen, damit sich eventuell in die Harnwege eindringende Bakterien gar nicht erst vermehren können.
7. Achten Sie in dieser Phase täglich auf die Farbe Ihres Urins (mehr dazu siehe Kapitel 14, Seite 281). Behalten Sie im Hinterkopf, dass auch bestimmte Lebensmittel und Medikamente Einfluss auf die Farbe haben.
8. Beziehen Sie die früheren Anti-Aging-Grundbausteine weiter mit ein. Ausreichend zu trinken ist ein Schlüsselfaktor für die Gesundheit. Es unterstützt auch Sexualsystem, Nieren und Harnwege.

Diese acht Grundregeln gelten für *jeden* Tag dieses Programms, auch an den Tagen, die wie in Phase 1 und 2 verlaufen. Dann auf zu Phase 3, *Restaurieren!*

Tag 1

Wie Tag 1 aus Phase 2, Renovieren (siehe Seite 216)
Irgendwann: Vereinbaren Sie einen Vorsorgetermin beim Gynäkologen (Frauen) oder beim Urologen oder Hausarzt (Männer), sofern eine der folgenden Aussagen zutrifft:
- *Frauen:* Ihr Leben ist durch unbehandelte Wechseljahressymptome beeinträchtigt.
- *Frauen:* Sie haben Bauchschmerzen oder Schmerzen beim Geschlechtsverkehr.
- *Frauen:* Es steht eine Mammographie an, oder Sie haben eine Veränderung an den Brüsten bemerkt.

- *Frauen/Männer:* Sie bemerken einen Rückgang der Lust oder andere Symptome, die Ihr Sexualleben belasten.
- *Frauen/Männer:* Sie haben Harnwegsbeschwerden (zu häufiger Harndrang, nächtlicher Harndrang, Schmerzen beim Wasserlassen, schwacher Strahl und so weiter).

Tag 2

Wie Tag 2 aus Phase 1, Sanieren (siehe Seite 104)

Tag 3

Frühstück: Ein kaliumreiches Lebensmittel und eine Handvoll Heidelbeeren einbauen.
- *Vorschlag*: 125 ml fettarme Milch, eine Banane, eine Handvoll Blaubeeren und einen Messlöffel Proteinpulver im Mixer zu einem Smoothie aufschäumen.

Mittagessen: Mindestens einen Kalziumträger und ein Lebensmittel von meiner Anti-Krebs-Küche einbauen (siehe Seite 245).
- *Vorschlag*: 100 g Erdbeeren mit fettarmem Joghurt.

Abendessen: Mindestens ein Produkt mit viel Vitamin C einbeziehen.
- *Vorschlag*: Rosenkohl oder Paprika als Beilage.

Irgendwann: Verführen Sie Ihren Partner oder Ihre Partnerin. Nicht vergessen, vor und nach dem Verkehr Wasser zu lassen.

Tag 4

Wie Tag 4 aus Phase 1, Sanieren (siehe Seite 107)

Tag 5

Wie Tag 5 aus Phase 2, Renovieren (siehe Seite 219)

Tag 6

Frühstück: Ein kaliumreiches Lebensmittel und eine Handvoll Heidelbeeren einbauen.
- *Vorschlag:* Ein Glas Kokoswasser und eine Schüssel Haferbrei mit Blaubeeren.

Mittagessen: Mindestens ein Produkt mit viel Vitamin C einbeziehen.
- *Vorschlag:* Das ausgewogene Mittagessen mit einer Grapefruit oder Mandarine abschließen.

Abendessen: Mindestens einen Kalziumträger wie Joghurt und ein Lebensmittel von meiner Anti-Krebs-Küche einbauen.
- *Vorschlag:* Frische Knoblauchzehen hacken und anschwitzen. Eine große Handvoll Spinat und eine große Handvoll Grünkohl hinzugeben. Nur so lange erhitzen, bis die Blätter zusammenfallen. Dazu gibt es eine Portion leichte Proteine.

Irgendwann: Verführen Sie Ihren Partner oder Ihre Partnerin. Nicht vergessen, vor und nach dem Verkehr Wasser zu lassen.

Tag 7

Wie Tag 7 aus Phase 2, Renovieren (siehe Seite 220)

Tag 8

Wie Tag 8 aus Phase 1, Sanieren (siehe Seite 111)

Tag 9

Frühstück: Mindestens ein Produkt mit viel Vitamin C einbeziehen.
- *Vorschlag*: Bereiten Sie aus verschiedenen Früchten und Beeren einen Obstsalat zu. Einen Teil davon gibt es zum Frühstück, den Rest naschen Sie in den nächsten Tagen.

Mittagessen: Ein kaliumreiches Lebensmittel und eine Handvoll Heidelbeeren einbauen.
- *Vorschlag*: Eine halbe Avocado mit etwas frischem Limettensaft, gehackten Korianderblättern und schwarzem Pfeffer zu einer Guacamole verarbeiten.

Abendessen: Mindestens einen Kalziumträger und ein Lebensmittel von meiner Anti-Krebs-Küche.

- *Vorschlag*: Kombinieren Sie Ihre drei Lieblingsbohnensorten mit Hühnerbrühe, Knoblauch und Gewürzen zu einer Bohnensuppe. Raspeln Sie fettarmen Emmentaler oder Cheddar darüber.

Tag 10

Wie Tag 10 aus Phase 1, Sanieren (siehe Seite 113)

Tag 11

Wie Tag 11 aus Phase 2, Renovieren (siehe Seite 221)

Tag 12

Frühstück: Mindestens ein Produkt mit viel Vitamin C einbeziehen, wie Zitrusfrüchte.
Mittagessen: Ein kaliumreiches Lebensmittel wie Avocado und eine Handvoll Heidelbeeren einbauen.
Abendessen: Mindestens einen Kalziumträger wie Joghurt und ein Lebensmittel von meiner Anti-Krebs-Küche einbauen.
Irgendwann: Verführen Sie Ihren Partner oder Ihre Partnerin. Nicht vergessen, vor und nach dem Verkehr Wasser zu lassen.

Tag 13

Wie Tag 13 aus Phase 1, **Sanieren** (siehe Seite 117)

Tag 14

Frühstück: Mindestens eine Zitrusfrucht einbeziehen.
Mittagessen: Ein kaliumreiches Lebensmittel und eine Handvoll Heidelbeeren einbauen.
Abendessen: Mindestens einen Kalziumträger wie fettarmen Hartkäse und ein Lebensmittel von meiner Anti-Krebs-Küche einbauen.
Irgendwann: Verführen Sie Ihren Partner oder Ihre Partnerin. Nicht vergessen, vor und nach dem Verkehr Wasser zu lassen.

Tag 15

Wie Tag 15 aus Phase 2, **Renovieren** (siehe Seite 223)

Tag 16

Wie Tag 16 aus Phase 1, **Sanieren** (siehe Seite 120)

Tag 17

Frühstück: Mindestens eine Zitrusfrucht einbeziehen.
Mittagessen: Ein kaliumreiches Lebensmittel wie Hülsenfrüchte und eine Handvoll Heidelbeeren einbauen.
Abendessen: Mindestens einen Kalziumträger wie Joghurt und ein Lebensmittel der Anti-Krebs-Küche.
Irgendwann: Verführen Sie Ihren Partner oder Ihre Partnerin. Nicht vergessen, vor und nach dem Verkehr Wasser zu lassen.

Wie geht es Ihnen? Haben Sie mehr Energie? Sind Sie ausgeglichen, konzentriert und entspannt? Ich hoffe, dass Sie sich so verjüngt fühlen und so stolz auf sich sind, dass Sie den Rest Ihres Lebens mit dieser neuen Lebensweise weitermachen möchten. Wenn Sie morgens aufwachen, sollten Sie nicht lange darüber nachdenken, was Sie am Vortag alles nicht geschafft haben oder wie viel Sie morgen schaffen müssen. Konzentrieren Sie sich auf das Hier und Jetzt. Alles, was Sie heute richtig machen, ist eine Investition in 100 gute und hoffentlich gesunde Lebensjahre.

Bevor wir nun zur letzten Phase übergehen, wiederholen Sie die Testfragen zu Sexualsystem, Nieren und Harnwege, um Ihre Fortschritte zu prüfen.

Phase 4:

Umgestalten

Mit Hilfe der Empfehlungen aus den ersten drei Zyklen sind Sie auf dem besten Weg, ein hohes Alter zu erreichen, ohne unter den oft unangenehmen Begleiterscheinungen zu leiden. Es gibt aber noch weitere wichtige Voraussetzungen für ein langes, erfülltes Leben, mit ihnen befassen sich die Kapitel von Phase 4, *Umgestalten,* sowie der abschließende *17-Tage-Plan.*

Wie fänden Sie es, mehr Sex zu haben? Oder die ganze Nacht durchzuschlafen? Oder weniger Gifte einzulagern? Ich zeige Ihnen, wie das geht – danach werden Sie nie mehr darauf verzichten wollen.

Außerdem werden Sie vermutlich feststellen, dass zwischen einem hohen Alter und den alltäglichen Lebensentscheidungen ein enger Zusammenhang besteht. Genau darum geht es mir! Weil ich das Leben in allen seinen Facetten anspreche, werden manche Informationen in diesem Teil des Buches Sie vielleicht überraschen. Legen wir los!

16. Bedenkenlos Luft holen

Schadstoffe, »Schlacken« und Umweltgifte sind heutzutage ein großes Thema. Angeblich können sie im Körper Zellulitis, Verstopfung, Abgeschlagenheit und sogar Autoimmunkrankheiten hervorrufen. In hohen Dosen können Toxine auf jeden Fall den Alterungsprozess beschleunigen, die hormonelle Steuerung stören, das Immunsystem unterdrücken und das Gedächtnis beeinträchtigen. Mitunter kommt es so sogar zu Krebserkrankungen.

Die gute Nachricht lautet: Ein gesunder Körper ist außerordentlich widerstandsfähig. Wenn Sie die bisherigen Tipps befolgt haben, haben Sie seine Fähigkeit, schädliche Toxine abzuwehren, sogar noch gestärkt. Gehen Sie einen Schritt weiter und informieren Sie sich über die Toxine in Ihrer Umgebung, um Ihre Gesamtbelastung zu senken.

Grundkurs Toxine

Zu den wichtigsten Giftstoffen, die unserer Gesundheit schaden, gehören:

Belastete Innenraumluft. Innenräume sind keineswegs schadstofffrei. In Amerika zählt die zuständige Umweltschutzbehörde EPA belastete Raumluft zu den fünf schädlichsten Umweltfaktoren. Studien zufolge ist die Luftverschmutzung in Innenräumen häufig zwei bis fünf Mal so hoch wie im Freien. Zu den Giftquellen gehören chemische Industrieprodukte wie Lösungsmittel, Haushaltsprodukte, Heizmittel, Klebstoffe, Formaldehyd oder Flammschutzmittel, die am Arbeitsplatz und zu Hause zuhauf vorkommen.

Luftverschmutzung im Freien. In diese Kategorie fallen bestimmte Schadstoffe wie Ozon, Feinstaub und Stickoxide. Im Großstadtdunst kann man für gewöhnlich von großen Mengen Feinstaub ausgehen, doch auch scheinbar klare Luft kann durch schädliche Stoffe belastet sein. Die Gefahren des Passivrauchens sind Ihnen sicher ebenfalls bekannt. Studien zufolge schädigt es nicht nur Lunge, sondern auch Gehirn.

Belastete Innenraum- oder Außenluft umfasst auch die Schwermetallexposition durch Aluminium, Arsen, Blei, Eisen, Kadmium, Kupfer, Mangan und Quecksilber, die über industrielle und landwirtschaftliche Prozesse in die Umwelt gelangen. Bei hoher Konzentration werden sie mit neurologischen Störungen in Verbindung gebracht. Die meisten Menschen nehmen Schwermetalle über Lebensmittel, Wasser oder die Luft zu sich, in Landwirtschaft, Produktion oder Pharmazie sowie im Haushalt mitunter auch durch Hautkontakt.

AGE. AGE ist die Abkürzung für »fortgeschrittene Glykierungsendprodukte«, die bei bestimmten Zubereitungsformen von Speisen im Körper entstehen können. Sie fördern die Entzündungsbereitschaft, was natürlich unerwünscht ist. Ich betrachte AGE als toxisch, weil sie alle Körpersysteme vergiften können.

Pestizide und Herbizide. Diese Kategorie umfasst alle Substanzen, die zur Bekämpfung biologischer Schädlinge dienen, von Nagetieren und Insekten bis hin zu Schimmel und Mehltau. Landwirte können damit ihre Ernte retten, und im Alltag werden wir vor diversen Insekten, Schimmel, Unkraut und vielem mehr bewahrt. Dummerweise sind Pestizide hochgiftig. Für eine Studie wurden Teilnehmer untersucht, die mindestens 20 Jahre landwirtschaftlich tätig waren. Diejenigen, die unmittelbar mit Pestiziden in Kontakt gekommen waren, schnitten bei kognitiven Tests fünf Mal häufiger schlecht ab und hatten ein doppelt so hohes Risiko für kognitiven Abbau wie die Vergleichsgruppe.

Beschleunigte Alterung durch Toxine

Die körperliche Belastung durch Umweltgifte wurde in einem aktuellen Artikel aus *Clinics in Geriatric Medicine* als einer der Gründe fürs Altern ausgemacht. Bei regelmäßigem Kontakt mit Schadstoffen – denen wir alle ausgesetzt sind – kann der Körper dem chronischen, oxidativen Stress irgendwann nichts mehr entgegensetzen, und die freien Radikale gewinnen die Oberhand. Darunter leiden die meisten Organsysteme, ganz besonders aber das Gehirn. Wissenschaftler halten oxidativen Stress durch Schadstoffe inzwischen für eine mögliche Hauptursache von Alzheimer- und Parkinson-Erkrankungen sowie anderen Formen der Demenz.

Auch die Innenraumbelastung kann zu gesundheitlichen Problemen wie Asthma, Augenreizungen, Gedächtnisstörungen, Übelkeit und sogar Krebs beitragen. Bei bereits vorhandenen Lungenproblemen ist das Risiko besonders hoch. Zu den

Symptomen zählen Asthmaanfälle, Husten, Entzündungen der Atemwege und andere Atemwegsbeschwerden. Schlechte Raumluft schadet jedem, ganz besonders aber Menschen, die schon viel Kontakt mit chemischen Industrieprodukten hatten.

Eine hohe Schwermetallbelastung beispielsweise gilt als Risikofaktor für neurologische Erkrankungen. Akute Symptome sind Sehstörungen, eine verwaschene Sprache und motorische Probleme. Langfristig steigt das Risiko für Hirntumoren und neurodegenerative Erkrankungen wie Parkinson.

Oxidativen Stress eindämmen

In den bisherigen Kapiteln sprachen wir bereits über oxidativen Stress, eine Bezeichnung für die Schäden, die entstehen, wenn mehr freie Radikale als schützende Antioxidantien vorliegen. Anhaltender oxidativer Stress führt zu einer Anhäufung von freien Radikalen, was auf lange Sicht ernste Erkrankungen wie Krebs, Diabetes, Arteriosklerose, Alzheimer-Erkrankung und Gelenkrheuma begünstigen kann. Umweltgifte intensivieren den oxidativen Stress. Deshalb sollte man sich bemühen, die Belastung möglichst gering zu halten.

Wenn der abschließende Test in diesem Kapitel eine überdurchschnittliche Toxinbelastung ergibt, sollten Sie über das Ergänzungsmittel Glutathion nachdenken. Glutathion besteht aus den drei Aminosäuren Zystein, Glutaminsäure und Glyzin. Es schützt vor den schädlichen Wirkungen von oxidativem Stress und Toxinen und trägt obendrein dazu bei, dem Körper Quecksilber, Blei, Kadmium, Nickel, Formaldehyd, Pestizide und andere Gifte zu entziehen. Bei oxidativem Stress sinkt der Glutathionpegel im Körper stark ab und beeinträchtigt die Leber, giftige Substanzen abzubauen. Ich empfehle daher zwei bis fünf Gramm Glutathion am Tag.

Entgiftung: Das ist Trend

Zahlreiche Konzepte, Spezialkliniken, Diäten und Produkte behaupten, sie könnten dem Körper Gifte entziehen, um das Altern aufzuhalten. Viele derartige Trends sind jedoch gefährlich. Betrachten Sie die nachfolgend aufgeführten Methoden bitte äußerst kritisch, denn ich möchte Sie vor ihnen warnen!

Darmspülung. Eigentlich ein Mega-Einlauf. Bei dieser Therapie werden bis zu 70 Liter Wasser über den Enddarm zur »Reinigung« in den Darm gepumpt. Ich finde bereits den Gedanken erschreckend, insbesondere bei Patienten mit Verdauungsstörungen, denn dabei kann wirklich viel schiefgehen! Die Risiken reichen von einer Durchstoßung der Darmwand über eine Elektrolythentgleisung mit Dehydrierung bis hin zu Infektionen durch Viren und Bakterien. Fazit: Aus medizinischen Gründen rate ich von Darmspülungen ab.

Saftfasten. Sehr populär, aber mit Vorsicht zu betrachten. Beim Saftfasten nimmt man nichts als Saft zu sich. Damit bekommt der Körper nicht alle notwendigen Nährstoffe und Enzyme. Während der Kur geht es einem daher nicht sonderlich gut, und das abgebaute Gewicht kehrt schnell zurück. Wer Obst und Gemüse *nur* in Form von Saft zu sich nimmt, verzichtet auf einen Großteil der Ballaststoffe, weil sie beim Entsaften entfernt werden. Im Rahmen einer ausgewogenen

Ernährung ist gegen frisch gepressten Saft nichts einzuwenden, längere Zeit Saftfasten ist für den Körper jedoch nicht notwendig.

Fasten. Ein »Entgiftungsprogramm«, das die Kalorienzufuhr stark begrenzt, damit die Organe »zur Ruhe kommen«, würde ich nie empfehlen. So etwas kann den Stoffwechsel und andere Körperfunktionen massiv durcheinanderbringen. Wir sind dafür ausgelegt, Energie in Form von Nahrung zuzuführen. Wer also glaubt, er könne einen Ausrutschertag mit reichlich Fast Food und Limonaden dadurch ausgleichen, dass er hinterher einen Tag kürzer tritt – vergessen Sie's! Nach einem Wochenende der Völlerei sollten Sie einfach am folgenden Tag zu Ihrer normalen Ernährungsweise zurückkehren. Hungern macht die Sache nur noch schlimmer und fordert den Körper auf, mehr Fett einzulagern.

Jetzt wollen Sie sicher wissen, was ich für das genialste Entgiftungssystem der Welt halte. Die einfache Antwort: den menschlichen Körper. Unser Körper ist von Geburt an bestens dafür ausgestattet, mit Abfällen und Giften fertigzuwerden. Wenn er richtig funktioniert, können seine Systeme die meisten Giftstoffe, mit denen er in Kontakt kommt, über die Harnwege, die Verdauung und den Schweiß ausscheiden. Und damit alle Systeme richtig funktionieren, empfehle ich weiterhin die Beachtung der fünf Anti-Aging-Grundbausteine.

Schadstoffe in der Außenluft

Wer nicht fernab der Zivilisation lebt, hat mit Außenluft zu tun, die unter anderem mit Kohlenmonoxid und Schwefeldioxid belastet ist. An dieser Stelle möchte ich vor allem auf Ozon, Distickstoffmonoxid (Lachgas) und Feinstaub eingehen.

Ozon können wir nicht sehen. Da es sich aus drei Sauerstoffmolekülen zusammensetzt, erscheint es zunächst recht harmlos. Dummerweise setzt Sauerstoff in dieser Form in der Lunge eine schädliche Reaktion in Gang, die zu Atembeschwerden, Schmerzen und Entzündungen führen kann. Stark gefährdete Personen landen damit sogar im Krankenhaus.

Der Distickstoffmonoxidgehalt der Luft wird unter anderem durch den Verkehr erzeugt und hat entscheidenden Anteil an der Ozon- und Smogentstehung. Studien haben ergeben, dass Verkehrsemissionen, denen man über lange Zeit ausgesetzt ist, unter Umständen das Leben verkürzen.

Feinstaub setzt sich aus flüssigen und gasförmigen Partikeln zusammen. Im Umkreis von industriellen Fertigungsanlagen und viel befahrenen Straßen ist die Feinstaubbelastung erhöht.

Insgesamt können diese Umweltgifte die Atemwege und auch andere Körpersysteme erheblich gefährden. Manche Studien besagen, dass sie sogar das Risiko für Herzinfarkt, Herzprobleme und Schlaganfall erhöhen. Eine große Untersuchung ergab, dass eine langfristige Atemluftbelastung insbesondere mit Feinstaub das Gedächtnis beeinträchtigt. Somit werden auch Nervensystem und Gehirn in Mitleidenschaft gezogen – aber wir können uns dagegen zur Wehr setzen.

Die Topstrategien bei belasteter Außenluft
Informieren. Insbesondere im Sommer wird die Ozonmenge in der Regel über Zeitungen und Onlinedienste bekannt gegeben. Bei hohen Ozonwerten gelten bestimmte Stufen, ab denen man reagieren sollte, indem man beispielsweise die KFZ-Nutzung einschränkt, nur zu bestimmten Zeiten lüftet oder im Freien nicht mehr Sport treibt. Kinder, Menschen im Rentenalter, Diabetiker, Herzkranke und alle, die sehr viel Zeit im Freien verbringen, sind für die schädlichen Wirkungen des Ozons besonders empfänglich. Bei derartigen Wetterlagen rate ich jedem, ganz besonders aber meinen Hochrisikopatienten, tagsüber weitgehend in Gebäuden zu bleiben.

Bedenken Sie auch, wie viel Gift Sie selbst beisteuern. An kritischen Tagen sollten Sie vielleicht Fahrgemeinschaften bilden, öffentliche Verkehrsmittel nutzen oder erst nach Sonnenuntergang tanken (wenn entweichende Gase nicht von Sonne beschienen werden, entsteht weniger Ozon). Aus demselben Grund sollten Sie auch nicht mit dem Motormäher den Rasen mähen. Auch gesunde Menschen sollten bei hoher Ozonbelastung nicht unbedingt mitten am Tag im Freien trainieren. Je schneller Sie atmen, desto mehr Schadstoffe gelangen in die Lunge.

Ergänzungsmittel einnehmen. Letztlich kommen Luftschadstoffe praktisch überallhin. Neben den Anti-Aging-Grundregeln, B-Vitaminen für eine ausgewogene Methylierung und Tiefenatmung können mehrfach ungesättigte Omega-3-Fettsäuren, vor allem aus Fischöl, den oxidativen Stress infolge von Luftverschmutzung möglicherweise verlangsamen. Zudem kennen wir die Macht der Antioxidantien gegen die

Wirkung von freien Radikalen. Achten Sie in Gegenden mit hoher Luftverschmutzung daher besonders darauf, ausreichend Antioxidantien zu sich zu nehmen.

Belastete Innenraumluft

In Innenräumen geht eine schlechte Luftqualität meist auf Gase oder Feinstaub samt schlechter Lüftung zurück. Was genau aber atmen wir in Innenräumen ein? Das hängt natürlich von vielen Faktoren ab. Haben Sie Raucher im Haus? Passivrauchen geht mit diversen giftigen Substanzen einher, von denen viele krebserregend sind. Aber auch Schimmelsporen oder Pollen belasten die Luft. Gase wie Radon steigen in manchen Gegenden auf natürliche Weise aus dem Boden auf und können durch Risse im Fundament ins Haus gelangen. Auch Kohlenmonoxid aus dem Ofen oder Kamin kann die Luft vergiften. Je nachdem, wann das Gebäude errichtet wurde, könnte auch eine Formaldehyd- oder Bleibelastung vorliegen. Selbst Pestizide kommen auch in Innenräumen vor.

Falls Sie eine der oben genannten Substanzen einatmen (denen man kaum entgehen kann), leiden Sie möglicherweise an allergischen Symptomen wie Juckreiz an Augen, Nase oder Kehle, Schleimhautreizungen oder Verschleimung. Auch Giemen oder Kurzatmigkeit wegen asthmatischer Anfälle sind Teil des Problems. Wenn man über Jahre regelmäßig verschmutzte Raumluft einatmet, kann die Gesundheit darunter leiden, und die Betroffenen entwickeln irgendwann unter Umständen Herz- und Lungenbeschwerden oder Krebs.

Die Topstrategien gegen »dicke Luft«
Nicht rauchen. Rauchen schadet der Gesundheit, auch Passivrauchen. Schützen Sie sich in der Öffentlichkeit, zum Beispiel in Restaurants oder Hotels, und bitten Sie im Urlaub immer um ein Nichtraucherzimmer.

Bei Verdacht testen lassen. Manche Tests kann man anhand von Teströhrchen selbst durchführen, für andere müssen Sie einen Spezialisten engagieren (achten Sie auf die Qualifikation). Bei hoher Radonbelastung sollte man eventuelle Ritzen verschließen lassen, viel lüften und Experten zu Rate ziehen. Prüfen Sie anschließend, ob die eingeleiteten Maßnahmen den Radongehalt dauerhaft senken konnten. Empfehlenswert ist auch eine Messung des Kohlenmonoxidgehalts. Lassen Sie die Tests durchführen, die man auch bei einem Hauskauf durchführt, damit Sie eventuell gegensteuern können und vor Asbest, Blei, Schimmel und Co. sicher sind.

Feuchtigkeit regulieren. In feuchten Gegenden sind neben Klimaanlagen auch Luftentfeuchter sinnvoll. Die Luftfeuchtigkeit in Innenräumen sollte nicht zu hoch sein, weil Wassermoleküle den Gehalt an Schimmelsporen erhöhen können, die Sie dann einatmen. Luftentfeuchter müssen jedoch regelmäßig gewartet werden, damit sie nicht zu schmutzig werden und wiederum selbst die Luft belasten. Deshalb die Filter in bestimmten Abständen wechseln oder reinigen.

Lüften. In gut isolierten Gebäuden ohne Luftaustausch mit der Umgebung sammeln Schadstoffe sich schnell an. Denken Sie an regelmäßiges Stoßlüften – Fenster auf!

Luftfilter. Luftfilter helfen zwar nicht gegen giftige Dämpfe oder Gase, können der Raumluft aber viele belastende Partikel entziehen. Es gibt diverse Geräte, weshalb man sich vor dem Kauf gut informieren sollte. HEPA-Filter *(high-efficiency particulate air)* entziehen der Luft auch feinste Partikel. Wie beim Luftentfeuchter müssen Sie auch hier auf saubere Filter achten.

Bisphenol A (BPA)

Bisphenol A oder BPA ist in der chemischen Industrie bei der Herstellung von Kunststoffen beliebt, insbesondere für Produkte aus Polycarbonat. Es wird seit den 1960er Jahren eingesetzt und trägt zur Festigkeit von Kunststoffen bei. Zu den Produkten, die häufig BPA enthalten, zählen:

- Lebensmitteldosen
- Wasserflaschen
- Babyfläschchen
- Konservendosen
- Kunststoffspielzeug
- Schutzbrillen
- Medizinische Instrumente
- Zahnfüllungen aus Kunststoff
- Fahrradhelme
- Diverse Fahrzeugbauteile
- Klebstoffe
- Diverse Elektronikbauteile
- CDs

Manche Forscher glauben, dass BPA-Exposition ein vorzeitiges Altern auslöst, weil es Zellschäden, gefährliche Erkrankungen wie Brustkrebs und sogar Verhaltensauffälligkeiten bei Kindern auslöse, die der Substanz im Mutterleib ausgesetzt waren. Andere meinen, dass die Wirkung auf den Menschen noch durch weitere Tests nachgewiesen werden muss.

Ich möchte mich an der anhaltenden Debatte nicht beteiligen, sondern rate meinen Patienten: Bitte keine übertriebene Panik! Beachten Sie einfach meine Faustregeln zum Umgang mit BPA.

Die Topstrategien gegen BPA
Inventur machen. Machen Sie sich zunächst bewusst, wo Sie im Alltag mit BPA in Kontakt kommen. Dabei geht es vor allem um die Gegenstände, die mit Lebensmitteln in Berührung kommen, also Geschirr und Vorratsdosen. Werfen Sie einen Blick in die Geschirrschränke, in die Vorratskammer und in den Kühlschrank. Essen Sie viel aus der Dose? Bereiten Sie regelmäßig Speisen in Kunststoffgefäßen in der Mikrowelle zu? Stecken Sie Vorratsdosen aus Kunststoff in die Spülmaschine? Bewahren Sie Lebensmittel lieber in Kunststoffbehältern auf oder lieber in Glasschüsseln?

Frische Ware kaufen. Wer frisch einkauft, muss vielleicht häufiger los, aber frische Ware hat zahlreiche Vorteile. Konservendosen enthalten BPA. Deshalb sollten höchstens 20 Prozent der Nahrung aus der Dose stammen. Statt Dosenbohnen könnten Sie auch getrocknete Bohnen kaufen, und Tomatensauce gibt es auch aus dem Glas.

Glasbehälter wählen. Ersetzen Sie ein paar Kunststoffdosen durch Glasbehälter. Glas ist meist auch mikrowellenfest. Kunststoffe haben viele Vorteile – sie sind leichter, unzerbrechlich und preisgünstiger –, doch heutige Varianten aus

Glas sind ebenfalls sehr haltbar und lassen sich dazu ewig wiederverwenden.

Plastik von Hand spülen. Da sich durch die Hitze in der Spülmaschine (und Mikrowelle) verschiedene Substanzen aus den Kunststoffen lösen können, sollten Sie solche Vorratsdosen lieber mit der Hand abwaschen.

BPA-freie Ware bevorzugen. Viele Hersteller haben bereits auf die Nachfrage nach BPA-freien Wasserflaschen, Trinkfläschchen für Kinder und anderem reagiert. Sie brauchen keineswegs alle bisherigen Gefäße zu ersetzen. Aber wenn Sie tagtäglich aus derselben Wasserflasche trinken, sollte diese besser BPA-frei sein.

Fortgeschrittene Glykierungsendprodukte (AGE)

Erinnern Sie sich an meine Worte zur Glykierung? Das ist einer der fünf beherrschbaren Faktoren der Alterung. AGE sind chemische Substanzen, die im Körper entstehen, wenn sich Glukosemoleküle (Zucker) an Fette, Proteine oder auch die Erbsubstanz DNA anheften. Dabei entstehen wirre, starre Moleküle, die vielen Organen schaden, unter anderem dem Herzen. AGE nehmen wir über die Nahrung auf, wenn zum Beispiel fette Speisen bei extrem hohen Temperaturen zubereitet werden wie Pommes. Dasselbe gilt für Lebensmittel, die längere Zeit bei hohen Temperaturen gegrillt wurden. Eine Studie belegt, dass eine AGE-arme Ernährungsweise Entzündungen eindämmt und so das Herzrisiko senkt. Beachten Sie daher die folgenden Hinweise.

Die Topstrategien gegen AGE
Mehr Abwechslung. Tierische Fette und Proteine bilden Studien zufolge weniger AGE, wenn sie bei feuchter Hitze gegart werden, also gekocht, gedämpft oder geschmort werden. Nein, ich will niemandem das Grillen verbieten! Nur sollte nicht *jede* Mahlzeit auf dem Grill zubereitet werden. Obst und Gemüse am besten roh verzehren – in diesem Zustand haben sie die meisten Nährstoffe.

Kein Fast Food. Was auf der Speisekarte der Fast-Food-Ketten, Pizzaservices und Bratwurstbuden auftaucht, ist in vielen Fällen stark AGE-haltig, wenn es frittiert oder über dem Holzkohlegrill gebraten wurde. Die großen Ketten bemühen sich inzwischen um ein gesünderes Angebot. Aber bei Appetit auf Apfelschnitze und Milch könnte man so etwas natürlich auch im Supermarkt bekommen und würde noch Geld sparen...

Es geht jedoch nicht nur um Schnellgerichte, sondern um alle Restaurantbesuche. Selbst im feinsten Lokal ist nicht alles gesund. Ordern Sie statt des Brotkorbs lieber einen Teller Gemüse zum Knabbern. Und gedünstetes Gemüse beispielsweise ist gesünder als gebratenes. Achten Sie auf Ihre Wahl.

Pestizide und Herbizide

Schädlings- und Unkrautvernichtungsmittel können bei fehlerhafter oder übermäßiger Anwendung auch dem Menschen schaden, wenn sie über die Nahrung in den Körper gelangen. Umweltorganisationen warnen vor Nervenschäden, bestimmten Krebsarten und Hormonproblemen, und einige Studien haben den Pestizidgehalt im Blut von Kindern mit Aufmerksamkeitsdefizit oder schlechterer kognitiver Leistung in Verbindung gesetzt. Eine Untersuchung anhand von Forschungsdaten aus der großen Gesundheits- und Ernährungsstudie NHANES ergab, dass schon »typische« Pestizidmengen in der Nahrung bei Kindern mit einem höheren Risiko für das Aufmerksamkeitsdefizitsyndrom mit Hyperaktivität (ADHS) einhergehen. Belasten Sie Ihren Körper also so wenig wie möglich damit.

Die Topstrategien gegen Pestizide
Putzmittel ausmisten. Zumindest in Amerika zählen Haushaltsreiniger laut der zuständigen Behörde zu den häufigsten Quellen für Vergiftungen. Dabei könnte man hier so leicht gegensteuern! Wie wäre es mit weniger giftigen Desinfektionsmethoden, zum Beispiel Natron, Zitronensaft, Essig, Wasserstoffperoxid oder einfach Reinigungsalkohol? Der erste Schritt besteht jedoch darin, alle Putzmittel an einen kühlen, trockenen Ort zu verbannen, der Kindern und Haustieren nicht zugänglich ist. Außerdem sollten Sie beim Umgang mit aggressiven Putzmitteln stets Gummihandschuhe verwenden. Drittens lohnt es sich, die vorhandenen Reiniger einmal durchzusehen. Welche können Sie durch weniger giftige Alternativen ersetzen? Die Verbraucherzentralen informieren Sie gern.

Bioware den Vorzug geben. Ja, ich weiß. Biogemüse und Bioobst sind teurer. Aber es lohnt sich trotzdem, wenigstens einen Teil der persönlichen Ernährung aus der Bioecke zu wählen. Bei bestimmten Produktgruppen ist Bioware tatsächlich weniger mit Schadstoffen belastet. Kommerzielle Früchte haben mitunter eine dünnere Schale, so dass Pestizide leichter in die Frucht übergehen können. Das gilt übrigens auch für Tiefkühlprodukte! Bei den nachfolgenden Obst- und Gemüsesorten sollten Sie wenn möglich zu Bio greifen:

- Äpfel
- Erdbeeren
- Grünkohl
- Heidelbeeren
- Kartoffeln
- Nektarinen
- Paprika
- Pfirsiche
- Salat
- Sellerie
- Spinat
- Trauben

Auf dem Wochenmarkt können Sie sich nach Anbaumethoden erkundigen und den giftfreien Anbau in Ihrem Umfeld unterstützen, indem Sie beim Biobauern kaufen.

Die nachfolgenden Gemüse- und Obstsorten enthalten häufig wenig Pestizide, weil sie von festeren Schalen geschützt sind. Hier ist Bio kein Muss:

- Ananas
- Aubergine
- Avocado
- Cantaloup-Melone
- Champignons
- Kiwi

- Kohl
- Mango
- Spargel
- Süßkartoffeln
- Zuckerschoten
- Zuckermais
- Zwiebeln

Natürliche Schädlingsbekämpfung. Wer im eigenen Garten Obst und Gemüse zieht, sollte Unkraut und Schädlingen auf natürliche Weise zu Leibe rücken. Unkraut können Sie mit Essig besprühen. Viele andere Schädlinge lassen sich gezielt bekämpfen, wenn man sich genau informiert, womit man es zu tun hat. Häufig lohnt es sich, im Garten gemahlenen Knoblauch, Cayennepfeffer, Zimt und Nelken zu verstreuen. Der Handel bietet jedoch auch ungiftige organische Mittel an, die in der Regel auch Haustiere nicht gefährden.

Test Toxinbelastung
1. Bereiten Sie Speisen manchmal in Kunststoffgefäßen in der Mikrowelle zu?   A. Ja ❑ 0 Punkte   B. Nein ❑ 4 Punkte
2. Sind Sie in der Woche meistens im Stoßverkehr unterwegs?   A. Ja ❑ 0 Punkte   B. Nein ❑ 4 Punkte

3. Essen Sie mehrmals pro Woche in Fast-Food-Ketten, Imbissbuden oder im Restaurant?
A. Ja ❑ 0 Punkte   B. Nein ❑ 4 Punkte

4. Essen Sie vornehmlich Obst und Gemüse aus Bioanbau?
A. Nein ❑ 0 Punkte   B. Ja ❑ 4 Punkte

5. Putzen Sie regelmäßig ohne Handschuhe mit handelsüblichen Haushaltsreinigern?
A. Ja ❑ 0 Punkte   B. Nein ❑ 4 Punkte

6. Rauchen Sie, oder sind Sie regelmäßig Passivraucher?
A. Ja ❑ 0 Punkte   B. Nein ❑ 4 Punkte

7. Verwenden Sie regelmäßig kommerzielles Ungezieferspray oder Unkrautvernichter in Haus und Garten, oder lassen Sie einen Schädlingsbekämpfer kommen?
A. Ja ❑ 0 Punkte   B. Nein ❑ 4 Punkte

8. Sind Sie am Arbeitsplatz chemischen Stoffen ausgesetzt (Farben, Lösungsmitteln, industriellen Reinigungsmitteln, Gefahrstoffen)?
A. Ja ❑ 0 Punkte   B. Nein ❑ 4 Punkte

9. Wohnen Sie in einer Gegend mit starker Umweltverschmutzung oder in der Nähe einer solchen Gegend?
A. Ja ❑ 0 Punkte   B. Nein ❑ 4 Punkte

10. Ist Ihr Haus gut durchlüftet, oder haben Sie einen Luftfilter?
A. Nein ❏ 0 Punkte   B. Ja ❏ 4 Punkte

11. Haben Sie Ihr Haus schon einmal auf Radon- oder Kohlenmonoxidbelastung testen lassen?
A. Ja ❏ 4 Punkte   B. Nein ❏ 0 Punkte

12. Bewahren Sie Lebensmittel normalerweise in Glasschüsseln auf?
A. Ja ❏ 4 Punkte   B. Nein ❏ 0 Punkte

13. Essen Sie mehr Dosenkonserven als frische Nahrung?
A. Ja ❏ 0 Punkte   B. Nein ❏ 4 Punkte

14. Bereiten Sie Ihre Gerichte meistens bei starker Hitze zu (Grillen oder langes Braten)?
A. Ja ❏ 0 Punkte   B. Nein ❏ 4 Punkte

Auswertung

0 bis 11 Punkte: AKUT. Leiten Sie noch heute erste Schritte ein, um Ihr Leben zu entgiften.

12 bis 22 Punkte: KRITISCH. Verändern Sie umgehend Verhaltensweisen, die Ihre Toxinbelastung erhöhen – kein (Passiv-)Rauchen und mehr Bionahrung sind erste Schritte.

23 bis 33 Punkte: MÄSSIG RISKANT. Befolgen Sie mehr

> von den Empfehlungen, die Ihre Toxinbelastung senken, wie mehr Glasbehälter in der Küche.
> **34 bis 44 Punkte: DURCHSCHNITT.** Überlegen Sie, was Sie noch besser machen können.
> **45 oder mehr Punkte: OPTIMAL.** Weiter so!

Wenn Sie bei diesem Test ungünstig abgeschnitten haben, ist dies kein Grund zur Panik. Es bedeutet nur, dass Sie sich mehr bemühen müssen, Ihr Leben schadstoffärmer zu gestalten. Ältere Menschen und alle, in deren Haushalt ältere Menschen leben, sollten sofort Veränderungen vornehmen, weil der Körper mit zunehmendem Alter empfindlicher auf Toxine reagiert. Das gilt umgekehrt auch für Kinder, deren Körper schädliche Substanzen noch nicht so leicht loswerden kann.

17. Ein erfülltes Leben

Allem bisher Gesagten zum Trotz – das Geheimnis eines langen, erfüllten Lebens geht natürlich über viel Gemüse, Ergänzungsmittel, Bewegung und Rauchverzicht hinaus. Die Ältesten und Glücklichsten unter meinen Patienten wissen, dass es im Leben um das richtige Gleichgewicht geht. An jedem einzelnen Tag müssen wir unsere Wahl treffen, um das Leben bis zur Neige auszukosten. Wir dürfen die Welt, die uns umgibt, sehen und erfahren, Neues ausprobieren, neue Kontakte knüpfen und uns am Leben freuen. Diese Worte hätten Sie von Ihrem Hausarzt vielleicht nicht erwartet. Um gesund und glücklich steinalt zu werden, sind sie jedoch so wichtig wie die Luft, die wir atmen.

Geht es Ihnen ums *Überleben*, oder wollen Sie sich Tag für Tag bestmöglich entfalten? Haben Sie Dinge, die Ihnen am Herzen liegen und um die Sie sich aktiv kümmern, oder sitzen Sie eher am Rand und sehen zu, wie andere ihre Träume wahr machen? Die persönliche Einstellung bestimmt nicht nur, ob wir gut oder schlecht gelaunt sind, sondern beeinflusst auch unsere Gesundheit. Mitunter ist es schwer, das Glas als halb voll zu betrachten; dennoch ist eine solche Grundeinstellung in jeder Hinsicht von Vorteil. Wirken Sie negativen, pessimistischen Gedanken also bitte entgegen (mitunter leichter gesagt als getan, ich weiß!), und akzeptieren Sie, dass ein langes, gesundes, glückliches Leben auf Sie wartet, wenn Sie daran arbeiten. Zugreifen muss jeder selbst!

Mehr Sex für ein längeres Leben

Diesen ärztlichen Rat dürften viele gern befolgen: Werden Sie mehrmals in der Woche sexuell aktiv. Viele Menschen betrachten körperliche Nähe als einen »Wunsch«. Tatsächlich jedoch handelt es sich um ein »Bedürfnis«, weil Sexualität zu den Schlüsselelementen eines langen, zufriedenen Lebens gehört. Aktuelle Statistiken legen dar, dass mindestens drei Mal wöchentlicher (sicherer) Sex das Leben um fast zwei Jahre verlängern kann, weil dabei das Herz schneller schlägt und die Durchblutung im ganzen Körper verbessert wird. Drei Mal pro Woche reicht nicht? Dann bringen Sie Ihr Blut täglich in Wallung und erhöhen Sie die Lebenserwartung um volle acht Jahre! Eine eheliche Verbindung setzt dem Ganzen die Krone auf: Regelmäßiger Sex im Rahmen einer Ehe kann das Leben um weitere vier Jahre verlängern.

Sichere Sexualität im Rahmen einer festen Beziehung kann dazu beitragen, sich dauerhaft gesund und jung zu fühlen. (An dieser Stelle will ich nicht auf sexuell übertragbare Krankheiten eingehen. Jeder weiß, dass Promiskuität mit wechselnden Partnern sehr gefährlich sein kann.)

Sex ist ein Beitrag zu einem längeren Leben. Einer der Gründe, weshalb sexuelle Aktivität sich so gut anfühlt, sind die chemischen Substanzen, die dabei freigesetzt werden. Hierzu gehört Dehydroepiandrosteron (DHEA), ein Baustein für das Sexualhormon Testosteron, das zur Reparatur und Heilung von Körpergewebe beiträgt. Ein weiterer Stoff ist das menschliche Wachstumshormon, das den Körper jung erhält.

Sex kurbelt das Immunsystem an. Untersuchungen der Wilkes University aus Pennsylvania ergaben, dass regelmäßiger Geschlechtsverkehr (ein bis zwei Mal pro Woche) die Menge des Antikörpers Immunglobulin A (IgA) um ein Drittel erhöht. IgA trägt zur Stärkung des Immunsystems bei, indem es sich an Keime bindet, die in den Körper eindringen.

Sex trägt zum Schutz vor Prostatakrebs bei. Männer, die zwischen 20 und 30 häufig ejakuliert haben, haben im Alter ein signifikant geringeres Risiko für Prostatakrebs. Diese Zeit ist unwiederbringlich dahin? Dann ist es trotzdem nicht zu spät. Eine Studie des Nationalen Krebsinstituts (NCI) konnte aufzeigen, dass Männer im mittleren Alter bei durchschnittlich 21 Ejakulationen im Monat ein 33 Prozent geringeres Risiko für Prostatakrebs haben als andere, die nur vier bis sieben Ejakulationen angaben.

Sex ist ein Schmerzmittel. Schmerzen jeder Art sind ein echter Dämpfer für die Lebensqualität. Auch hier ist Sex ein Rettungsanker, weil er im Körper eine schmerzstillende Wirkung entfaltet. Beim Orgasmus wird das Hormon Oxytocin ausgeschüttet, das auf natürliche Weise Schmerzen stillt. Vielleicht sollten Sie sich bei Migräne also lieber dem Partner oder der Partnerin zuwenden als den Schmerzmitteln?

Sex macht glücklich. Erinnern Sie sich daran, was ich über die Freisetzung des Hormons DHEA gesagt habe? Nun, dieses Hormon wirkt als natürlicher Stimmungsaufheller. Mit anderen Worten, bei der Sexualität freigesetztes DHEA ist (besonders für Frauen) ein natürliches Antidepressivum.

Sex schützt das Herz. Studien zur Frage, ob Sex bei älteren Patienten das Herzinfarktrisiko erhöht, ergaben, dass genau das Gegenteil der Fall ist. In England wurden Männer 20 Jahre lang beobachtet. Dabei stellte sich heraus, dass bei älteren Paaren, die sexuell aktiv waren, das Schlaganfallrisiko gleich blieb. Wenn die Paare jedoch mindestens zwei Mal pro Woche Verkehr hatten, halbierte sich das Risiko für einen tödlichen Herzinfarkt. Woran das liegt? Ganz einfach: Sex verbessert die Durchblutung, senkt den Blutdruck und hat überwältigende Vorzüge für das Herz.

Mein 100-Jahre-Glücksrezept
Im hektischen Alltag geht die Zeit für Intimität leicht verloren. Die Gefahr, dass die Welt das Beste von uns bekommt und der Partner nur noch den Rest, ist groß. Erfüllte Sexualität erleben wir nur, wenn wir ausgeruht sind. Nehmen Sie sich Zeit für sich und Ihren Partner und bleiben Sie kreativ. Machen Sie versteckte Andeutungen oder erfinden Sie einen Geheimcode für den Kalender. Denn Intimität ist gesundheitlich wertvoll!

Die Rolle der Gemeinschaft

Wer will schon mit 100 Jahren allein dasitzen? Zu wenig Kontakt mit anderen Menschen ist genauso ungesund wie unzureichendes Trinken. Ob Sie es glauben oder nicht: Menschen, die sich als sozial gut eingebunden betrachten, haben meist einen niedrigeren Blutdruck und ein stärkeres Immunsystem.

Hinzu kommt, dass eine engere Verbundenheit mit Freunden und der Familie mit einer höheren kognitiven Leistungsfähigkeit einhergeht. Nicht überzeugt? Eine amerikanische Studie an über 300 000 Menschen ergab, dass mehr Zeit mit Freunden nicht nur der Gesundheit guttut, sondern auch das Risiko für einen vorzeitigen Tod sinken lässt.

Hier kommen ein paar Ideen, wie Sie Ihre sozialen Kontakte erhöhen können, sowie die gesundheitlichen Vorzüge, die daraus erwachsen.

Liebe als Lebenselixier. Wer eine schwere Krankheit überlebt hat, zum Beispiel Krebs, sagt in der Regel, dass er dies ohne die Unterstützung der Familie nie geschafft hätte. Diese Aussage lässt sich wissenschaftlich untermauern. Eine Studie der Universität Iowa an Patientinnen mit Eierstockkrebs kam zu dem Ergebnis, dass die Teilnehmerinnen mit den solidesten Beziehungen auch anderweitig profitierten. Offenbar hatten sie dank einer erhöhten Aktivität der weißen Blutkörperchen in den Bereichen rund um den Tumor die besten Chancen, ihren Krebs zu besiegen. Eine liebevolle Partnerschaft und gute Freunde sind gesundheitlich demnach von großem Wert.

Und wenn die Familie nicht um die Ecke lebt? Nun, enge Freunde zählen auch! Freundschaft und soziale Aktivitäten können beispielsweise vor Depressionen schützen.

Pflegen Sie daher Ihre Freundschaften und gewinnen Sie auch neue Freunde hinzu, indem Sie unter Leute gehen. Anlaufstellen sind unter anderem Kirchengemeinden, Lesekreise, Sportvereine, Singles-Gruppen oder ehrenamtliches Engagement.

Geben wird belohnt. Anderen beizustehen kann auch die eigene Gesundheit stabilisieren. Wer freiwillig seine Zeit für andere opfert, wird nicht so leicht herzkrank, leidet weniger an Depressionen und erfreut sich eines längeren Lebens. Es profitieren also beide Seiten!

Haben Sie schon einmal überlegt, dass Sie sich engagieren könnten, aber Sie wissen nicht, wo Sie richtig sind?

Wer handwerklich geschickt ist, könnte alten oder behinderten Menschen bei kleineren Reparaturen helfen. Wer über medizinische Kenntnisse verfügt, kann sich möglicherweise in einer Klinik einbringen. Wenn Sie sich im Personalwesen auskennen, könnten Sie Arbeitslosen helfen, Bewerbungen zu schreiben. Falls Sie gern lesen, könnten Sie Zuwandererkindern oder Sehbehinderten vorlesen. Bei Talent im Umgang mit Kindern können Sie eine Spielgruppe oder Freizeitaktivitäten anbieten. Sie lieben Sport? Dann machen Sie einen Trainerschein und engagieren Sie sich im Verein!

Auf andere zugehen. Ich verbringe gern Zeit mit meinen Freunden und mit meiner Familie, doch nicht jeder fühlt sich unter anderen so wohl wie ich. Es lohnt sich jedoch auch für zurückhaltende Zeitgenossen, über ihren Schatten zu springen. Den Beweis liefert eine australische Studie an älteren Menschen: Unter den kontaktfreudigsten Teilnehmer starben im Laufe von zehn Jahren im Vergleich weniger als unter den Menschen mit den wenigsten Freunden.

Extrovertierte haben auch ein geringeres Demenzrisiko. Ein schwedisches Forscherteam vom Karolinska Institut nahm über 500 Studienteilnehmer ab 78 Jahre unter die Lupe und entdeckte, dass die Geselligsten unter ihnen später nur halb so oft unter einer nachlassenden Hirnfunktion litten. Dieselbe Gruppe gab auch an, in der Regel nicht unter Stress zu leiden. Also immer fröhlich gegen den Stress anfeiern!

Mein 100-Jahre-Glücksrezept
Unabhängig vom Alter sind Gemeinschaft und soziale Kontakte für ein langes, erfülltes Leben von großer Bedeutung. Niemand muss große Partys schmeißen, um sozial eingebunden zu sein. Es reicht, am Wochenende mit den Freunden Karten zu spielen oder im Gemeindehaus den Kirchenkaffee zu organisieren. Der Mensch ist ein soziales Wesen, also lassen Sie sich von der täglichen Tretmühle nicht so sehr beanspruchen, dass Sie das Zusammensein mit Ihren Lieben vernachlässigen.

Schlafen wie Dornröschen

Über Schlaf weiß ich aus eigener Erfahrung gut Bescheid – junge Ärzte in der Assistenzarztzeit sind in den USA mitunter 36 Stunden am Stück im Einsatz. Zeitweise habe ich jede zweite oder dritte Nacht durchgearbeitet. Das war brutal! Es war weder optimal, um lebenswichtige Entscheidungen für andere zu treffen, noch habe ich meiner Gesundheit damit einen Gefallen getan.

Chronischer Schlafmangel kann das Leben verkürzen. Vermutlich kennen Sie die Empfehlung, regelmäßig mindestens acht Stunden zu schlafen. Neueren Untersuchungen zufolge leben Erwachsene, die sechs bis acht Stunden schlafen (was für viele von uns realistischer ist), sogar länger.

Ausreichend Schlaf ist umso wichtiger, je älter wir werden, weil der Körper wie bei Jugendlichen dann mehr Schlaf benötigt, um zu regenerieren. Die Schlafqualität ist dabei jedoch entscheidender als die tatsächliche Stundenzahl. Wenn Sie nur sechs Stunden schlafen und sich den Rest der Zeit unruhig von einer Seite auf die andere wälzen, ist es sinnvoller, wirklich nur diese sechs Stunden im Bett zu verbringen. Für alle, die insgesamt schlecht schlafen, habe ich einige Anregungen für einen erholsameren Schlaf.

Mein 100-Jahre-Glücksrezept

Ohrstöpsel verwenden. Sie dämpfen Umgebungsgeräusche, doch laute oder hohe Töne wie die Türklingel, der Wecker oder der Rauchmelder werden weiter wahrgenommen.

Schlafmaske anlegen. Eine Schlafmaske schließt auch die hellsten Lichtquellen aus. Manche sind mit Lavendel gefüllt und liefern so auch noch eine beruhigende Aromatherapie.

Angenehme Geräuschkulisse. Einschlafgeräte erzeugen auf Wunsch Naturgeräusche oder ein Hintergrundrauschen, bei dem andere Lärmquellen untergehen.

Geistig abschalten. Viele Patienten berichten, dass abends ihr Gedankenkarussell in Gang kommt und damit der Schlaf in weite Ferne rückt. Lenken Sie sich durch Lesen (je langweiliger, desto besser), Fernsehen (nicht gruselig oder actionreich) oder beruhigende Musik ab, und zwar am besten außerhalb des Schlafzimmers. Sie sollten sich erst dann ins Bett legen, wenn die Augen fast von selbst zufallen.

Kein Alkohol am späten Abend. Alkohol macht durchaus müde, stört aber das gesunde Gleichgewicht zwischen REM-

und Nicht-REM-Phasen. Man hat zwar das Gefühl, tief und fest zu schlafen, doch tatsächlich bringt der Alkohol den Schlafrhythmus durcheinander. Außerdem wissen wir, dass Alkohol mit zahlreichen Medikamenten in Wechselwirkung tritt, was einen wach halten kann.

Kein Koffein nach 15 Uhr. Kaffee und andere koffeinhaltige Getränke für erholsamen Schlaf besser meiden.

Schlafmittel mit Bedacht einsetzen. Sowohl vom Arzt verordnete als auch frei verkäufliche Schlafmittel sollten Sie mit Vorsicht behandeln, weil man leicht abhängig werden kann. Zudem können Schlafmittel bis in den Tag hinein müde machen, das Gedächtnis beeinträchtigen und Stürze begünstigen. Frei verkäufliche Mittel aus der Apotheke enthalten häufig Diphenhydramin, das bei älteren Menschen mitunter zu Verwirrtheit führt.

Vorsicht, Nebenwirkung! Falls bestimmte Arzneimittel den Schlaf beeinträchtigen, sollte der Arzt sich bemühen, eine Alternative zu finden. Zu den üblichen Verdächtigen zählen Steroide, Betablocker, Schnupfensprays, Diätpillen sowie Schilddrüsen- und Asthmamedikamente.

Regelmäßige Bettzeiten. Gehen Sie jeden Abend ungefähr zur gleichen Zeit ins Bett und stehen Sie morgens auch um die gleiche Zeit auf – selbst am Wochenende. Natürlich gibt es Ausnahmen, doch regelmäßige Schlafenszeiten sind eine große Hilfe.

Rituale einführen. Wer abends schlecht einschlafen kann, sollte sich ein persönliches Einschlafritual angewöhnen, zum Beispiel ein warmes Bad, eine proteinhaltige Kleinigkeit oder eine Meditation. Das Schlafzimmer sollte behaglich sein: Dunkel, still, angenehm temperiert (nicht zu warm und nicht zu kalt) und nicht mit tausend Dingen übersät. Wenn Sie nicht innerhalb einer Viertelstunde einschlafen, dürfen Sie wieder aufstehen und etwas Entspannendes tun. Danach probieren Sie es noch einmal. Wem sein Mittagsschläfchen heilig ist, der sollte es möglichst früh einschieben, damit es später nicht dem Nachtschlaf in die Quere kommt.

Schlafalarm: Wann Sie zum Arzt gehen sollten

Benutzt Ihr Partner Ohrstöpsel, weil Sie die halbe Nacht schnarchen? Wer regelmäßig schnarcht, nach Luft schnappt oder aber morgens nicht ausgeschlafen, sondern völlig erschlagen erwacht, leidet möglicherweise unter Schlafapnoe. Bei dieser häufigen Schlafstörung sacken im Schlaf die Luftwege in sich zusammen, so dass die Luft nicht mehr in die Lunge gelangt. Die Betroffenen schnarchen nicht nur laut, sondern haben zwischendurch Atemaussetzer, weshalb sie tagsüber erschöpft sind. Weitere Symptome sind Kopfschmerzen, Unausgeglichenheit und Konzentrationsstörungen. Manche Patienten sind so müde, dass sie tagsüber unvermittelt einnicken, zum Beispiel beim Autofahren. Eine unbehandelte Schlafapnoe kann den Blutdruck erhöhen und so Herzinfarkt und Schlaganfall den Weg bereiten. Die häufigste Behandlung besteht in einer Maschine mit Schlafmaske, über welche die Luft mit erhöhtem Druck in die Atemwege strömt und

> diese frei hält. Übergewicht und Fettleibigkeit erhöhen übrigens das Risiko.
> Sprechen Sie bei Verdacht mit Ihrem Arzt! Nach der Diagnose im Schlaflabor können Behandlungsoptionen geklärt werden.

Weniger Medikamente

Grundsätzlich treten mit zunehmendem Alter mehr behandlungsbedürftige Probleme auf, so dass man auch mehr Medikamente einnimmt. Dennoch hoffe ich inständig, dass Sie nicht zu der Gruppe gehören (werden), die täglich haufenweise Tabletten braucht, um einigermaßen klarzukommen.

Ich plädiere für Prävention statt für Pillen. Denn je mehr Arzneimittel Sie einnehmen, desto höher wird das Risiko für unerwünschte Wirkungen und schädliche Wechselwirkungen.

Für die Einnahme zahlreicher Medikamente gleichzeitig haben Experten den Begriff »Polypharmazie« geprägt. Gefährdet sind insbesondere Menschen, die wegen unterschiedlicher Krankheiten verschiedene Ärzte aufsuchen und am Ende mit vielen Rezepten dastehen, die allesamt Gegenindikationen haben können. Das gilt vor allem, wenn die Ärzte nicht eng zusammenarbeiten. Ich möchte Ihnen dazu raten, genau zu prüfen, was Sie Ihrem Körper zuführen, ganz gleich, von wem die Verordnung stammt. Stellen Sie Fragen und informieren Sie sich!

Doch die Vielzahl an Medikamenten ist nicht das einzige

Problem. Mit dem Alter verändert sich auch die Fähigkeit des Körpers, Arzneimittel zu verarbeiten: Muskelgewebe und Flüssigkeitsgehalt gehen zurück, das Fettgewebe nimmt zu, die Lebermasse schrumpft, die Nierenfunktion nimmt ab. Insgesamt kann dies die Lebensqualität stark beeinträchtigen.

Laut aktuellen Studien benötigt knapp die Hälfte meiner Landsleute mindestens ein verschreibungspflichtiges Medikament; jeder sechste Amerikaner nimmt mindestens drei!

Nehmen wir einmal an, jemand bräuchte sechs verschiedene Mittel: ein Statin für die Blutfette, ein Antidepressivum, einen Blutdrucksenker, einen Entzündungshemmer, gelegentlich ein Mittel gegen Ängste und etwas gegen allergische Reaktionen. Wer alle sechs Substanzen einnimmt, hat ein 80-prozentiges Risiko für *mindestens* eine Wechselwirkung, die als Kontraindikation angesehen wird. Bei acht Medikamenten (zusätzlich eine kleine Dosis ASS und ein Antibiotikum) beträgt die Aussicht 100 Prozent.

Beim gründlichen Lesen der Beipackzettel, die zahlreiche unerwünschte Wirkungen und Kontraindikationen auflisten, kann man durchaus nervös werden. Auch deshalb vereinbaren Ärzte regelmäßige Kontrolltermine und Blutuntersuchungen mit ihren Patienten. Wir möchten im Blick behalten, wie jemand individuell auf ein Mittel reagiert. Geringfügige (oder augenfällige) Veränderungen machen uns darauf aufmerksam, dass die Dosis angepasst werden sollte oder ein anderes Medikament sinnvoller wäre. Setzen Sie Medikamente jedoch niemals eigenmächtig ab oder verzichten Sie auf die Einnahme. Diese Entscheidung sollten Sie nur in Abstimmung mit Ihrem Arzt treffen.

Ihr Hausarzt sollte über *alles* Bescheid wissen, was Sie einnehmen, auch über frei verkäufliche Arzneimittel, Ergänzungsmittel (Vitamine, Mineralien, Fischöl) und Verordnungen anderer Ärzte. Arbeiten Sie gemeinsam eine sinnvolle Dauermedikation aus, individuell angepasst. Sie werden staunen, wie viele Alternativen es gibt! Selbst wenn Sie glauben, mit einem bestimmten Mittel gut zurechtzukommen, müssen Behandlungen unter Umständen mit der Zeit neu ausgerichtet werden. Allein durch Veränderungen der Lebensweise (wie Ausdauertraining oder eine Diät) konnte ich die Anzahl der Mittel, die jemand einnimmt, schon halbieren.

Mein 100-Jahre-Glücksrezept

Allen, die regelmäßig Medikamente einnehmen, möchte ich folgenden Rat geben. Vereinbaren Sie einen Arzttermin, bei dem Sie folgende Punkte ansprechen:

1. Klären Sie alle Fragen und Zweifel zu Zweck, Nebenwirkungen und Kontraindikationen Ihrer Medikamente.

2. Besprechen Sie alles, was Sie einnehmen – pflanzliche Mittel, Vitamine, Ergänzungsmittel, legale und illegale Drogen, Alkohol und verordnete Arzneimittel. (Ärzte sind keine Richter – sie benötigen lediglich *alle* Informationen für eine sinnvolle Behandlungsstrategie.) Bestimmte Ergänzungsmittel oder Kräuter können im Zusammenspiel mit Medikamenten fatale Folgen haben. Ich bitte meine Patienten daher, alles, was sie aktuell verwenden oder in den letzten vier Wochen eingenommen haben, in einer Tüte mitzubringen. So kann ich Wirkstoff, Menge und Dosierung prüfen.

3. Haben Sie noch den Überblick? Vielleicht fällt es Ihnen

schwer, alles einzunehmen, was Ihnen verschrieben wurde – Sie erinnern sich möglicherweise nicht mehr, was wozu gut ist, und manche Mittel lassen sich schwer schlucken. Unter Umständen kann der Arzt die Gesamtzahl verringern.

4. Was ist mit den Kosten? Sprechen Sie auch diesen Punkt an. Für gesetzlich Versicherte gibt es Obergrenzen bei den Zuzahlungen, Krankenkassen haben zum Teil Sonderrabatte mit den Herstellern, und häufig gibt es preisgünstige Alternativen.

5. Erwähnen Sie unbedingt, ob seit der Einnahme eines Mittels neue Schmerzen oder Beschwerden aufgetreten sind!

Wenn Ihr Körper Ihnen 100 Jahre gute Dienste leisten soll, lohnt es sich, die regelmäßige Medikation mit dem Arzt zu klären. So nehmen Sie nur das, was Sie *wirklich* brauchen.

Weniger essen

Als Arzt geht es mir nicht so sehr um das Körpergewicht als vielmehr um das Körperfett und hierbei speziell um das Eingeweidefett. Diese Variante liegt nicht direkt unter der Haut, sondern lagert sich um die inneren Organe an. Merke: Zu viel Körperfett, besonders in der Körpermitte, kann das Leben verkürzen. Um gesund alt zu werden, zahlt ein schlanker Körper sich aus.

Eines möchte ich gleich hier betonen: Mit der Empfehlung »weniger essen« meine ich die Portionsgröße. Inzwischen dürfte Ihnen klar sein, dass ich sehr dafür bin, dem Körper möglichst gesunde, naturnahe Nahrung mit vielen Nährstoffen bereitzustellen. Müssen Sie dabei Kalorien zählen? In meinen Augen sollte man sie wenigstens im Hinterkopf behalten.

Untersuchungen zufolge scheint eine Aufnahme von 1 400 bis 2 000 (gesunden) Kalorien pro Tag die Herzfunktion zu stärken. Das Herz schlägt damit gut und gerne auf einem Niveau, als wären Sie 15 Jahre jünger. Selbst bei Menschen, die nicht fettleibig sind, kann eine kalorienarme Ernährung Stoffwechsel und Körperchemie offenbar positiv beeinflussen.

Die Bewohner der japanischen Insel Okinawa gelten im Vergleich zu den Bewohnern anderer Industrieländer als besonders gesund und langlebig. Dafür mag es genetische Gründe geben, zum Beispiel eine angeborene Entzündungsresistenz (schließlich liegen Entzündungen den unterschiedlichsten ernsten Erkrankungen zugrunde). Aber wussten Sie, dass es in Japan die Tradition »Hara Hachi Bu« gibt, derzufolge man essen sollte, bis man »zu 80 Prozent satt« ist?

Ich liebe dieses Konzept und wünschte, alle meine Patienten würden sich daran halten. Denn nach dem Essen dauert es rund 20 Minuten, bis das Sättigungsgefühl einsetzt. So lange benötigt der Magen, bis er dem Gehirn signalisiert, dass er richtig voll ist und man nun aufhören kann. Wer regelmäßig über diesen Punkt hinaus isst, fühlt sich später überfüllt und erledigt. Dieses »Esskoma« lässt sich vermeiden!

Wie Ballaststoffen das Leben versüßen

Meine Landsleute essen durchschnittlich 14 bis 17 Gramm Ballaststoffe pro Tag. Mit zehn Gramm mehr sinkt das Risiko, einer Herzkrankheit zu erliegen, laut einer niederländischen Studie bereits um 17 Prozent. Ballaststoffe tragen zur Senkung des Gesamtcholesterins und des ungesunden LDL-Cholesterins bei, verbessern die Reaktion auf Insulin und fördern das Abnehmen.

Meine Empfehlung, dies auf die süße Tour zu verändern, lautet: Essen Sie morgens Haferflocken (45 g enthalten 4 g Ballaststoffe) mit 150 Gramm Himbeeren (8 g Ballaststoffe). Das sind schon 12 Gramm Fasern mit nur einer Mahlzeit. Weitere gute Ballaststofflieferanten sind gekochte Linsen (7,8 g pro Portion) oder schwarze Bohnen (7,5 g pro Portion), eine mittelgroße Süßkartoffel (4,8 g) und eine kleine Birne (4,3 g).

Mein 100-Jahre-Glücksrezept

Wie auch immer Sie sich aktuell ernähren: Schrauben Sie Ihre Kalorienzufuhr um 25 Prozent zurück. Dazu sollten Sie zunächst drei Tage lang alles notieren, was Sie essen. Danach prüfen Sie, wie Sie die Kalorienmenge verringern können. Streichen dürfen Sie bei Zucker, ungesunden Fetten und Fertigkost. Stattdessen gibt es ballaststoffreiche Lebensmittel (vor allem Gemüse!) und magere Proteine. Und hören Sie auf Ihren Körper: Sobald Sie das Gefühl haben, gerade eben satt, aber noch nicht richtig voll zu sein, schieben Sie den Teller weg. Wer sich daran hält, wird abnehmen, der Blutdruck sinkt, das Herz profitiert, und das Leben wird länger. Ist so einfach, wie es klingt!

Die richtige Einstellung

Auch wenn jemand im Genlotto einen Volltreffer gelandet hat, sein Körper von Natur aus selten krank wird und er oder sie noch mit 50 wie mit 25 aussieht, kann die falsche Einstellung das Leben verkürzen. Ich weiß, was ich an meinen Patienten und in meinem persönlichen Umfeld beobachte und was die Fachliteratur dazu sagt. Mit einer positiven Grundhaltung ist man am gesündesten, lebt am längsten und kann einer schweren Erkrankung etwas entgegensetzen.

Ein Beispiel ist meine Patientin Margaret. Mit über 80 erhielt sie die Diagnose Brustkrebs. Bis dahin war sie ihr Leben lang sehr gesund gewesen. Sie war stolz, dass sie keinerlei Medikamente benötigte und dass es ihr bestens ging. Als sie jedoch bei einer Selbstuntersuchung der Brust einen Knoten entdeckte, änderte sich ihr Leben. Die meisten Menschen in ihrem Alter würden bei der Diagnose Krebs wohl davon ausgehen, dass dies der Anfang vom Ende sei, und sich glücklich schätzen, dass sie überhaupt so alt geworden sind. Margaret hingegen sah dem Krebs ins Auge und erklärte: »Von dir lasse ich mir nicht den Mut nehmen!« Mit der liebevollen Unterstützung ihrer Familie kämpfte sie mit aller Kraft. Sie stand eine Chemotherapie durch, bei der ihr alle Haare ausfielen, und erduldete die quälenden Nebenwirkungen. Am wichtigsten jedoch war, dass sie niemals ihr Lächeln verlor. Ihre positive, sonnige Lebenseinstellung wurde nicht erschüttert. Sie erzählte allen, dass sie ihr Leben lang viel zu gesund gewesen sei, um jetzt dem Krebs zu erliegen. Ihre Ärzte staunten, wie gut sie sich schlug. Margaret hat den Krebs überlebt, und sie ist noch immer gut bei Kräften.

Natürlich bin ich nicht so naiv, Ihnen zu erzählen, dass Sie mit einem Lächeln auf den Lippen jede Krankheit überleben. Doch im Verein mit einer guten medizinischen Behandlung kann eine positive Lebenseinstellung Gesundheit und Lebenserwartung deutlich verbessern.

Mein 100-Jahre-Glücksrezept
Optimismus. Wenn meine Geschichte über Margaret noch nicht reicht, möchte ich an dieser Stelle auf die Wissenschaft verweisen. Dass Optimismus der Psyche guttut, liegt auf der Hand. Aber wussten Sie, dass es eine nachweisliche Verbindung zwischen einer positiven Lebenseinstellung und körperlicher Gesundheit gibt? Für eine Studie der Universität Michigan sollten Teilnehmer ihren Optimismus einstufen. Dabei stellte sich heraus, dass jeder zusätzliche Punkt für Optimismus das Risiko für einen akuten Schlaganfall um neun Prozent sinken ließ. Hinzu kommt, dass alle, die das Glas als halb voll bezeichnen, eher bereit sind, ihre Gesundheit zu schützen, indem sie körperlich aktiv bleiben und kluge Gesundheitsentscheidungen treffen.

Tagebuch schreiben. Sie können darin aufschreiben, wie Ihr Tag verlaufen ist, und nebenbei mehr über sich erfahren. Das Sortieren der Gedanken baut Stress ab, und man erkennt den größeren Zusammenhang. So werden kleine Reibereien ganz von selbst unwichtiger. Hinzu kommt der gesundheitliche Effekt: Eine Studie der Universität Texas belegt den Zusammenhang zwischen regelmäßigem Tagebuchschreiben und einer verbesserten Immunlage.

Und was schreibt man in ein Tagebuch? Einige Beispiele:
- Wichtiges über das eigene Leben. Dann sollte man möglichst täglich etwas hineinschreiben.
- Alles, was einen ärgert, um es loszuwerden, und damit der Frust sich nicht aufstaut.
- Die persönlichen Lebensziele und wie man sie erreicht hat.
- Neue Ideen, Gedanken, Gefühle und Beobachtungen.

Spiritualität und Glaube. Über die Wirkung von Spiritualität auf Gesundheit und Lebenserwartung wird immer mehr geforscht. Natürlich ist diese Wirkung weniger leicht messbar als Cholesterin oder Blutdruck. Dennoch möchte ich Ihnen verraten, was viele meiner Patienten mir im Laufe der Jahre anvertraut haben, nämlich dass Spiritualität auf unterschiedliche Weise Einfluss auf ihr Wohlbefinden hat. Ich will niemandem vorschreiben, was er oder sie glauben soll. Meine persönliche Meinung ist, dass ein bestimmter Glaube – welcher Art auch immer – dem Menschen mehr innere Ruhe schenkt. Er unterstützt uns im Umgang mit Problemen und Stress und kann möglicherweise auch einen Beitrag zu gesundheitlicher Stabilität leisten.

Dankbarkeit. Im Alltagstrubel sieht man vieles gern als selbstverständlich an und vergisst dabei leicht das Wörtchen »Danke«. Wenn Sie sich nun fragen, was Dankbarkeit mit

Gesundheit zu tun hat, möchte ich wieder auf eine Studie verweisen. Dabei wurden Patienten mit einer neuromuskulären Krankheit, die zu einer Muskelschwäche führt, 21 Tage lang untersucht. Die eine Gruppe sollte an all die Dinge denken, für die sie in ihrem Leben dankbar wären, und sich darauf konzentrieren. Die andere Gruppe wurde aufgefordert, sich auf andere Dinge zu konzentrieren, von denen nichts explizit mit Dankbarkeit zu tun hatte. Die Gruppe, die zur Dankbarkeit angehalten wurde, konnte im Durchschnitt besser und tiefer schlafen. Sie profitierte gesundheitlich auch in anderer Hinsicht, und Ängste gingen zurück.

In meiner Praxis stelle ich fest, dass die gesündesten Patienten auch diejenigen sind, die sich an den kleinen Dingen im Leben erfreuen können. Sie konzentrieren sich nicht auf das, was ihnen fehlt, sondern sie leben in der Gegenwart und sind für jeden Atemzug dankbar. Deshalb schlage ich vor: Danken Sie heute jemandem. Vielleicht möchten Sie Ihren Eltern danken, dass sie Sie aufgezogen haben, oder einem Lehrer, der Sie motivieren konnte, oder demjenigen, der Ihnen täglich Ihren Kaffee genau so serviert, wie Sie ihn lieben – nehmen Sie sich einen Augenblick Zeit und drücken Sie Ihren Dank aus.

18. Der 17-Tage-Plan (Phase 4)

Inzwischen haben Sie die ersten drei Zyklen hinter sich und dürften in den vergangenen 51 Tagen große Fortschritte gemacht haben: Sie wählen Ihre Nahrung bewusster aus; Bewegung und Sport haben einen festen Platz in Ihrem Leben; der Körper bekommt viel Wasser; schädliche Gewohnheiten haben Sie aufgegeben; Sie machen sogar Kegelübungen beim Einkaufen! All diese Entscheidungen bringen erfreuliche Veränderungen mit sich, auf die Sie sicher stolz sind.

Das Beste daran ist jedoch, dass das, was Sie heute leisten, Sie langfristig vor den unerwünschten und wenig anziehenden Aspekten des Altwerdens bewahren wird.

Doch es gibt noch mehr! Einige der Grundregeln für diese letzte Phase klingen vielleicht streng, aber probieren Sie es aus. Diese Phase ist bewusst so angelegt, dass sie wertvolle Einsichten über die eigene Person vermittelt. Es geht nicht um Schuldgefühle, sondern darum, den Glauben an sich selbst wiederzufinden (oder erstmals zu entdecken).

Vorbereitungen für Phase 4

1. Schreiben Sie einen »Dankzettel«:
   - Auf die Liste gehören mindestens fünf Dinge, für die Sie dankbar sind: geliebte Menschen, Ihr Job, Haus oder Wohnung, Ihre Gesundheit – alles, was Sie mitunter für selbstverständlich halten.
   - Dieser Zettel kommt in die Geldbörse oder an einen anderen Ort, wo er in den nächsten 17 Tagen stets griffbereit ist. Mindestens einmal am Tag greifen Sie darauf zurück, besonders wenn Sie gerade pessimistisch sind.
   - Sie können die Liste jederzeit ergänzen. Dankbarkeit kann ganz unerwartet aufkeimen, und wenn man sie notiert, weiß man die Dinge noch mehr zu schätzen.
2. Durchforsten Sie alle Putzmittel:
   - Können Sie auf Mittel mit aggressiven Chemikalien verzichten? Orientieren Sie sich an den Warnhinweisen für Mensch und Tier. Ich weiß, dass solche Produkte nicht billig sind. Deshalb müssen Sie auch gar nicht alles entsorgen. Beginnen Sie mit einem kleinen Teil, den Sie durch weniger schädliche Mittel wie Essig oder umweltfreundliche Reiniger ersetzen.
   - Entsorgen Sie Reste nicht über die Kanalisation oder den Hausmüll, sondern geben Sie diese bei einer Sammelstelle für Schadstoffe ab.
3. Prüfen Sie, ob Sie einen Raumluftfilter benötigen. Diese Investition kann sich besonders für Allergiker auszahlen. Der Raumluftfilter sollte unbedingt mit effizienten Partikelfiltern ausgerüstet sein (HEPA-Filter).

4. Lassen Sie Ihr Haus auf Radon und Kohlenmonoxid untersuchen:
   - Machen Sie das vor allem, wenn Sie nicht wissen, ob es überhaupt schon einmal getestet wurde, wenn der Test länger als zwei Jahre her ist oder Sie inzwischen renoviert haben.
   - Das ist auch wichtig, wenn Sie ein Haus mit Gastherme und/oder offenen Feuerstellen (Kamin, Kaminofen) besitzen oder in einem Gebiet mit erhöhter Radonkonzentration leben.
   - Nicht immer muss ein Experte kommen. Raumlufttests auf Radon kann man kaufen und das Ergebnis in ein Labor einschicken.
   - Wer einen Kohlenmonoxidmelder installiert hat, sollte die Funktionstüchtigkeit regelmäßig prüfen und die Batterien rechtzeitig austauschen.

Grundregeln für Phase 4

1. **Essen im Restaurant.** Am besten die Speisekarte vorher online einsehen und die gesündesten Gerichte auswählen. So lässt man sich vor Ort nicht so leicht von ungesünderen Angeboten in Versuchung bringen.
   - Prägen Sie sich einige Reizwörter ein, die Sie als ungesund einstufen sollten: *crispy, crunchy, frittiert, mit Käse überbacken, paniert, Sahne, im Teigmantel, überkrustet.* Wählen Sie lieber etwas anderes!
   - Weniger Fett und Kalorien enthalten meist Gerichte mit folgenden Angaben: *gebacken, gegrillt, gedämpft, gedünstet,*

gekocht, pochiert, sautiert; klare Brühe, Püree. Hier sollten Sie zugreifen.
- Bitten Sie um eine fettarme oder fettfreie Zubereitung. So sparen Sie Kalorien. Auch die Sauce können Sie separat servieren lassen und nur so viel nehmen, wie Sie möchten.
- Wissen Sie noch? Tierische Proteine, die bei starker, trockener Hitze zubereitet werden (beim Braten oder Grillen) setzen mehr AGE frei als bei Zubereitung in feuchter Hitze (beim Kochen oder Dünsten). Lassen Sie Ihre Gerichte entsprechend zubereiten.

2. **Kein Fast Food in Phase 4.** Wann immer Ihnen der Sinn nach Pommes frites und Hähnchennuggets steht, sollten Sie im nächsten Supermarkt etwas Gesundes kaufen. Oder Sie nutzen Ihren Wunsch als Anreiz für eine Meditation oder mehr Bewegung.
3. **Regelmäßig schlafen.** Das Ziel sind sechs bis acht Stunden Schlaf pro Nacht. Am einfachsten ist es, wenn man regelmäßig zur gleichen Zeit ins Bett geht und aufsteht. Das haben Sie bereits in Phase 2 geübt, also sollte es inzwischen Gewohnheit sein.

Tag 1

Morgens: Überprüfen Sie in Online-Portalen die örtliche Luftqualität. Wenn die Außenluft ungesund ist, sollten Sie sich möglichst in Innenräumen aufhalten.

Mittags: Hören Sie sich um, wo Sie in diesen 17 Tagen mindestens ein Mal ehrenamtlich aktiv werden können, wie bei einer Tafel, im Tierheim oder im Krankenhaus. Selbst bei einem sehr vollen Zeitplan sollte das Priorität haben.

Tag 2

Morgens: Überprüfen Sie die Qualität der Außenluft. (Das machen Sie ab jetzt täglich, doch ab Tag 3 wird es nicht mehr grundsätzlich erwähnt.)
Zwischendurch: Gehen Sie einkaufen.
- Nehmen Sie die Liste der Lebensmittel mit, die möglichst aus Bioanbau stammen sollten (siehe Seite 316). Obst und Gemüse sollten grundsätzlich pestizidfrei sein.
- Kaufen Sie ein paar Glasbehälter mit Deckel, um vorhandene Vorratsdosen aus Kunststoff Stück für Stück zu ersetzen.

Tag 3

Irgendwann: Rufen Sie eine Freundin, einen Freund oder ein Familienmitglied an und planen Sie eine gemeinsame Unternehmung, die beiden Spaß machen wird. Die Pflege von Freundschaften tut dem Immunsystem gut und senkt den Blutdruck. Vielleicht wollen Sie eine alte Freundschaft wieder aufleben lassen? Heute ist der perfekte Zeitpunkt.

Tag 4

Irgendwann: Heute wird nach BPA-freien Behältern oder Wasserflaschen gesucht. Werfen Sie danach die bisher verwendeten Kunststoffbehälter und -flaschen weg.

Tag 5

Morgens: Haben Sie überhaupt schon einmal Ihren Vitamin-D-Spiegel überprüfen lassen, oder ist das lange her? Machen Sie einen Arzttermin aus.
Abends: Verbringen Sie einen schönen Abend mit dem Partner oder der Partnerin.

Tag 6

Abends: Legen Sie ein Tagebuch an oder nehmen Sie sich heute bewusst Zeit dafür, wenn Sie schon eines haben. Schreiben Sie jeden oder fast jeden Tag etwas hinein. Es lohnt sich, alles aufzuschreiben, was einen frustriert, und es dann loszulassen. Das ist erstaunlich befreiend!

Tag 7

Irgendwann: Haben Sie ein Ehrenamt gefunden? Wenden Sie vor Ende dieser Phase mindestens zwei Stunden dafür auf.

Tag 8

Irgendwann: Wie steht es um Ihre Ernährung? Wenn Sie den Überblick behalten wollen, legen Sie eine Liste an, in die Sie alles eintragen, was Sie essen, auch die Menge.

Tag 9

Irgendwann: Heute achten Sie darauf, wem Sie etwas Gutes tun können, und tun es auch. Machen Sie eine Spende, erklären Sie jemandem den Fahrkartenautomaten, lassen Sie an der Kasse jemanden vor, der es eilig hat, halten Sie höflich die Tür auf, oder lächeln Sie so viele Menschen wie möglich an.

Tag 10

Mittags: Trommeln Sie ein paar Freunde zusammen, um in der kommenden Woche etwas gemeinsam zu unternehmen.

Tag 11

Irgendwann: Achten Sie auch heute darauf, wem Sie etwas Gutes tun können, und tun Sie es – vielleicht lächeln Sie so viele Menschen wie möglich an?

Tag 12

Irgendwann: Wünschen Sie Fremden einen »Guten Tag«, sagen Sie »Gesundheit«, wenn jemand niest, oder verabschieden Sie sich mit einem freundlichen »Auf Wiedersehen«.

Tag 13

Abends: Wenden Sie sich in Ruhe Ihrem Partner oder Ihrer Partnerin zu, um der Liebe Raum zu geben.

Tag 14

Mittags: Wenn Sie bisher nicht ehrenamtlich aktiv geworden sind, sollten Sie dies in den nächsten zwei Tagen tun.

Tag 15

Den ganzen Tag: Heute gibt es AUSSCHLIESSLICH frische Bio-Nahrungsmittel. Nichts darf aus der Dose, aus der Tüte oder aus sonstigen Packungen stammen.
- *Vorschlag*: Zum Frühstück zwei hartgekochte Eier und ein Apfel, mittags einen Teller Feldsalat und abends gedünstetes Gemüse. Zwischendurch bekommen Sie Nüsse, Samen und Früchte. Getrunken wird nur Wasser.

Tag 16

Irgendwann: Überprüfen Sie Klimaanlage beziehungsweise Luftfilter. Muss etwas gereinigt oder ausgetauscht werden?

Tag 17

Abends: Geben Sie Ihrem Partner oder Ihrer Partnerin eine ausgiebige Massage.

Als Arzt weiß ich natürlich, dass ein freundliches »Guten Morgen« oder ein Dankzettel keine Therapie darstellen. Ich würde solche Dinge aber nicht vorschlagen, wenn ich nicht davon überzeugt wäre, dass sie hilfreich sind. Gegenwärtig führen so viele Menschen ein Leben auf der Überholspur, und das beeinträchtigt unsere Gesundheit. Mit dem 17-Tage-Plan haben Sie hoffentlich mehr Freude am Leben entwickelt. Es geht nicht nur darum, das Altern aufzuhalten, sondern auch darum, viele Jahre gesund und glücklich zu verbringen.

Epilog

Sehen wir der Wahrheit ins Auge: Ich kann nicht auf magische Weise die Uhr anhalten, damit Sie ewig 25 bleiben und sich auch so fühlen. Letztlich will das auch niemand, denn so könnte man sich kein Leben aufbauen, lernen, wachsen und sich entwickeln. Was ich in diesem Buch vermitteln möchte, sind die Schlüssel zu den verborgenen Kräften in Ihrem Körper. Damit liegt es in Ihrer Macht, den Alterungsprozess drastisch hinauszuzögern.

Angesichts der Fortschritte auf medizinischem, technischem und pharmazeutischem Gebiet in den letzten 50 Jahren müsste die Lebenserwartung inzwischen bei 150 Jahren liegen. Es hat riesige Fortschritte gegeben – denken Sie nur an neue Operationsmethoden. Dennoch leben wir insgesamt nicht annähernd so lange. Was geht da schief?

Offenbar haben wir einige Grundwahrheiten über den menschlichen Körper aus unserem kollektiven Gedächtnis gestrichen. Wir sollten uns nicht zu sehr auf medizinische Hilfsmittel, Operationen und Medikamente verlassen. Natürlich fasziniert auch mich, was inzwischen alles möglich ist – doch ich fürchte, dass zu viele Menschen die Lösung außerhalb suchen, und vergessen, dass Gesundheit in ihnen selbst wurzelt – im eigenen Körper.

Epilog

Ich hoffe, dass Ihnen inzwischen bewusst ist, dass niemand die unangenehmen Begleiterscheinungen des Altwerdens einfach so hinnehmen muss. Ja, wir werden älter. Aber wir haben viel Einfluss darauf, *wie*. Ich wünsche Ihnen, dass Sie all die Strategien, die ich in diesem Buch angesprochen habe, ab sofort auch umsetzen können. Kosten Sie Ihr Leben bis zur Neige aus – hoffentlich bis zum 100. Geburtstag!

Anhang

Atemtechniken

»Feueratem«

Bitten Sie eine Yoga-Lehrerin, die Luft anzuhalten, so lange sie kann – Sie werden staunen! Yogis kennen das Geheimnis, wie man die letzten Winkel der Lunge mit Sauerstoff füllt – mit *Kapalabhati Pranayama*, dem »Feueratem«. Setzen Sie sich dazu bequem und aufrecht hin. Schließen Sie die Augen und legen Sie eine Hand auf den Bauch, die andere auf den Oberschenkel. Strecken Sie nun die Zunge heraus und hecheln Sie wie ein Hund. Diese Atmung kommt aus der Magengegend, und der Bauch sollte sich bei jedem Atemzug mitbewegen. Nach einigen Sekunden schließen Sie den Mund und setzen das rasche Atmen durch die Nase fort. Es sollte sich wie sehr schnelles und gleichmäßiges Schniefen anhören. Stellen Sie sich dabei vor, Sie müssten direkt unter der Nase ein Feuer auspusten.

Achtung: Falls Ihnen bei der Übung schwindelig wird, hören Sie auf und atmen Sie normal weiter. Bei Bluthochdruck, Herzproblemen oder Epilepsie bitte zunächst mit Ihrem Arzt sprechen. Alternativ können Sie durch die Nase tief ein- und durch den Mund ausatmen.

Zwerchfellatmung

Das Zwerchfell ist ein Muskel, der sich über den Boden des Brustkorbs spannt und die Atmung unterstützt. So funktioniert die Zwerchfellatmung:

Setzen Sie sich aufrecht auf einen Stuhl und legen Sie eine Hand so auf die Magengegend, dass Sie die Arbeit Ihrer Muskeln spüren können. Atmen Sie nun langsam durch die Nase ein und schieben Sie den Bauch nach außen. Halten Sie die Luft einen Moment lang an und atmen Sie durch den Mund wieder aus. Dabei ziehen Sie den Bauch bewusst ein. Diese Übung verbessert nicht nur die Atmung, sondern trainiert auch die Bauchmuskulatur.

Strohhalmatmung

Schließen Sie die Lippen um einen Strohhalm und halten Sie sich die Nase zu. Eine Minute lang durch den Strohhalm ein- und ausatmen. Wenn Ihnen schwindelig wird, hören Sie bitte auf!

Lachyoga

Lachyoga ist eine Kombination aus Yoga-Atmung und hemmungslosem Gelächter. Ausgiebiges Lachen aus dem Bauch heraus erhöht die Sauerstoffaufnahme. Das wiederum versorgt wichtige Organe wie Herz und Lunge mit Nährstoffen und Energie. Der Körper kennt keinen Unterschied zwischen echtem und erzwungenem Lachen, so dass Sie davon genauso profitieren wie von Ihrem Lieblingswitz. Anfangs tun Sie so, als ob Sie lachen würden, aber nach einigen Sekunden finden Sie sich selbst so lächerlich, dass Sie sich kurz darauf ausschütten vor Lachen. Noch lustiger wird es, wenn Sie eine Partnerübung daraus machen. Man kommt sich zunächst blöd vor, aber es lohnt sich auf jeden Fall!

Herz und Kreislauf in Schwung bringen

Wandsitzen
Stellen Sie sich mit dem Rücken zur Wand. Lassen Sie den Rücken an der Wand heruntergleiten und beugen Sie die Knie, als würden Sie sich auf einen Stuhl setzen. Die Füße dabei nach vorn bewegen, so dass die Knie am Ende direkt über den Knöcheln im rechten Winkel stehen. Die Arme hängen an beiden Seiten herunter und mit den Handflächen zur Wand. 30 bis 60 Sekunden halten und dabei die Bauchmuskeln anspannen.

Hocke
Die Füße stehen schulterbreit auseinander. Mit geradem Rücken das Gesäß absenken, bis die Oberschenkel parallel zum Boden stehen. Das Körpergewicht soll dabei auf den Fersen ruhen. Langsam wieder aufrichten.

Hampelmann
Die Füße stehen nebeneinander, die Arme hängen seitlich herunter. Jetzt die Füße mit einem Sprung schulterbreit aus-

einander stellen und dabei die Arme über den Kopf schwingen. Zurückspringen und dabei die Arme wieder an den Körper führen. Je schneller, desto höher steigt der Puls.

Hocksprung

Der Hocksprung gleicht einem Hampelmann aus der Hocke und kräftigt vor allem die Oberschenkelmuskulatur. Schulterbreiter Stand, die Hände hinter dem Kopf (optional, das macht die Übung schwieriger). Jetzt in die Hocke gehen, bis die Oberschenkel parallel zum Boden sind, dann hochspringen und wieder in Hockstellung landen.

Ausfallschritt

Die Füße stehen fußbreit auseinander. Mit dem rechten Fuß einen großen Schritt nach vorn machen und dabei den Körper absenken, bis das rechte Knie im rechten Winkel steht. Es soll nicht über die Zehen hinausragen. Das hintere Bein bleibt gestreckt. Damit Sie nicht ins Wackeln kommen, bitte die Bauchmuskeln anspannen! Es hilft auch, die Hände beim Beugen des Knies an die Hüften zu setzen. Wieder in die Ausgangsposition zurückkehren und die Bewegung mit dem anderen Bein wiederholen.

Ausfallsprung

Die gleiche Position wie beim Ausfallschritt einnehmen. Mit Kraft nach oben springen und dabei die Beine wechseln, so dass beim Landen das linke Knie vorn ist. Achtung, diese Übung ist für Fortgeschrittene! Machen Sie sie erst, wenn Sie glauben, dass Sie wirklich so weit sind.

Schattenboxen

Die Knie sind leicht gebeugt. Die Hände zur Faust ballen und abwechselnd mit beiden Fäusten auf einen imaginären Gegner einschlagen. Die Arme bleiben dabei die ganze Zeit leicht gebeugt – nicht die Ellbogen überstrecken.

Sitzhocke

Im Stehen langsam *fast* auf einen Stuhl setzen. Ihr Gesäß soll knapp über der Sitzfläche schweben. Dann wieder aufrichten. Die Brust dabei aufrecht halten und die Augen nach vorn richten, damit Sie sich nicht zu weit nach vorn neigen – dann wäre die Übung zu einfach.

Dehnübungen

Brustraum dehnen

Stellen Sie sich aufrecht hin und lassen Sie die Arme seitlich hängen. Die gestreckten Arme nach hinten führen und die Finger verschränken. Langsam den Rücken nach hinten biegen und zur Decke blicken, während Sie den Brustraum wölben, bis Sie die Dehnung über die ganze Brust fühlen. Zwei Mal tief durchatmen.

Brustkorb dehnen

Setzen Sie in Bauchlage beide Hände neben die Schultern (wie für einen Liegestütz) und schieben Sie Ihren Oberkörper so weit nach oben, bis die Arme gestreckt sind. Den Kopf nach hinten legen und zur Decke blicken, während Bauchwand und

Brust sich weiter dehnen. Drei Mal tief ein- und ausatmen.
Achtung: Die Übung soll nicht schmerzen.

Kuhrücken & Katzenbuckel
Auf alle viere herunterlassen (Hände und Knie). Die Hände direkt unter den Schultern aufsetzen. Wenn der Boden für die Knie zu hart ist, ein Handtuch unterlegen. Tief einatmen und dabei den Rücken durchbiegen, dann beim Ausatmen nach oben wölben. Die Bewegung verläuft langsam und koordiniert.

Oberschenkel dehnen
Im Stehen ein Bein anwinkeln. Die Ferse möglichst nah an das Gesäß führen und dabei den Oberschenkel dehnen.

Nacken dehnen
Den Kopf leicht zur Seite drehen und dann nach unten schauen, als ob Sie in Ihre Tasche blicken würden. Halten und auf der anderen Seite wiederholen.

Fuß kreisen
Im Sitzen die Beine nach vorn strecken. Die Zehen strecken und mit dem großen Zeh einen Kreis beschreiben. Zehn Mal im Uhrzeigersinn, zehn Mal gegen den Uhrzeigersinn.

Im Sitzen strecken
Im Sitzen die Hände hinter dem Kopf verschränken. Die Ellbogen so weit wie möglich nach hinten schieben. Beim Dehnen tief einatmen.

Arme kreisen

Im Stehen die Arme wie eine Windmühle kreisen lassen, entweder abwechselnd oder beide gleichzeitig, mal vorwärts, mal rückwärts, erst langsam, dann schneller.

Drück- und Zugübungen

Drücken

Drückübungen trainieren Trizeps, Brust- und Schultermuskulatur.

- **Liegestütze.** Die Beine sind nach hinten gestreckt und bilden mit dem Körper ein gerades »Brett«. Der Körper stützt sich auf Hände und Zehen. In der Ausgangsstellung sind die Ellbogen gestreckt und die Hände schulterbreit auseinander aufgesetzt. Durch Beugen der Ellbogen den Körper langsam zum Boden absenken, bis die Brust parallel zum Boden ist. Den Körper mittels Durchdrücken der Ellbogen wieder anheben.
- **Liegestütze einarmig.** Mit einem normalen Liegestütz den Körper absenken. Beim Anheben des Körpers in der Hüfte so zur Seite drehen, dass das gesamte Gewicht auf einer Hand ruht. Der andere Arm zeigt nach oben. Wieder in die Ausgangsposition zurückkehren und bei jedem Anheben den Arm wechseln.
- **Liegestütze an der Wand.** Auf Armeslänge mit dem Gesicht zur Wand stellen. Beide Hände flach an die Wand legen und die Ellbogen langsam beugen, um sich gegen die Wand zu lehnen. Ellbogen durchdrücken, um den Körper wieder auf-

zustellen. Je weiter die Füße von der Wand entfernt sind, desto schwieriger wird die Übung.
- **Trizeps Dip.** Sie sitzen mit geschlossenen, lang ausgestreckten Beinen auf einem fest stehenden Stuhl (kein Drehstuhl) oder einer Bank. Mit den Händen die Sitzkante umfassen und nach vorn bewegen, bis die Arme den Körper halten. Die Arme bleiben dabei leicht gebeugt, damit wirklich der Trizeps arbeitet und die Ellbogengelenke keinen Schaden nehmen. Den Körper langsam absenken, bis das Gesäß beinahe den Boden berührt. Körper anheben und wiederholen.

Ziehen

Zugübungen beanspruchen den oberen Rücken, die Rückseite der Schultern und den Bizeps.
- **Klimmzüge.** Die Hände schulterbreit um eine stabile, horizontal angebrachte Stange legen. Die Handinnenflächen zeigen zum Körper. Nach oben ziehen, bis das Kinn knapp über der Stange ist. Langsam wieder absenken und wiederholen.
- **Bizeps Curls.** In jeder Hand eine Hantel von zwei bis fünf Kilo halten. In der Ausgangsposition hängen die Arme auf beiden Seiten herab. Ellbogen fest an die Hüften drücken. Die Unterarme anheben und die Gewichte vollständig nach oben führen. Langsam wieder absenken. Die Ellbogen sollen sich beim Anheben und Absenken der Arme nicht bewegen.
- **Schultern heben.** Zwei gleich schwere Hanteln in beiden Händen halten und neben dem Körper herabhängen lassen.

Die Schultern aktiv nach oben und unten ziehen. Der Kopf bleibt dabei aufrecht.
- **Rudern.** Sie sitzen auf dem Rudergerät, greifen nach vorn zum Griff und ziehen ihn zurück, bis die Kette straff ist. Langsam die Knie beugen, damit der Körper nach vorn rutschen kann. Die Beine wieder strecken, um den ganzen Körper nach hinten zu schieben. Achten Sie darauf, sich beim Vor- und Zurückgleiten nicht nach vorn zu lehnen und den Rücken gerade zu halten.

Beinübungen

Mit den folgenden Übungen kräftigen Sie Ober- und Unterschenkel:
- **Bein heben.** Für diese Übung nehmen Sie am besten die Couch zur Hilfe. Beide Hände ruhen auf der Armlehne und halten den Körper in Brettposition. Beide Beine sind gerade nach hinten gestreckt. Jetzt ein Bein anheben, so hoch Sie können, danach langsam wieder zum Boden absenken. Eine Minute lang wiederholen, dann zum anderen Bein wechseln.
- **Bein heben, seitwärts.** Seitenlage. Das untere Bein ist gebeugt, das obere lang ausgestreckt. Langsam das obere Bein in die Luft heben und dann wieder absenken. Eine Minute lang wiederholen, dann umdrehen und das andere Bein trainieren. Wichtig ist, dass die Hüfte hierbei parallel zu der Schulter steht.
- **Unterschenkel heben.** Hüftbreiter Stand, die Füße stehen fest auf dem Boden. Mit den Unterschenkeln auf die Zehen-

spitzen stellen und das Körpergewicht auf den Fußballen balancieren. Kurz halten, dann die Füße langsam wieder abstellen.

Treppen steigen
Treppauf und treppab laufen. Zur Abwechslung auch mal zwei Stufen auf einmal nehmen.

Froschsprünge
In die Hocke gehen: Die Beine stehen schulterbreit auseinander, die Knie sind im 90-Grad-Winkel gebeugt, der Rücken ist gerade. Hoch in die Luft springen und dabei die Beine strecken. Sanft landen und dabei wieder in die Hocke gehen.

Rumpfmuskulatur

Eine starke Rumpfmuskulatur bewahrt die Beweglichkeit und schützt den Rücken.

Sit-ups
Rückenlage mit gebeugten Knien, die Füße stehen flach auf dem Boden. Die Arme vor der Brust verschränken. Mit den Bauchmuskeln Schultern und Oberkörper in Richtung Knie ziehen. Sobald die Sitzstellung erreicht ist, den Oberkörper langsam wieder absenken; dabei mit den Bauchmuskeln halten.

Crunches
Der Unterschied zwischen Crunches und Sit-ups liegt darin, dass man bei Crunches den Rücken *nicht* vollständig anheben

möchte. Die Bewegungen sind auch viel kürzer. Die Ausgangsstellung ist die Rückenlage mit gebeugten Knien, die Füße stehen flach auf dem Boden. Die Schultern in Richtung Knie anheben und den Rücken wieder auf den Boden absenken, ohne dass der Kopf den Boden berührt.

Brett

In Liegestützposition gehen, aber nicht auf die Hände, sondern auf die Unterarme stützen. Den Körper flach wie ein Brett halten, weder durchhängen noch den Rücken wölben.

Radfahren

Rückenlage, die Hände liegen locker hinter dem Kopf. Beide Knie an die Brust ziehen und die Schulterblätter vom Boden lösen. Den Oberkörper nach links drehen und mit dem rechten Ellbogen das linke Knie berühren, dabei das andere Bein strecken. Zur anderen Seite drehen, das rechte Knie anziehen und das linke strecken, so dass der linke Ellbogen das rechte Knie berührt. Es geht darum, die Beine bei dieser Übung wie auf Pedalen zu bewegen.

Gleichgewichtsübungen

Auf der Linie laufen

Auf einer imaginären geraden Linie sorgfältig einen Fuß hinter den anderen setzen, immer Ferse an Zehe, dabei nicht auf die Füße blicken. Eine Minute lang trainieren.

Storchenstand
Im Stehen ein Bein vom Boden heben und den Fuß auf die Innenseite des stehenden Knies setzen. Um besser das Gleichgewicht zu halten, einen Punkt auf Augenhöhe fixieren. Die Rumpfmuskulatur anspannen! Als Variante auch mal die Augen schließen. 30 Sekunden auf jedem Bein.

Gewicht verlagern
Die Füße stehen hüftbreit auseinander. Langsam ein Bein zur Seite anheben, während Sie das Gewicht auf den anderen Fuß verlagern. Halten, dann die Beine wechseln.

Ball um den Bauch
Auf einem Bein stehen. Einen Ball nehmen und hinter dem Rücken und um den Bauch herumführen, ohne das Gleichgewicht zu verlieren. Auch mit geschlossenen Augen probieren!

Wichtige Zahlen fürs Herz

So misst man den Ruhepuls
Der Puls ist der Rhythmus des eigenen Herzschlags und wird auch als *Herzfrequenz* bezeichnet. Er gibt an, wie oft das Herz pro Minute schlägt.
- Den Puls tastet man an der Hauptschlagader im Handgelenk unterhalb des Daumens. Fühlen Sie den Puls nicht mit dem Daumen, da dessen Puls das Ergebnis überlagern kann.
- 30 Sekunden lang die Schläge zählen und dann verdoppeln: Das ist Ihr aktueller Puls pro Minute.

Trainingspuls ermitteln

Diesen Wert können Sie selbst errechnen:
- Bei mäßig anstrengender körperlicher Aktivität sollte der Zielpuls 60 bis 80 Prozent unter Ihrer maximalen Herzfrequenz liegen.
- Schätzen Sie Ihre maximale Herzfrequenz, indem Sie Ihr Alter in Jahren von 220 abziehen. Multiplizieren Sie diesen Maximalwert mit 0,5 und 0,7. In diesem Bereich sollte Ihr Trainingspuls liegen.
- **Plaudertest:** Sagen Sie beim Ausdauertraining laut einen Satz. Wenn Sie Schwierigkeiten haben, ihn zu Ende zu bringen, weil Sie zu wenig Luft bekommen, übertreiben Sie gerade. Wenn Sie den Satz problemlos sagen können, dürfen Sie sich etwas mehr ins Zeug legen.

Salzbomben

Bestimmt behalten Sie beim Essen den Fettgehalt und die Kalorien im Auge, aber wissen Sie auch, wie viel Salz Sie zu sich nehmen? Empfehlenswert ist ein Durchschnittsverzehr von maximal 2,3 Gramm Natrium pro Tag (1 g Natrium entspricht einem Kochsalzgehalt von 2,54 g).

Salzbomben erkennen und meiden

- Produkte mit mehr als 200 mg Natrium pro Portion sollten Sie lieber meiden. Beachten Sie dabei die Portionsgröße und die Liste der Inhaltsstoffe. Salzzusätze müssen deklariert werden, exakte Mengenangaben sind aber nicht vorgeschrieben.

- Im Bioladen sind salzarme Kochzutaten erhältlich wie salzreduzierte Brühwürfel. Manche Bäckereien und Metzgereien bieten salzarme Waren an. Fragen Sie gezielt nach.
- Bei einer Schilddrüsenüberfunktion (Hyperthyreose) nicht mit Jodsalz würzen!

Übermäßig viel Salz steckt in zahlreichen verarbeiteten Produkten. Kritisch sind insbesondere:
- Tütensuppen und Tütensaucen für schnelle Fertiggerichte
- Fertige Salatsaucen und Dressings
- Konserven (Fleisch, Fisch, Gemüse; Fertiggerichte)
- Tomatensaft, Gemüsesäfte
- Matjes
- Eingelegte Oliven, Auberginen und sonstige Antipasti
- Käse (Hartkäse, Weichkäse, Streichkäse, auch Ziegen- und Schafskäse)
- Wurstwaren aller Art (insbesondere Schinken und Salami)
- Eingelegte Steaks und anderes vorbereitetes Grillgut
- Brot und Backwaren

Natriumarme Alternativen sind:
- Frisches Gemüse
- Selbst gekochte Suppen
- Mit Paprika, Knoblauch oder Petersilie würzen
- Frische Zitrone

So gut kann Wasser schmecken!

Verfeinern Sie Ihr Wasser mit:
- Gehackten Gurken
- Ein paar Spritzern Zitronensaft
- Erdbeeren, Heidelbeeren oder anderen Lieblingsbeeren, zu Eiswürfeln eingefroren
- Ein paar Tropfen Pfefferminzextrakt
- Ingwerstücken

Mineralwasser gibt es in zahlreichen Geschmacksrichtungen mit viel oder wenig Kohlensäure.

Ob **Früchtetee** (mit Malve, Hagebutte, Apfel oder Pfirsich), **Kräutertee** (Pfefferminze, Zitronenmelisse) oder Mischungen, frisch oder getrocknet, heiß oder gekühlt: Es stehen jede Menge koffeinfreier Tees zur Wahl.

Ideen für Gemüsehasser

Es gibt eine Vielzahl an Gemüsesorten und ebenso viele abwechslungsreiche Ideen für die Zubereitung:
- **In der Nudelsauce verstecken.** Mit pürierten Zucchini, Zwiebeln, Möhren, Spinat, Paprika oder Sellerie verpassen Sie jeder Sauce einen Vitaminschub.
- **Hackfleisch anreichern.** Fein gewürfeltes Gemüse passt in Hackfleisch von Rind, Huhn oder Pute. Verfeinern Sie Hackbraten, Frikadellen oder Fleischklößchen mit Möhren, Paprika, Zwiebeln oder Zucchini.

- **Wraps aufpeppen.** Für einen gesunden, mexikanisch angehauchten Wrap zerdrücken Sie schwarze Bohnen und bestreichen damit eine Tortilla. Anschließend fettarmen Käse und etwas Quinoa hinzugeben. Jeder Wrap mit Hühnchen lässt sich mit fein geraspelter Paprika oder Brokkoli aufpeppen.
- **Spinatsandwich.** Ersetzen Sie den geraspelten Salat im Sandwich doch einfach durch frischen Spinat. Auch eine Handvoll Sprossen bringt mehr Nährstoffe.
- **Mit Obst naschen.** Gurke und Wassermelone in Stücke schneiden und mit gehackten Minzeblättchen zu einem erfrischenden Salat vermengen.
- **Grüne Smoothies.** Sie haben einen Lieblingssmoothie? Verleihen Sie ihm mit einigen Handvoll gefrorenem Spinat oder frischem Basilikum noch mehr Nährstoffe.
  - *Basilikum-Banane:* Zwei Bananen mit zehn frischen Basilikumblättern, einem Esslöffel Honig, 60 ml Cranberry-Saft und ein paar Eiswürfeln aufschlagen.
  - *Spinat-Supersmoothie:* Eine Handvoll frischen Spinat mit 250 g fettarmem Vanillejoghurt, 125 ml Cranberry-Saft, 100 g Erdbeeren (frisch oder tiefgekühlt), 100 g Heidelbeeren, einer Banane und einigen Eiswürfeln aufschlagen.

Endlich Nichtraucher!

Viele Raucher schaffen das Aufhören auch ohne professionelle Hilfe, allerdings nur selten im ersten Anlauf. Es existieren zahlreiche Unterstützungsangebote für unterschiedliche Zielgruppen, damit es zuverlässiger klappt.

Aktionsbündnis Nichtrauchen e. V. (ABNR)
Ein Zusammenschluss von elf nicht staatlichen Gesundheitsorganisationen, wie zum Beispiel der Deutschen Krebshilfe e. V., die sich insbesondere für eine konsequente Tabakprävention einsetzt und die Beteiligten vernetzt.

Bundeszentrale für gesundheitliche Aufklärung (BZgA)
Die BZgA motiviert mit ihrem kostenfreien Online-Ausstiegsprogramm *rauchfrei* zum Aufhören. Geboten werden neben verschiedenen Selbsttests ein E-Mail-Coach, der einen bis zu 31 Tage lang begleitet, der Zugang zu einer Community mit Forum und ehemaligen Rauchern als »Rauchfrei-Lotsen« sowie eine Erfolgsstatistik plus einen Ersparnisrechner. www.rauchfrei-info.de

Zusätzlich gibt es hier täglich ab 10 Uhr (auch am Wochenende) eine gebührenpflichtige Telefonberatung zur Rauchentwöhnung, Tel. 01805 313131 (14 Cent/Minute). Mehr finden Sie unter *Kontakt* auf www.rauchfrei-info.de.

Deutsche Hauptstelle für Suchtfragen e. V. (DHS)
Im März 2004 veröffentlichte die Deutsche Hauptstelle für Suchtfragen den Abschlussbericht der Studie »Tabakentwöhnung und Selbsthilfe. Eine Bedarfsanalyse« von Walter Farke. Die Studie wurde mit Hilfe verschiedener Selbsthilfeorganisationen erstellt und kommt zu dem Fazit, dass derzeit eine »Kombination aus verhaltenstherapeutisch fundierten Angeboten mit medikamentöser Unterstützung die wirksamste Methode ist«. (http://www.dhs.de/fileadmin/user_upload/pdf/Projekt_Tabak/Tabakentwoehnung_und_Selbsthilfe.pdf)

Aus dieser Studie erwuchs der von der BKK geförderte »Leitfaden für Gruppen. Rauchen oder nicht rauchen?« (Stand: März 2008) für Gruppenleiter, den Interessierte sich unter http://www.dhs.de/fileadmin/user_upload/pdf/Projekt_Tabak/Leitfaden_rauchen_oder_nicht_rauchen.pdf herunterladen können. Mit Selbsttest, zahlreichen Informationen und Anregungen, Buchtipps und einem Adressteil, der Anlaufstellen für Rauchentwöhnungsprogramme nennt.

Deutsche Herzstiftung e. V.
Die Deutsche Herzstiftung bietet ihren Mitgliedern die Broschüre »Ausstieg aus der Sucht. Wie man vom Rauchen loskommen kann« und »Rauchstopp: Helfen Medikamente?« zum pdf-Download an. http://www.herzstiftung.de/broschueren.html.

Deutsche Krebshilfe e. V.
Die Deutsche Krebshilfe führt Nichtraucherkampagnen durch und informiert über Präventions- und Ausstiegsmöglichkeiten bei Nikotinsucht. www.krebshilfe.de/wir-informieren/ueber-praevention-frueherk/rauchen-und-krebs.html.

Gesetzliche Krankenkassen
Die gesetzlichen Krankenkassen bezuschussen bestimmte Rauchentwöhnungskurse oder bieten teilweise eigene Programme an. Erkundigen Sie sich bei Ihrer Krankenkasse!

Hypnose und Akupunktur
Es gibt viele Anbieter auf dem Markt. Die Krankenkassen zahlen aktuell keine Zuschüsse für diese Methoden.

»Just Be Smokefree«
Dieses Programm richtet sich an Jugendliche und junge Erwachsene. Es wurde vom IFT-Nord am Kieler Institut für Therapie und Gesundheitsforschung entwickelt und von der DAK gefördert. Geboten werden Informationen, Selbsttests und praktische Tipps zum Aufhören: www.justbesmokefree.de

Kliniken
Verschiedene Kurkliniken, Suchtkliniken oder Herzzentren bieten Tabakentwöhnungskurse an, die an Wochenenden oder im Rahmen einer Kur oder Behandlung stattfinden.

Nikotinersatztherapie
Die Kosten für Nikotinpflaster, Kaugummis, Lutschtabletten oder »Raucherpille« zur Linderung von Entzugssymptomen werden derzeit nicht von den Krankenkassen übernommen. Man sollte sie gegen die ersparten Kosten für Zigaretten gegenrechnen und möglichst durch psychotherapeutische Maßnahmen ergänzen. Besprechen Sie den Einsatz in Ruhe mit Ihrem Arzt oder Apotheker, da solche Mittel bei bestimmten Vorerkrankungen nicht eingesetzt werden dürfen!

Danksagung

Ich danke Maggie Greenwood-Robinson und Lisa Clark für ihre Beiträge zu diesem Buch. Außerdem möchte ich mich bei den vielen Menschen bedanken, ohne die dieses Projekt nie entstanden wäre, und beim gesamten Team von Free Press, das mit so viel Kreativität und Leidenschaft bei der Sache war. Ich hoffe, dass die vorliegenden Informationen dazu beitragen, dass Millionen Menschen länger, glücklicher und gesünder leben.

Quellen und weiterführende Literatur

Einleitung

Costa, P. T., and McCrae, R. R. Somatic complaints in males as a function of age and neuroticism: a longitudinal analysis. *Journal of Behavioral Medicine* 1980;3:245–257.

Kapitel 1: Die fünf Faktoren des Alterns

Abramson, J. L., and Vaccarino, V. Relationship between physical activity and inflammation among apparently healthy middle-aged and older US adults. *Archives of Internal Medicine* 2002;162(11):1286–1292.

Heilbronn, L. K., et al. Effect of 6-month calorie restriction on biomarkers of longevity, metabolic adaptation, and oxidative stress in overweight individuals. *The Journal of the American Medical Association* 2006;295(13):1539–48.

Toth, M. J., Tchernof, A., et al. Regulation of protein metabolism in middle-aged, premenopausal women: roles of adiposity and estradiol. *Journal of Clinical Endocrinology & Metabolism* 2000;85(4):1382–7.

Verhoef, P., et al. Contribution of caffeine to the homocysteine-raising effect of coffee: a randomized controlled trial in humans. *The American Journal of Clinical Nutrition* 2002;76(6):1244–1248.

Yunsheng, M., et al. Association between dietary fiber and serum C-reactive protein. *The American Journal of Clinical Nutrition* 2006;83(4):760–766.

Kapitel 2: Aktiv gegensteuern

Rush Nutrition and Wellness Center, Rush University Medical Center. What is a healthy weight? http://www.rush.edu/rumc/page-1108048103230.html.

Kapitel 3: Mit ganzem Herzen dabei

American Heart Assocation: *About Arrhythmia,* Juni 2011. http://www.heart.org/HEARTORG/Conditions/Arrhythmia/About Arrhythmia/About-Arrhythmia_UCM_002010_Article.jsp.

Jankord, R., and Jemiolo, B. Influence of physical activity on serum IL-6 and IL-10 levels in healthy older men. *Medicine and Science in Sports and Exercise* 2004;36(6):960–4.

McCrory, M. A., et al. Dietary variety within food groups: association with energy intake and body fatness in men and women. *The American Journal of Clinical Nutrition* 1999;69(3):440–447.

Ridker, P. M., et al. C-reactive protein levels and outcomes after statin therapy. *The New England Journal of Medicine* 2005; 352:20–28.

Ridker, P. M., et al. Prospective study of C-reactive protein and the risk of future cardiovascular events among apparently healthy women. *American Heart Association. Circulation* 1998:731–733.

Roger, V. L., et al. Heart disease and stroke statistics update. A report from the American Heart Association. *American Heart Association Statistical Update. Circulation.* 2012;125:e2-e22.

Sachdeva, A., et al. Lipid levels in patients hospitalized with coronary artery disease: An analysis of 136,905 hospitalizations. *American Heart Journal* 2009;157(1):111–117.e2.

Thornton, S. N. Thirst and hydration: physiology and consequences of dysfunction. *Physiology and Behavior.* 2010;100(1):15–21.

U. S. Department of Agriculture and U. S. Department of Health and Human Services, 2010. Dietary Guidelines for Americans 2010. http://health.gov/dietaryguidelines/dga2010/dietaryguidelines2010.pdf.

U. S. Department of Agriculture, 2012: Agriculture Research Service, National Agriculture Library. National Nutrient Database for Standard Reference.

Zhang, X., et al. Cruciferous vegetable consumption is associated with a reduced risk of total and cardiovascular disease mortality. *American Journal of Clinical Nutrition* 2011;94(1):240–24.

Kapitel 4: Befreit aufatmen

American Lung Assocation, 2011: Join Us in the Fight for Air. http://www.lung.org/associations/charters/upper-midwest/about-us/2011-alaum-case-statement.pdf.

Aoshiba, K., and Nagai, A. Oxidative stress, cell death, and other damage to alveolar epithelial cells induced by cigarette smoke.

Tobacco Induced Diseases. 2003;1.3:219–26. http://www.ncbi.nlm.nih.gov/pubmed/19570263.

Asthma and Allergy Foundation of America, 2005. Asthma Overview. http://www.aafa.org/display.cfm?id=8&cont=5.

Baik, H.W., and Russell, R.M. Vitamin B12 deficiency in the elderly. *Annual Review of Nutrition* 1999;19:357–77.

Centers for Disease Control and Prevention. Asthma in the US, Growing Every Year. *CDC Vital Signs* Mai 2011.

Knekt, P., et al. Flavonoid intake and risk of chronic diseases. *The American Journal of Clinical Nutrition.* 2002;76(3):560–568.

Leboeuf-Yde, C., et al. Self-reported nonmusculoskeletal responses to chiropractic intervention: a multination survey. *Journal of Manipulative and Physiological Therapeutics.* 2005;28(5):294–302; Diskussion 365–6.

Le Marchand, L., et al. Intake of flavonoids and lung cancer. *Journal of the National Cancer Institute* 2000;92(2):154–60.

Linseisen, J., et al. Fruit and vegetable consumption and lung cancer risk: updated information from the European Prospective Investigation into Cancer and Nutrition (EPIC). *International Journal of Cancer.* 2007;121(5):1103–14.

Noble, J.M., et al. Periodontitis is associated with cognitive impairment among older adults: analysis of NHANES-III. *Journal of Neurology, Neurosurgery & Psychiatry* 80(11):1206–1211. http://www.ncbi.nlm.nih.gov/pmc/articles/PMC3073380/.

Oh, R.C., and Brown, D. Vitamin B12 deficiency. *American Family Physician.* 2003;67(5):979–986.

Pennypacker, L.C., et al. High prevalence of cobalamin deficiency in elderly outpatients. *Journal of the American Geriatrics Society* 1992;40:1197–204.

Rush University Medical Center. Breathe Easier: Tips for Keeping Your Lungs Healthy. http://www.rush.edu/rumc/page-1282236970456.html.

Schünemann, H. J., et al. The relation of serum levels of antioxidant vitamins C and E, retinol and carotenoids with pulmonary function in the general population. *American Journal of Respiratory and Critical Care Medicine* 2001;163(5):1246–55.

Schwartz, A. G. Genetic epidemiology of cigarette smoke-induced lung disease. *Proceedings of the American Thoracic Society*. 2012;9(2):22–6.

Semba, R. D., et al. Serum carotenoids and pulmonary function in older community-dwelling women. *The Journal of Nutrition, Health, & Aging*. 2012;16(4):291–6.

Sepper, R., et al. Mucin5B expression by lung alveolar macrophages is increased in long-term smokers. *Journal of Leukocyte Biology;* 16. Mai 2012.

Studenski, S., et al. Gait speed and survival in older adults. *The Journal of the American Medical Association*. 2011;305(1):50–58.

U. S. Department of Agriculture, 2012. Agriculture Research Service, National Agriculture Library. National Nutrient Database for Standard Reference.

World Health Organization, 2011. Chronic Obstructive Pulmonary Disease (COPD). Fact Sheet Nr. 315. http://www.who.int/mediacentre/factsheets/fs315/en/index.html.

Kapitel 5: Graue Zellen aktivieren

Akbaraly, T. N., et al. Plasma selenium over time and cognitive decline in the elderly. *Epidemiology*. 2007;18(1):52–8.

Ball, K., et al. Effects of cognitive training interventions with older adults. A randomized controlled trial. *The Journal of the American Medical Association* 2002;288(18):2271–2281.

Caprio, T. V., and Williams, T. F. Comprehensive geriatric assessment. *Practice of Geriatrics* 2007, 4. Ausgabe, Kap. 4.

Chung CS, and Caplan, LR. Stroke and other neurovascular disorders. In: Goetz, CG (Hrsg.). *Textbook of Clinical Neurology* . Philadelphia, Pa: Saunders Elsevier 2007; 3. Ausgabe, Kap. 45.

Durga, J., et al. Effect of lowering of homocysteine levels on inflammatory markers. A randomized controlled trial. *The Archives of Internal Medicine* 2005;165(12):1388–1394.

Ghosh, D., Mishra, M. K., Das, S., Kaushik, D. K., and Basu, A. Tobacco carcinogen induces microglial activation and subsequent neuronal damage. *Journal of Neurochemistry* 2009;110:1070–1081.

Hile, E. S., and Studenski, S. A. Instability and falls. In: Duthie E. H., Katz, P. R., and Malone, M. L. (eds.). *Practice of Geriatrics* 2007, 4. Ausgabe, Kap. 17.

Ho, A. J., Raji, C. A., Becker, J. T., et al. Obesity is linked with lower brain volume in 700 AD and MCI patients. *Neurobiology of Aging* 2010;31(8):1326–1339.

Kelkel, M., et al. Potential of the dietary antioxidants resveratrol and curcumin in prevention and treatment of hematologic malignancies. *Molecules* 2010;15(10):7035–74.

Lambourne, K. The relationship between working memory capacity and physical activity rates in young adults. *Journal of Sports Science and Medicine* 2006;5:149–153.

Lançon, A., et al. Control of microRNA expression as a new way for resveratrol to deliver its beneficial effects. *Journal of Agriculture and Food Chemistry*, Mai 2012.

Luders, E., et al. Enhanced brain connectivity in long-term meditation practitioners. *NeuroImage* 2011;57(4):1308–1316.

Masoumi, A., et al. 1alpha,25-dihydroxyvitamin D3 interacts with curcuminoids to stimulate amyloid-beta clearance by macrophages of Alzheimer's disease patients. *Journal of Alzheimer's Disease* 2009;17(3):703–17.

Milara, J., and Cortijo, J. Tobacco, inflammation, and respiratory tract cancer. *Current Pharmaceutical Design*. 2012. http://www.ncbi.nlm.nih.gov/pubmed/22632749.

Oude Griep, L. M., et al. Colors of fruit and vegetables and 10-year incidence of stroke. *Stroke; a journal of cerebral circulation* 2011;42(11):3190–5.

Pierluigi, Q., et al. Homocysteine, folate, and vitamin B-12 in mild cognitive impairment, Alzheimer disease, and vascular dementia. *The American Journal of Clinical Nutrition* 2004;80(1);114–122.

Seeman, T. E., et al. Histories of social engagement and adult cognition: midlife in the U.S. study. *The Journals of Gerontology, Series B, Psychological Sciences and Social Sciences* 2011;66(Suppl 1):i141–52.

Small, G. W., et al. Your brain on google: patterns of cerebral activation during internet searching. *American Journal of Geriatric Psychiatry* 2009;17(2):116–126.

Stewart, R., et al. Oral health and cognitive function in the third National Health and Nutrition Examination Survey (NHANES

III) Psychosomatic Medicine. *Journal of Biobehavioral Medicine* 2008;70(8):936–941.

U. S. Department of Agriculture, 2012. Agriculture Research Service, National Agriculture Library. National Nutrient Database for Standard Reference. Maryland, Nutrient Data Laboratory.

U. S. National Library of Medicine and National Institutes of Health, 2010. Aging Changes in The Senses. http://www.nlm.nih.gov/medlineplus/ency/article/004013.htm.

Zandi, P. P., et al. Reduced risk of Alzheimer disease in users of antioxidant vitamin supplements: the Cache County Study. *Archives of Neurology.* 2004;61(1):82–8.

Kapitel 7: Stärkung des Immunsystems

Algra, A., et al. Effects of regular aspirin on long-term cancer incidence and metastasis: a systematic comparison of evidence from observational studies versus randomized trials. *The Lancet Oncology* 2012;13(5):518–527.

Arthur, J., et al. Selenium in the immune system. *The Journal of Nutrition* 2003;133(5):14575–595.

Bennett, M. P., et al. The effect of mirthful laughter on stress and natural killer cell activity. *Alternative Therapies in Health and Medicine.* 2003;9(2):38–45.

Choi, M. The Not-so-sweet side of fructose. *The Journal of the American Society of Nephrology.* 2009;20(3):457–459.

Cole, S., et al. Sleep loss activates cellular inflammatory signaling. *Biological Psychiatry.* 15. September 2008;64(6):538–540.

Edlund, M. Getting healthy now. Regenerating yourself–using the right information. *Psychology Today.* 17. Mai 2012.

Geisler, C., et al. Vitamin D controls T cell antigen receptor signaling and activation of human T cells. *Nature Immunology*. 2010;11:344–349.

Johnson, R., et al. The effect of fructose on renal biology and disease. *The Journal of the American Society of Nephrology* 2010;21(12):2036–2039.

Miller, M., and Fry, W. The effect of mirthful laughter on the human cardiovascular system. *Medical Hypotheses* 2009;73(5): 636.

Miller, M., et al. University of Maryland School of Medicine Study Shows Laughter Helps Blood Vessels Function Better. 2009.

Office of Dietary Supplements: National Institutes of Health. Dietary Supplement Fact Sheet: Selenium. http://ods.od.nih.gov/factsheets/Selenium-HealthProfessional/.

Sugarawa J., et al. Effect of mirthful laughter on vascular function. *American Journal of Cardiology* 2010;106(6):856–59.

Kapitel 8: Ein gutes Bauchgefühl

American Cancer Society, 2011. *Colorectal Cancer.* http://www.cancer.org/cancer/colonandrectumcancer/detailedguide/colorectal-cancer-key-statistics.

American Cancer Society, 2011. *Stomach Cancer.* http://www.cancer.org/cancer/stomachcancer/detailedguide/stomach-cancer-prevention.

American Cancer Society, 2011. What Is Small Intestine Cancer? http://www.cancer.org/cancer/smallintestinecancer/detailedguide/small-intestine-cancer-what-is-small-intestine-cancer.

American Cancer Society, 2012. Stomach Cancer Overview. http://

www.cancer.org/cancer/stomachcancer/detailedguide/stomach-cancer-what-causes.

American College of Gastroenterology. Acid Reflux. http://patients.gi.org/topics/acid-reflux/.

American College of Gastroenterology. 2010. Rectal problems. http://www.acg.gi.org/patients/women/rectal.asp.

Blot, W. J., et al. Nutrition intervention trials in Linxian, China: supplementation with specific vitamin/mineral combinations, cancer incidence, and disease specific mortality in the general population. *Journal of the National Cancer Institute* 1993;85(18):1483–92.

Bogardus, S. T. What do we know about diverticular disease? *Journal of Clinical Gastroenterology.* 2006;40: S108–S111.

Centers for Disease Control and Prevention, 2006. Helicobacter pylori and Peptic Ulcer Disease. The Key to Cure. http://www.cdc.gov/ulcer/keytocure.htm.

Chao, A., et al. Cigarette smoking, use of other tobacco products and stomach cancer mortality in US adults: The Cancer Prevention Study II. *International Journal of Cancer* 2002;101(4):380–389.

Hunt, R. H. Helicobacter pylori: from theory to practice. Proceedings of a symposium. *The American Journal of Medicine* 1996; 100(5A):supplement.

Hunt, R. H., and A. B. R. Thompson. Canadian helicobacter pylori consensus conference. *The Canadian Journal of Gastroenterology* 1998;12(1):31–41.

Jacobs, E. J., et al. Vitamin C, vitamin E, and multivitamin supplement use and stomach cancer mortality in the Cancer Prevention Study II cohort. *Cancer Epidemiology, Biomarkers, & Prevention* 2002;11(1):35–41.

Jenab, M., et al. Association between pre-diagnostic circulation vitamin D concentration and risk of colorectal cancer in European populations: a nested case-control study. BMJ 2010;340:b5500.

Johns Hopkins Health Alerts, October 2011. Diverticulosis and Diverticulitis. http://www.johnshopkinshealthalerts.com/symptoms_remedies/diverticular_disorders/90-1.html.

Johns Hopkins Medicine Health Alerts, October 2011. Digestive Disorders. http://www.johnshopkinshealthalerts.com/alerts_index/digestive_health/19-1.html.

Koizumi, Y. Cigarette smoking and the risk of gastric cancer: a pooled analysis of two prospective studies in Japan. *International Journal of Cancer* 2004;112(6):1049–55.

Krebsinformationsdienst Heidelberg. Dickdarmkrebs: Anatomie, Krebsstatistiken, Krebsentstehung. http://www.krebsinformationsdienst.de/tumorarten/darmkrebs/was-ist-darmkrebs.php.

Mayo Clinic, Small Bowel Cancer. http://www.mayoclinic.org/small-bowel-cancer/.

National Cancer Institut, 2008. Garlic and Cancer Prevention 2008. http://www.cancer.gov/cancertopics/factsheet/prevention/garlic-and-cancer-prevention.

National Institute of Diabetes and Digestive and Kidney Disease, National Institutes of Health, 2008. Diverticulosis and Diverticulitis. Publication No. 08–1163.

National Institute of Diabetes and Digestive and Kidney Disease, National Institutes of Health, 2010. Hemorrhoids. Publication No. 11–3021.

NIH Consensus Development Conference. Helicobacter pylori in peptic ulcer disease. *The Journal of the American Medical Association* 1994;272:65–69.

Soll, A. H. Medical treatment of peptic ulcer disease. Practice guidelines. [Review]. European Helicobacter pylori. *The Journal of the American Medical Association* 1996;275:622–629.

Study Group. Current European concepts in the management of H. pylori information. The Maastricht Consensus. Gut 1997; 41:8–13.

Torpy, J., et al. Stomach cancer. *The Journal of the American Medical Association* 2010;303(17):1771.

U. S. Cancer Statistics Working Group. *United States Cancer Statistics: 1999–2008 Incidence and Mortality Web-Based Report*. Department of Health and Human Services, Centers for Disease Control and Prevention, and National Cancer Institute, Atlanta (GA) 2012.

Wang, X., et al. Review of salt consumption and stomach cancer risk: Epidemiological and biological evidence. *World Journal of Gastroenterology* 2009;15(18):2204–2213.

World Cancer Research Fund/American Institute for Cancer Research. Food research and the prevention of cancer: a global perspective. American Institute for Cancer Research, Washington (DC) 1997.

Yang, W. G., et al. A case-control study on the relationship between salt intake and salty taste and risk of gastric cancer. *World Journal of Gastroenterology* 2011;17(15):2049–53.

Kapitel 9: Das Auf und Ab der Hormone

American Association of Clinical Endocrinologists Growth Hormone Task Force. American Association of Clinical Endocrinologists medical guidelines for clinical practice for growth hormone use in adults and children—2003 update. *Endocrine Practice* 2008;9(1):64–76.

American Cancer Society, 2011. Thyroid Cancer. http://www.cancer.org/Cancer/ThyroidCancer/DetailedGuide/thyroid-cancer-survival-rates.

American Diabetes Association. *National Diabetes Fact Sheet.* Januar 2011.

American Diabetes Association. Standards of medical care in diabetes 2011. *Diabetes Care* 2011;34(Suppl 1):S11–61.

Barres, R., et al. Acute exercise remodels promoter methylation in human skeletal muscle. *Cell Metabolism.* 2010;15(3):405–11.

Blackwell, J. Evaluation and treatment of hyperthyroidism and hypothyroidism. *Journal of the American Academy of Nurse Practitioners* 2004;16(10):422–5.

Boyle, J. P., et al. Projection of the year 2050 burden of diabetes in the US adult population: dynamic modeling of incidence, mortality, and prediabetes prevalence. *Population Health Metrics* 2010;8:29.

Bundesverband der Verbraucherzentralen und Verbraucherverbände – Verbraucherzentrale Bundesverband e. V. (vzbv). Muss der Verbraucher bis 2016 auf eine einheitliche und verbindliche Deklaration von Salz warten? http://www.lebensmittelklarheit.de/cps/rde/xchg/lebensmittelklarheit/hs.xsl/4826.htm.

Centers for Disease Control and Prevention. *Number of Americans with Diabetes Projected to Double or Triple by 2050.* Presseerklärung, 22. Oktober 2010.

Centers for Disease Control and Prevention. *National Diabetes Fact Sheet.* Januar 2011:11.

Cleveland Clinic, 2009. Thyroid Disease. http://my.clevelandclinic.org/disorders/hyperthyroidism/hic_thyroid_disease.aspx.

Cleveland Clinic, 2012. Thyroid Cancer. http://my.clevelandclinic.org/disorders/thyroid_cancer/hic_thyroid_cancer.aspx.

Code-Knacker. Salz – Natriumchlorid (NaCl). http://www.code-knacker.de/salz.htm. *(Hintergrundinformationen mit Umrechnungsfunktion Natriumgehalt –> Salzgehalt)*

Harvard School of Public Health. The Nutrition Source, Simple Steps to Preventing Diabetes. http://www.hsph.harvard.edu/nutritionsource/diabetes-full-story/.

Heidemann C., Du, Y. und Scheidt-Nave, C. Diabetes mellitus in Deutschland. GBE kompakt 2(3). Robert Koch-Institut, Berlin 2011. www.rki.de/gbe-kompakt.

Hu, F. B., et al. Diet, lifestyle, and the risk of type 2 diabetes mellitus in women. *New England Journal of Medicine* 2001;345: 790–7.

Kapoor, D., and T. H. Jones. Smoking and hormones in health and endocrine disorders. *European Journal of Endocrinology.* 2005;152(4):491–9.

Kelly, M. Supercharge your metabolism! *Fitness Magazine* Juli/August 2010.

Kochikuzhyil, B. M., et al. Effect of saturated fatty acid-rich dietary vegetable oils on lipid profile, antioxidant enzymes and glucose tolerance in diabetic rats. *Indian Journal of Pharmacology.* 2010;42(3):142–145.

Laine, C. and Wilson, J. F. Type 2 diabetes. *Annals of Internal Medicine* 2007;146:ITC-1-ITC-15.

Levine, J.A., et al. Role of nonexercise activity thermogenesis in resistance to fat gain in humans. *Science* 1999;283(5399): 212–4.

Mayo Clinic, 2011. Grave's Disease. http://www.mayoclinic.com/health/graves-disease/DS00181/DSECTION=risk-factors.

Minaker, K. L. Common clinical sequelae of aging. In: Goldman, L., Ausiello, D. (Hrsg.). *Cecil Medicine* 23. Auflage, 2007.

National Institute of Diabetes and Digestive and Kidney Diseases, National Institutes of Health. 2005. Diabetes, Heart Disease, and Stroke. Publication No. 06–5094.

National Institute of Diabetes and Digestive and Kidney Diseases, National Institutes of Health, 2011. National Diabetes Statistics 2011. Publication No. 11–3892.

National Institutes of Health, 2010. Exercise and Immunity. 2010. http://www.nlm.nih.gov/medlineplus/ency/article/007165.htm.

Norwegian University of Science and Technology, 2011. Feed Your Genes. http://www.ntnu.edu/news/feed-your-genes.

Olshansky, S.J., and Perls, T.T. New developments in the illegal provision of growth hormone for »Anti-Aging« and bodybuilding. *The Journal of the American Medical Association* 2008;299(23):2792–2794.

Perls, T.T., et al. Provision or distribution of growth hormone for »Anti-Aging« clinical and legal issues. *The Journal of the American Medical Association* 2005;294(16):2086–2090.

Sircar, S., and Kansra, U. Choice of cooking oils – myths and realities. *Journal of the Indian Medical Association.* 1998;96(10): 304–7.

Stan, M. N., and Bahn, R. S. Risk factors for development or deterioration of graves' ophthalmopathy. *Thyroid, Official Journal of the American Thyroid Association* 2010; 20(7):777–83.

Tweed, J.O., et al. The endocrine effects of nicotine and cigarettes smoke. *Trends in Endocrinology and Metabolism* 2. Mai 2012 (elektronische Vorabveröffentlichung).

University of Utah Health Care, 2003. Is Eight Enough? US Researcher Says Drink Up and Tells Why. News Archive.

US Food and Drug Administration, 2007. Import alert 66–71, detention without physical examination of human growth hormone (HGH), also known as somatropin.

U.S. National Library of Medicine, National Institutes of Health, 2012. Aging Changes in Hormone Production. http://www.nlm.nih.gov/medlineplus/ency/article/004000.htm.

Weight Control Information Network, National Institutes of Health, 2004. Do You Know the Health Risks of Being Overweight? Publication No. 07-4098.

Kapitel 10: Müde, alte Knochen?

American Academy of Orthopaedic Surgeons & American Orthopaedic Foot & Ankle Society. 2006. Tight Shoes and Foot Problems. http://orthoinfo.aaos.org/topic.cfm?topic=A00146&return_link=0.

American Academy of Orthopedic Surgeons. May 2010. Smoking and Musculoskeletal Health. http://orthoinfo.aaos.org/topic.cfm?topic=A00192.

American Chiropractic Association. Today's Fashion Can Be Tomorrow's Pain. http://www.acatoday.org/content_css.cfm?CID=73.

Bartlett, S. Osteoarthritis Weight Management. The Johns Hopkins Arthritis Center. http://www.hopkins-arthritis.org/patient-corner/disease-management/osteoandweight.html.

Brunec-Šerbe-Saiko, A. Wien. *Calciumgehalt von Lebensmitteln*. http://www.osteoporose.co.at/graphiken/calciumgehalt.pdf.

Centers for Disease Control and Prevention (CDC). Fatalities and injuries from falls among older adults – United States, 1993–

2003 and 2001–2005. *MMWR Morbidity Mortality Weekly Report*. 17. November 2006;55(45):1221–4.

Cranney, A., et al. Clinical Guidelines Committee of Osteoporosis Canada Parathyroid hormone for the treatment of osteoporosis: a systematic review. *Canadian Medical Association Journal*. 2006;175(1):52–59.

Franks, A. L., et al. Encouraging news from the SERM frontier. *The Journal of the American Medical Association*. 1999; 281(23):2243–2244.

Gass, M., and Dawson-Hughes, B. Preventing osteoporosis-related fractures: an overview. *The American Journal of Medicine*. 2006;119:S3–S11.

Hausdorff, J. M., et al. Gait variability and fall risk in community-living older adults: a 1-year prospective study. *Archives of Physical Medicine and Rehabilitation*. 2001;82(8):1050–6.

Hollenbach, K. A., et al. Cigarette smoking and bone mineral density in older men and women. *American Journal of Public Health*. 1993;83(9):1265 70.

Institute of Medicine of the National Academies, 2002/2005. Dietary Reference Intakes for Energy, Carbohydrate, Fiber, Fat, Fatty Acids, Cholesterol, Protein, and Amino Acids. http://www.iom.edu/Global/News%20Announcements/~/media/C5CD2DD7840544979A549EC47E56A02B.ashx.

Management of osteoporosis in postmenopausal women: 2010 position statement of The North American Menopause Society. *Menopause*. 2010;17(1):25–54.

National Institute of Arthritis and Musculoskeletal and Skin Diseases, 2010. Handout on Health: Osteoarthritis. *National Institutes of Health*. Publication No. 10–4617.

NIH Consensus Development Panel on Osteoporosis Prevention,

Diagnosis, and Therapy. Osteoporosis prevention, diagnosis, and therapy. *The Journal of the American Medical Association.* 2001;285(6):785–795.

Rapuri, P. B., et al. Smoking and bone metabolism in elderly women. *Bone.* 2000;27(3):429–36.

U.S. Department of Agriculture, 2012. Agriculture Research Service, National Agriculture Library. National Nutrient Database for Standard Reference.

U.S. Department of Health & Human Services, Office of the Surgeon General, 2004. Bone health and osteoporosis: A report of the Surgeon General. *Reports of the Surgeon General.*

U.S. National Library of Medicine and National Institutes of Health, 2011. Arm Injuries and Disorders. http://www.nlm.nih.gov/medlineplus/arminjuriesanddisorders.html.

Waters D. L, et al. Sarcopenia: Current perspectives. *The Journal of Nutrition, Health, and Aging* 2000;4(3):133–9.

Kapitel 12: Schreckgespenst Wechseljahre?

American Cancer Society, 2011. Breast Cancer. http://www.cancer.org/Cancer/BreastCancer/DetailedGuide/breast-cancer-risk-factors.

American Cancer Society, 2011. Endometrial (Uterine) Cancer. http://www.cancer.org/Cancer/EndometrialCancer/DetailedGuide/endometrial-uterine-cancer-key-statistics.

American Cancer Society, 2011. Ovarian Cancer. http://www.cancer.org/cancer/ovariancancer/detailedguide/ovarian-cancer-key-statistics.

American Cancer Society, 2011. Women and Smoking. http://

Quellen und weiterführende Literatur

www.cancer.org/Cancer/CancerCauses/TobaccoCancer/WomenandSmoking/women-and-smoking-health-of-others.

American Council on Exercise. Exercise and Menopause. http://www.acefitness.org/fitfacts/fitfacts_display.aspx?itemid=91.

American Institute for Cancer Research. Foods That Fight Cancer. http://www.aicr.org/foods-that-fight-cancer/.

Bachmann, G.A., et al. Diagnosis and treatment of atrophic vaginitis. *American Family Physician*. 2000;61(10):3090–3096.

Beral, V., et al. Collaborative Group on Epidemiological Studies of Ovarian Cancer. Ovarian cancer and oral contraceptives: collaborative reanalysis of data from 45 epidemiological studies including 23,257 women with ovarian cancer and 87,303 controls. *The Lancet*. 2008;371(9609):303–14.

Beral, V., et al. Endometrial cancer and hormone-replacement therapy in the Million Women Study. *The Lancet*. 2005;365-(9470):1543–51.

Bianchini, F., et al. Overweight, obesity, and cancer risk. *The Lancet Oncology*. 2002;3(9):565–574.

Chen, W.Y., et al. Moderate alcohol consumption during adult life, drinking patterns, and breast cancer risk. *The Journal of the American Medical Association*. 2011;306(17):1884–1890.

Decahanet, C., et al. Effects of cigarette smoking on reproduction. *Human Reproduction Update*. 2011;17(1):76–95.

Division of Cancer Prevention and Control, National Center for Chronic Disease Prevention and Health Promotion, 2010. Ovarian Cancer Risk Factors. http://www.cdc.gov/cancer/ovarian/basic_info/risk_factors.htm.

Harvard Women's Health Watch. Pelvic Organ Prolapse Can Run in Family. 2007;14(9):3.

Hull, M.G., et al. Delayed conception and active and passive smoking. The Avon Longitudinal Study of Pregnancy and Childhood Study Team. *Fertility and Sterility.* 2000;74(4): 725–33.

Jeng, C., et al. Menopausal women: perceiving continuous power through the experience of regular exercise. *Journal of Clinical Nursing.* 2004;13(4): 447–54.

Krishnan, A. V., et al. The role of vitamin D in cancer prevention and treatment. *Rheumatic Diseases Clinics of North America.* 2012;38(1):161–78.

Liu, R. H. Potential synergy of phytochemicals in cancer prevention: mechanism of action. *The Journal of Nutrition.* 2004;134 (12 Suppl):3479S–3485S.

Maeda, N., et al. Anti-cancer effect of spinach glycoglycerolipids as angiogenesis inhibitors based on the selective inhibition of DNA polymerase activity. *Mini Reviews in Medicinal Chemistry.* 2011;11(1):32–8.

Mayo Clinic, 2011. Menopause. http://www.mayoclinic.org/diseases-conditions/menopause/basics/alternative-medicine/con-20019726.

Mayo Clinic, 2012. Premenstrual Syndrome (PMS). http://www.mayoclinic.org/diseases-conditions/premenstrual-syndrome/basics/alternative-medicine/con-20020003.

National Cancer Institute, 2010. What you need to know about ovarian cancer. http://www.cancer.gov/cancertopics/wyntk/ovary/allpages.

Norman, R. J., et. al. Improving reproductive performance in overweight/obese women with effective weight management. *Human Reproductive Update.* 2004;10(3):267–80.

Rocha Filho, E. A., et al. Essential fatty acids for premenstrual syndrome and their effect on prolactin and total cholesterol levels. *Reproductive Health.* 2011;8:2.

Seitz, H. K., and Becker, P. Alcohol metabolism and cancer risk. *Alcohol Research & Health: The Journal of the National Institute on Alcohol Abuse and Alcoholism* 2007;30(1):38–41.

Soares, S. R., and Melo, M. A. Cigarette Smoking and reproductive function. *Current Opinion in Obstetrics & Gynecology.* 2008(Jun).

Sun, L., et al. Meta-analysis suggests that smoking is associated with an increased risk of early natural menopause. *Menopause.* 2012;19(2):126–32.

U. S. Department of Agriculture, 2012. Agriculture Research Service, National Agriculture Library. National Nutrient Database for Standard Reference.

Villaverde-Gutierrez, C., et al. Quality of life of rural menopausal women in response to a customized exercise programme. *Journal of Advanced Nursing.* 2006;54(1): 11–9.

Walker, G. R., et al. Family history of cancer, oral contraceptive use, and ovarian cancer risk. *American Journal of Obstetrics and Gynecology.* 2002;186(1):8–14.

Yao, L. H. Flavonoids in food and their health benefits. *Plant Foods for Human Nutrition.* (Niederlande) 2004;59(3):113–22.

Zavos, P., 2000. Cigarette Smoking and Sexual Health. American Council on Science and Health.

Ziaei, S. et al. The effect of vitamin E on hot flashes in menopausal women. *Gynecologic and Obstetric Investigation.* 2007; 64(4):204–7.

Kapitel 13: Das starke Geschlecht

Adam, O., et al. Anti-inflammatory effects of a low arachidonic acid diet and fish oil in patients with rheumatoid arthritis. *Rheumatology International*. 2003(1):27–36.

American Cancer Society, 2012. Testicular Cancer. http://www.cancer.org/Cancer/TesticularCancer/DetailedGuide/testicular-cancer-key-statistics.

Barry, M. J., et al. Effect of increasing doses of saw palmetto extract on lower urinary tract symptoms: a randomized trial. *The Journal of the American Medical Association*. 2011;306(12):1344–51.

Billups, K. L., et al. Relation of C-reactive protein and other cardiovascular risk factors to penile vascular disease in men with erectile dysfunction. *International Journal of Impotence Research*. 2003;15(4):231–6.

Chavarro, J. E., et al. Soy food and isoflavone intake in relation to semen quality parameters among men from an infertility clinic. *Human Reproduction*. 2008;23(11):2584–90.

Esposito, K., et al. High proportions of erectile dysfunction in men with the metabolic syndrome. *Diabetes Care*. 2005;28(5):1201–3.

Hammadeh, M. E., et al. Protamine contents and P1/P2 ratio in human spermatozoa from smokers and non-smokers. *Human Reproduction*. 2010;25(11):2708–20.

Institute of Medicine of the National Academies, 2002/2005. Dietary Reference Intakes for Energy, Carbohydrate, Fiber, Fat, Fatty Acids, Cholesterol, Protein, and Amino Acids. http://www.iom.edu/reports/2002/dietary-reference-intakes-forenergy-carbohydrate-fiber-fat-fatty-acids-cholesterol-protein-and-amino-acids.aspx.

Ma, R. C. W., and Tong, P. C. Y. Testosterone levels and cardiovascular disease. *Heart.* 2010;96:1787–1788.

Mamsen, L. S., et al. Cigarette smoking during early pregnancy reduces the number of embryonic germ and somatic cells. *Human Reproduction.* 2010;25(11): 2755–61.

Mason, E., 2010. Smoking damages men's sperm and also the numbers of germ and somatic cells in developing embryos. *European Society of Human Reproduction and Embryology.*

Mayo Clinic, 2012. Erectile Dysfunction. http://www.mayoclinic.org/diseases-conditions/erectile-dysfunction/basics/risk-factors/con-20034244.

Mills, T. M. Vasoconstriction and vasodilatation in erectile physiology. *Current Urology Reports* 2002;3(6):477–83.

National Institute of Diabetes and Digestive and Kidney Diseases, National Institutes of Health, 2006. Prostate Enlargement: Benign Prostate Hyperplasia. Publication No. 07–3012.

National Institutes of Health (NIH) Consensus Conference. NIH Consensus Development Panel on Impotence. Impotence. *Journal of the American Medical Association.* 1993;270:83–90.

Pittman, G., 2012. Sperm may feel the weight of extra pounds: study. *Reuters Health.* http://www.reuters.com/article/2012/03/15/us-weight-idUSBRE82E14820120315.

Sermondade, N., et al. Obesity and increased risk of oligozoospermia and azoospermia. *Archives of Internal Medicine.* 2012; 172(5): 440–442.

Siepmann, T. Hypogonadism and erectile dysfunction associated with soy product consumption. *Nutrition* 2011;27(7–8):859–62.

Simonsen, U., et al. Penile arteries and erection. *Journal of Vascular Research*. 2002;39(4):283–303.

Suzuki, S., et al. Intakes of energy and macronutrients and the risk of benign prostatic hyperplasia. *The American Journal of Clinical Nutrition*. 2002;75(4):689–97.

Tivesten, A., et al. Low serum testosterone and estradiol predict mortality in elderly men. *The Journal of Clinical Endocrinology and Metabolism*. 2009;94(7):2482–8.

Travison, T., 2006. The Endocrine Society. The Journal of Clinical Endocrinology and Metabolism. Pressemeldung, Online-Ausgabe.

U.S. National Library of Medicine, National Institutes of Health, 2011. Enlarged Prostate. www.nlm.nih.gov/medlineplus/ency/article/000381.htm.

U.S. National Library of Medicine, National Institutes of Health, 2011. Saw Palmetto. http://www.nlm.nih.gov/medlineplus/druginfo/natural/971.html.

Kapitel 14: Wenn die Blase drückt

8 Areas of Age-Related Change. *NIH Medline Plus*. 2007;2(1):10–13. http://www.nlm.nih.gov/medlineplus/magazine/issues/winter07/articles/winter07pg10-13.html.

American Cancer Society, 2012. Prostate Cancer. http://www.cancer.org/Cancer/ProstateCancer/DetailedGuide/prostate-cancer-key-statistics.

Ballard, A., and H. Richter. Impact of obesity and weight loss on urinary and bowel incontinence. *Menopausal Medicine*. 2011;9(3).

Brown, J. S., Wing, R., Barrett-Connor, E., et al. Diabetes Prevention Program Research Group. Life-style intervention is associated with lower prevalence of urinary incontinence: the Diabetes Prevention Program. Diabetes Care. 2006;29(2):385–390.

Culligan, P., and Heit, M. Urinary incontinence in women: evaluation and management. *American Family Physician*. 2000; 62(11):2433–2444.

Curhan, G. C. Nephrolithiasis. In: Goldman L., Schafer AI., eds. *Cecil Medicine*. 2011, Edition 24, Kapitel 128.

Deutsches Krebsforschungszentrum in der Helmholtzgemeinschaft (DKFZ). Häufigste Krebstodesursachen. http://www.dkfz.de/de/krebsatlas/gesamt/mort_6.html (Letzte Aktualisierung 27. März 2012).

Finkielstein, V. A. Strategies for preventing calcium oxalate stones. *Canadian Medical Association Journal*. 2006;174(10):1407–1409.

Gerber G. S., and Brendler, C. B. Evaluation of the urologic patient: History, physical examination, and the urinalysis. *Campbell-Walsh Urology*. 2007, Edition 9, Kapitel 3.

Hansen, A., et al. Older persons and heat-susceptibility: the role of health promotion in a changing climate. *Health Promotion Journal of Australia* 2011;22(Spec. No):S17–20.

Jaipadkee, S., et al. The effects of potassium and magnesium supplements on urinary risk factors of renal stone patients. *Journal of the Medical Association of Thailand*. 2004;87(3):255–63.

Kontiokari, T., et al. Dietary factors protecting women from urinary tract infection. *American Journal of Clinical Nutrition*. 2003;29(2):266–269.

Makary, M. A., et al. The impact of obesity on urinary tract infection risk. *Urology*. 2012;79(2):266–9.

Marieb, E. N. *Human Anatomy & Physiology*. Benjamin/Cumming, Menlo Park (Calif) 1998.

Mayo Clinic. 30. September 2011. http://www.mayoclinic.org/diseases-conditions/urine-color/basics/definition/con-20032831.

The Merck Manuals: The Merck Manual for Healthcare Professionals, 2008. Dehydration. http://www.merckmanuals.com/home/hormonal_and_metabolic_disorders/water_balance/dehydration.html.

National Institute of Diabetes and Digestive and Kidney Diseases, National Institutes of Health, 2006. Prostate Enlargement: Benign Prostatic Hyperplasia. Publ. Nr. 07–3012.

National Institute of Diabetes and Digestive and Kidney Diseases, National Institutes of Health, 2007. Urinary Incontinence in Women. Publ. Nr. 08–4132.

National Institutes of Health of the U.S. Department of Health and Human Services, 2007. Your Urinary System and How It Works. Publ. Nr. 07–3195.

National Kidney Foundation. 2012. Urinary Tract Infections. http://www.kidney.org/atoz/content/uti.cfm.

Nikolavsky, D., and Chancellor, M. Stress incontinence and prolapse therapy assessment. *Reviews in Urology*. 2009;11(1): 41–43.

Pietrow P. K., and Preminger, G. M. Evaluation and medical management of urinary lithiasis. In: Wein, A. J., ed. *Campbell-Walsh Urology*. Saunders Elsevier, Philadelphia 2007 (9. Ausgabe, Kapitel 43).

Plowman, S. A., and Smith, D. L. *Exercise Physiology for Health, Fitness, and Performance*. Wolters Kluwer Health/Lippincott Williams & Wilkins, Philadelphia 2011 (3. Ausgabe).

Sheehy, C. M., et al. Dehydration: biological considerations, age-related changes, and risk factors in older adults. *Biological Research for Nursing*. 1999;1(1):30–7.

Spector, D. A. Urinary stones. *Principles of Ambulatory Medicine*. 2007; 7. Ausgabe:754–766.

Subak L. L., Johnson, C., Whitcomb, E., et al. Does weight loss improve incontinence in moderately obese women? *International Urogynecology Journal and Pelvic Floor Dysfunction*. 2002; 13(1):40–43.

Subak L. L., Whitcomb, E., Shen, H., et al. Weight loss: a novel and effective treatment for urinary incontinence. *Journal of Urology*. 2005;174(1):190–195.

U. S. National Library of Medicine, National Institutes of Health, 2011. Urinary Tract Infections–Adults. http://www.nlm.nih.gov/medlineplus/ency/article/000521.htm.

UT Southwestern Medical Center. Excess body weight linked to formation of uric acid kidney stones, UT Southwestern researchers find, 2004. http://www.utsouthwestern.edu/newsroom/news-releases/year-2004/excess-body-weight-linked-to-formation-of-uric-acid-kidney-stones-ut-southwestern-researchers-find.html.

Vulker, R. International group seeks to dispel incontinence »Taboo«. *The Journal of the American Medical Association* 1998; 11: 951–53.

Yale Medical Group. Urinary Tract Infections (UTIs). http://www.yalemedicalgroup.org/stw/Page.asp?PageID=STW024091.

Zeegers, M. P., Tan, F. E., Dorant, E., and van Den Brand, P. A. The impact of characteristics of cigarette smoking on urinary tract cancer risk: a meta-analysis of epidemiologic studies. *Cancer*. 2000;89(3):630–9. http://www.ncbi.nlm.nih.gov/pubmed/10931463.

Kapitel 16: Bedenkenlos Luft holen

Alcaraz-Zubeldia, M., et al. The effect of supplementation with omega-3 polyunsaturated fatty acids on markers of oxidative stress in elderly exposed to PM. *Environmental Health Perspectives*. 2008;116(9).

Baldi I., et al. Neurobehavioral effects of long-term exposure to pesticides: results from the 4-year follow-up of the PHYTONER study. *Occupational and Environmental Medicine*. 2011;68(2):108–15.

Bouchard, M. F., et. al. Attention-deficit/hyperactivity disorder and urinary metabolites of organophosphate pesticides. *Pediatrics*. 2010(6):e1270–7.

Bronstein, A. C., et al. 2008 Annual Report of the American Association of Poison Control Centers' National Poison Data System (NPDS): 26th Annual Report. *Clinical Toxicology*. 2009;47:911–1084.

Bundesamt für Strahlenschutz. Bundeseinheitliche Datei Radon in Gebäuden. http://www.bfs.de/de/ion/radon/radon_boden/radonkarte.gif.

Centers for Disease Control and Prevention (US); National Center for Chronic Disease Prevention and Health Promotion (US); Office on Smoking and Health (US), 2010. How Tobacco Smoke Causes Disease: The Biology of Behavioral Basis for Smoking-Attributable Disease: *A Report of the Surgeon General*.

Environmental Working Group. Executive Summary, Shopper's Guide to Pesticides in Produce. http://www.ewg.org/foodnews/summary/.

Fang, Y. Z., et al. Glutathione metabolism and its implications for health. *The Journal of Nutrition*. 2004;134(3):489–92.

Feldman, J., et al. Wide range of diseases linked to pesticides. *Beyond Pesticides: Pesticides and You.* 2010;30(2).

Grodstein, F., et al. Exposure to particulate air pollution and cognitive decline in older women. *Archives of Internal Medicine.* 2012;172(3):219–227.

Hoek, G., et al. Association between mortality and indicators of traffic-related air pollution in the Netherlands: a cohort study. *Lancet.* 2002;360(9341):1203–9.

Jafri, A. B. Aging and toxins. *Clinics in Geriatric Medicine.* 2011; 24:609–628.

Johns Hopkins Health Alert, 2006. Colonics: How Risky Are They? http://www.johnshopkinshealthalerts.com/alerts/digestive_health/JohnsHopkinsHealthAlertsDigestiveDisorders_520–1.html.

Menzel, D. B. Antioxidant vitamins and prevention of lung disease. *Annals of the New York Academy of Sciences.* 1992;669: 141–55.

Moulton, P. V., and Yang, W. Air pollution, oxidative stress, and Alzheimer's disease. *Journal of Environmental and Public Health.* 2012:472751.

United States Environmental Protection Agency. The Inside Story: A Guide to Indoor Air Quality. http://www.epa.gov/iaq/pubs/careforyourair.html.

U. S. Environmental Protection Agency, 2009. Step It Up to Indoor AirPlus. EPA 402/K-09/003.

Kapitel 17: Ein erfülltes Leben

Adit, A. Demographic differences and trends of vitamin D insufficiency in the US population, 1988–2004. *Archives of Internal Medicine.* 2009;169:626–632.

Andres G., et al., 2005. Effect of social networks on 10 year survival in very old Australians: the Australian longitudinal study of aging. *Journal of Epidemiology and Community Health.* 2005;59(7):574–579.

Bennett, P., et al., 30. März 2011. Higher energy expenditure in humans predicts natural mortality. *The Journal of Clinical Endocrinology & Metabolism*, jc. 2010–2944.

Brennan, F.X., and Charnetski, C.J. Sexual frequency and salivary immunoglobulin A (IgA). *Psychological Reports.* 2004;94(3) (Pt 1):839–44.

Center for Disease Control and Prevention (CDC). National Center for Health Statistics. Almost half of Americans use at least one prescription drug as annual report on nation's health shows. Pressemeldung, 2. Dezember 2004.

Crowe, M., et al. Personality and lifestyle in relation to dementia incidence. *Neurology.* 2009;72(3):253–259.

Date, C., et al. Association of sleep duration with mortality from cardiovascular disease and other causes for Japanese men and women: the JACC study. *SLEEP.* 2009;32(3):259–301.

Dietz, N., et al., 2007. Corporation for National and Community Service, Office of Research and Policy Development. The Health Benefits of Volunteering: a Review of Recent Research, Washington, DC.

Ebrahim, S., et al. Sexual intercourse and risk of ischaemic stroke and coronary heart disease: the Caerphilly study. *Journal of Epidemiology and Community Health.* 2002;56(2):99–102.

Ehsani, A. A., et al. Long-term caloric restriction ameliorates the decline in diastolic function in humans. *Journal of the American College of Cardiology.* 2006;47(2):398–402.

Emmons, R. A., and McCuiloug, M. E. Counting blessings versus burdens: an experimental investigation of gratitude and subjective well-being in daily life. *Journal of Personality and Social Psychology.* 2003;84(2):377–389.

Frankel, S., et al. Sex and death: are they related? Findings from the Caerphilly cohort study. *British Medical Journal.* 1997; 315:1641.

Garfinkel, L., et al. Mortality associated with sleep duration and insomnia. *Archives of General Psychiatry.* 2002;59(2).

George, L. K., et al. Spirituality and health. *Journal of Social and Clinical Psychology.* 2000;19(1); Psychology Module.

Giovannucci E., et al. Ejaculation frequency and subsequent risk of prostate cancer. *Journal of the American Medical Association.* 2004;291(13):1578–86.

Glaser, R., et al. Disclosure of traumas and immune function: health implications for psychotherapy. *Journal of Consulting and Clinical Psychology.* 1988;56(2):239–245.

Holt-Lunstad, J., et al. Social Relationships and Mortality Risk: A Meta-Analytic Review. *PLoS Med.* 2010;7(7): e1000316. doi: 10.1371/journal.pmed.1000316.

Kim, E. S., et al. Dispositional optimism protects older adults from stroke. *Stroke Magazine.* 2011(Jul).

Kirshnit, C., and McClelland, D. The effect of motivational arousal through films on salivary immunoglobulin A. *Psychology and Health.* 1998;2:31–52.

Lutgendorf, S. K., et al. Social support, psychological distress, and natural killer cell activity in ovarian cancer. *American Society of Clinical Oncology*. 2005;23(28):7105–13.

Memon, M. Z., et al. Car ownership and the risk of fatal cardiovascular diseases. Results from the second national health and nutrition examination study mortality follow-up study. *Journal of Vascular and Interventional Neurology*. 2009;2(1):132–135.

Weiterführende Literatur

American Cancer Society, 2012. Healthy Living Information to Help You Stay Well. http://www.cancer.org/Healthy/StayAwayfromTobacco/GuidetoQuittingSmoking/.

American Council on Exercise, 2012. Exercise Library. ACE get fit. http://www.acefitness.org/exerciselibrary/default.asp&xgt.

American Heart Association. Quit Smoking. Getting Healthy. http://www.heart.org/HEARTORG/GettingHealthy/QuitSmoking/Quit-Smoking_UCM_001085_SubHomePage.jsp.

American Lung Association. How to Quit Smoking. http://www.lung.org/stop-smoking/how-to-quit/.

Baldauf, S. Salt Intake: 14 Heart Numbers You Should Know About. *U.S. News* (undatiert), Health. http://health.usnews.com/health-news/family-health/slideshows/your-heart-health-14-numbers-everyone-should-know/4.

Barbella, L., and Mihelich, L. Unexpected sources lead to high sodium diet. *Times of Northwest Indiana* [Munster] 03. März 2012, n. pag. http://www.nwitimes.com/lifestyles/home-and-garden/unexpected-sources-lead-to-high-sodium-diet/article_b08e917e-aae5-5e90-8e40-fdc59d3305d5.html.

Birklbauer, Walter. *Warum Lach-Yoga?* Eine neurologische Perspektive. Books on Demand, Norderstedt 2008.

Centers for Disease Control. Vegetable of the Month: Carrot. http://www.fruitsandveggiesmatter.gov/month/carrot.html.

Centers for Disease Control and Prevention. Quit smoking. Smoking and tobacco use. http://www.cdc.gov/tobacco/quit_smoking/.

Centers for Disease Control and Prevention. Target maximum heart rate and estimate maximum heart rate. Physical activity for everyone. http://www.cdc.gov/physicalactivity/everyone/measuring/heartrate.html.

Cleveland Clinic. Quitting smoking. Treatments and procedures. http://my.clevelandclinic.org/services/Smoking_Cessation/hic_Quitting_Smoking.aspx.

Gelfand, J. Abdominal Exercises. Fitness and Exercise. WebMD, LLC, 27. März 2010. http://www.webmd.com/fitness-exercise/guide/health-fitness-abs.

Kataria, M. *Laugh for No Reason* (2nd ed.). Madhuri International, Mumbai (Indien) 2002.

Mayo Clinic. Balance Exercises. Fitness. 1. Dez. 2009. http://www.mayoclinic.com/health/balance-exercises/SM00049&slide=3.

Mayo Clinic. Sodium: How to tame your salt habit now. Nutrition and healthy eating. 30. März 2011. http://www.mayoclinic.org/healthy-living/nutrition-and-healthy-eating/in-depth/sodium/art-20045479.

National Cancer Institute. Quit Guide. Smokefree.*gov.* http://www.smokefree.gov/.

PureHealthMC. Balance Exercises. *Diet and Fitness.* Discovery Fit and Health (undatiert). http://health.howstuffworks.com/wellness/diet-fitness/exercise/balance-exercises.htm.

Smoking Cessation Health Center. Quit Smoking. WebMD, LLC, http://www.webmd.com/smoking-cessation/.

University of Georgia. Unexpected Sources of Sodium: Where is it coming from? *Foods and Nutrition Education*. Juni 2011. http://www.fcs.uga.edu/ext/pubs/fdns/FDNS-E-89-59a.pdf.

USDA. USDA National Nutrient Database for Standard Reference. *National Agricultural Library*. 1. Dez. 2011. http://ndb.nal.usda.gov/.

Register

100-Jahre-Glücksrezepte
(Phase 4) 324, 327, 328 f.,
333 f., 336 f., 338 ff.
17-Tage-Plan
Phase 1 102–122
Phase 2 216–224
Phase 3 291–297
Phase 4 341–350

Abwehrkräfte 25
AGE 23, 64, 133, 302, 313 f.
Algen 133, 184
Alkohol 26, 28, 50, 87, 237, 282
Alterung 22
Alterungsprozess 19
Alzheimer-Krankheit 21 f., 80, 88, 303 f.
Andropause 253
Anthocyane 29, 51
Anti-Aging-Grundbausteine
33 ff., 57 f., 70 f., 87 f., 139 f.,
154, 179 f., 197 f., 233 f.,
257 f., 279 f.

Antibiotika 32, 149, 158
Antigene 130
Antikörper 130
Anti-Krebs-Küche 245 f.
Antioxidantien 22, 28, 40, 51, 88, 90, 136, 230, 271
Äpfel 89
Apoptose 131
Arteriosklerose 22, 49, 304
Arthritis, rheumatoide 28, 129 f., 131, 194
Arthrose 28, 196 f., 203 f.
ASS (Azetylsalizylsäure) 138 f., 203
Atemtechniken 353
Feueratem 353 f.
Lachyoga 354
Strohhalmatmung 354
Zwerchfellatmung 354
Außenluft, verschmutzte 302, 307 f.
Autoimmunkrankheiten 129, 131, 133 f., 153

Ballaststoffe 27, 149, 158–161, 336
Bauchspeicheldrüse (Pankreas) 172f.
Beeren 29, 51, 137
Beinübungen 361f.
　Froschsprünge 362
　Treppensteigen 362
Bewegung 21, 27, 33f., 50, 57, 70, 87, 139, 154, 177, 179, 197ff., 233, 257, 279
Bioware (Obst und Gemüse) 315f.
Bisphenol A (BPA) 311ff.
Blasentraining 282f.
Blut 148
　-gefäße 20, 46f.
　-hochdruck (Hypertonie) 50, 176
　-kreislauf 26, 45
Blutkörperchen, rote 23, 194
　–, weiße 20, 23, 25, 127, 131, 194
BPA s. Bisphenol A
Brust abtasten 238f.
　B. weiten 72
Brustkrebs 237

Cholesterin (-spiegel) 23, 47–50, 55f., 99
　HDL 48
　LDL 23, 48
Cranberry-Cocktail, Dr. Mikes 272f., 281
C-reaktives Protein (CRP) 27, 49, 99, 256

Dankbarkeit 339f., 342
Darm 151
　-erkrankungen, entzündliche 164
　-flora 135, 149, 153
　-spülung 305
Dehnübungen 357ff.
　Arme kreisen 358
　Brustkorb dehnen 357
　Brustraum dehnen 357
　Fuß kreisen 358
　Im Sitzen strecken 358
　Kuhrücken und Katzenbuckel 358
　Nacken dehnen 358
　Oberschenkel dehnen 358
Dehydrierung 88, 173
Demenz 20, 130
Diabetes Typ 2　20, 22, 130, 134, 180f., 304
Dickdarm 149, 156
　-krebs 165f.
Divertikulitis 156
DNA 24, 67

Drück- und Zugübungen 359 ff.
Drücken 359 f.
Ziehen 360 f.
Drüsenprobleme 180–187
Dünndarm 128, 148, 158
Dysfunktion, erektile 252, 254, 256, 260 f.

Eier 30
Eierstöcke (Ovarien) 172, 229
Eierstockkrebs 244 f.
Entgiftung 305 f.
Entspannungsübungen 92
Entzündungen 20 f., 26 f., 49, 86, 130, 134, 151, 256
–, chronische 20 f.
Enzyme 24
Epiphyse (Zirbeldrüse) 172
Erbsubstanz 24, s.a. DNA
Ergänzungsmittel 29 f., 33, 40 f., 58, 71, 88, 140, 154, 180, 198, 234, 258, 280, 308
für das Atmungssystem 67
für das Hormonsystem 175
für das Immunsystem 132
für das männliche Sexualsystem 256
für das Nervensystem 83 f.
für das Verdauungssystem 152
für das weibliche Sexualsystem 231
für den Bewegungsapparat 199
für Herz und Kreislauf 55 f.
für Nieren und Harnwege 271
Erinnerungsvermögen 82, 86, 282
Ernährung, kalorienarme 335 ff.
–, kochsalzarme 276 f.
–, richtige (gesunde) 26, 51, 90, 135

Fast Food 50, 314
Fasten 306
Saft- 306
Feinstaub 307 f.
Fette 27, 133, 148
Omega-3-Fettsäuren 27
Fisch 51, 89, 246
Folsäure 25, 31, 67, 132
Lebensmittel mit viel F. 68
Freundschaften 325 f.
Frühstücken 185

Gebärmutterkrebs 242 f.
Gehirn 21, 78 f., 83 ff., 86 ff., 90 ff.
Gelenke 194, 198 f.

-entzündungen, rheumatische 22
-probleme 20, 194
Gemüse 28, 40, 53, 86, 135 f., 166, 277
   Ideen für Gemüsehasser 367 f.
Gesundheitscheck 181
Gleichgewichtsübungen 363 f.
   Auf der Linie laufen 363
   Ball um den Bauch 364
   Gewicht verlagern 364
   Storchenstand 364
Glukose-Fruktose-Sirup 29, 134
Gluthadion 304 f.
Glykierung 22, 133 f.
Glykierungsendprodukte 23, 64, 133, 313 f.
Granatapfel (-saft) 52
Grundkurs
   Atmungssystem 63 f.
   Blutkreislauf 45 ff.
   endokrines System 171 f.
   Harnwege 270 ff.
   Immunsystem 127–130
   männliches Sexualsystem 253 f.
   Nervensystem 78 f.
   Stütz- und Bewegungsapparat 192 ff.
   Toxine 301 ff.
   Verdauungssystem 148 f.
   weibliches Sexualsystem 229 f.

Hämorrhoiden 163 f.
Hände waschen 31, 134
Harnsteine 275
Harnwege 270 ff.
Harnwegsinfekte 274
Harnwegsprobleme, männerspezifische 278 f.
Haut 25, 127
HDL-Cholesterin 48
Heidelbeeren (und andere Beeren) 29, 51, 281
Herz 23, 45 f.
Herz und Kreislauf in Schwung bringen 355 ff.
   Ausfallschritt 356
   Ausfallsprung 356
   Hampelmann 355
   Hocke 355
   Hocksprung 356
   Schattenboxen 357
   Sitzhocke 357
   Wandsitzen 355
Herzerkrankungen 21
Herzinfarkt 24
Herz-Kreislauf-System 45 f., 176

Körperkreislauf 46
Lungenkreislauf 46
Herzprobleme 20
Hoden (Testes) 172
-krebs 264 f.
Selbstuntersuchung 265
Homozystein (-spiegel) 87
Hormone 20, 170, 175 f., 195
 –, entzündungsfördernde 20
 Wachstums- 186, 323
Hormonersatztherapie 170, 231 ff., 237, 243, 259 f.
Hyperthyreose 182 f.
Hypertonie 50, s.a. Bluthochdruck
Hypophyse 171, 174
Hypothalamus 172 f.
Hypothyreose 182

Ideen für Gemüsehasser 367 f.
Immunabwehr 25
 –, adaptive (spezifische, erworbene) 25, 128
 –, angeborene (unspezifische) 25, 127
Immunsystem 20, 25 f., 51, 127 ff., 135, 281, 323
Immunzellen 127, 131
Impfungen 31, 131
Infektionen 25, 66, 149
Ingwer 52

Inhalieren 72
Inkontinenz 270, 273 f., 282
Innenraumluft, belastete 301 f., 309
Insulin 170, 173 f.

Jod 184

Kalzium 183, 193, 195, 199, 271
Kegelübungen 241 f.
Kein-Kartoffelbrei, Dr. Mikes 136
Kerne und Samen 30, 89
Knoblauch 52, 245
Knochen 193
 –, gesunde 200 ff.
 -mark 26, 129, 193 f.
 -zellen 193
Kohlenhydrate 27
Körpergewicht 26, 33, 35 f., 57, 70, 87, 139, 154, 179, 197, 234, 257, 279
 Tabelle 36 f.
Körpertraining 27, 34, 201
Krafttraining 201, 204
Krebs 20, 22, 24, 127, 131, 151, 304
Kunststoffgefäße 312 f.
Kurkuma 52, 84

Lachs (Fisch) 51, 277
Lachyoga 354
LDL-Cholesterin 23, 48
Lebenseinstellung 77, 321
 –, positive 321, 337f.
Lebensmittel
 – mit viel Folsäure 68
 – mit viel mehrfach ungesättigten Fettsäuren 89
 – mit viel Vitamin B12 69
 –, ballaststoffreiche 160f.
 –, kalziumreiche 200
 –, kochsalzarme 276f.
 –, proteinreiche 205
 –, weiße 137
 Bio ist kein Muss 316
 weniger davon verzehren
 54f.
 zu Bio greifen 316
Luftverschmutzung 302, 307f.
Lunge 63f., 65ff.
Lungenprobleme, häufigste
 65f.
Lungentraining 72
Lymphsystem 26, 128
 Chylus 128
 Lymphdrainage 129f.
 Lymphknoten 128f.
 Lymphödeme 131

Magen 148, 151
 -geschwüre (Ulkus) 162f.
 -säure 25, 127
Maissirup 29, 134
Makrophagen 128
Medikamente 30, 159, 201, 203,
 331–334 s.a. Antibiotika
Meditation 92
Meditationsanleitung,
 Dr. Mikes 93
Menopause 195, 227, 230f.,
 235f., 255
Methylierung 24, 67f.
Multivitaminpräparate 28, 30,
 271
Muskeln 192, 198
Muskulatur 192, 195f.

Nährstoffversorgung 31, 40
Nasenschleimhaut 25, 127
Nebennieren 172f.
Nervensystem, autonomes 79
 –, parasympathisches 79
 –, peripheres 79
 –, sympathisches 79
 –, zentrales 78f., 86
Neurotransmitter 90f.
Nierenversagen 276
Nüsse 51, 89, 277
Nykturie 275

Obst 28, 40, 86, 136, 166, 277
Omega-3-Fettsäuren 27, 51, 88
Osteoblasten 193, 195
Osteoklasten 193, 195
Osteoporose 196
Osteozyten 193, 195
Östrogen 172, 195, 235
Ozon 307 f.

Pestizide (und Herbizide) 302 f., 314 f.
Phase 1   17-Tage-Plan 102–122
   Grundregeln 100 f.
   Vorbereitungen 100
   Ziele 98
Phase 2   17-Tage-Plan 216–224
   Grundregeln 213–216
   Vorbereitungen 212 f.
   Ziele 211 f.
Phase 3   17-Tage-Plan 291–297
   Grundregeln 289 ff.
Phase 4   17-Tage-Plan 344–345
   Grundregeln 343 f.
   Vorbereitungen 342 f.
Plaques im Gehirn 21
Polyarthritis, chronische 28, 129

Probiotika 135, 149, 151 ff., 158
Prostata 254 f.
-krebs 278 f., 323
-vergrößerung 262 f.
Prostatitis 263 f., 278
Proteine 23, 133 f., 148, 185
Proteinurie 275
PSA-Wert 279
Putzmittel 315, 342

Radikale, freie 22, 52, 86 f., 134, 230, 303 f.
Rauchen 21, 26, 31, 33, 38, 58, 66, 70, 88, 139, 154, 180, 197, 234, 258, 280
Rauchentwöhnung, Unterstützungsangebote 368–371
Reflux 151, 155
Reizdarmsyndrom 131, 151, 157
Rotwein 87
Ruhepuls messen 364

Saftfasten 305 f.
Salz (-zufuhr) 50, 58
-bomben 365 f.
Schädlingsbekämpfung 317
Scheidentrockenheit (vaginale Atrophie) 240

Schilddrüse 94, 171, 173, 182 ff.
Schlaf 138, 185, 299, 327–331
Schlaganfall 23 f., 80, 83
Schuhe 202
Schwermetallbelastung 304
Selen 31, 84, 137, 152
Senkung der Beckenorgane
241 f.
Sex (gesunder, sicherer) 230,
236, 240, 253, 299, 322 ff.
Sexualhormone 170
–, männliche 253 f.
–, weibliche 229, 234 f.
Sexualsystem, männliches
253–256
–, weibliches 229–233
Sinnesleistung 81
So altert
das endokrine System 173 f.
das Immunsystem 130 ff.
das Kreislaufsystem 47–50
das männliche Sexual-
system 255
das Nervensystem 80 ff.
das Verdauungssystem 151
das weibliche Sexualsystem
230 f.
der Stütz- und Bewegungs-
apparat 194 ff.
Lunge und Atmungssystem
66 ff.

Nieren und Harnwege
273–276
Sonnenlicht 28, 138
Spinat (und grünes Blattge-
müse) 52, 246
Spiritualität (Glaube und
Religion) 339
Sport 29, 178, 199, 231
Stoffwechsel, träger 185 ff.
Stress 21, 175 ff.
– abbauen 176 f.
Stress, oxidativer 21 f., 86, 230,
303 ff.
Stuhlgang 150, 159
Sturzprophylaxe 201
Süßkartoffel 52
System, endokrines 170 f.

Tagebuch schreiben 38 f.
Test
Atmungssystem 73–76
Bewegungsapparat 206–209
Kurzzeitgedächtnis 99 f.,
122
Herz-Kreislauf-System
59–62
Hormonsystem 187–190
Immunsystem 142–145
männliches Sexualsystem
266 ff.
Nervensystem 94–97

Nieren und Harnwege
284–287
Toxinbelastung 317–320
Verdauungssystem 166–169
weibliches Sexualsystem
248–251
Testosteron 172, 195, 235, 253,
255 f.
-mangel 258 f.
Thymiantee, Dr. Mikes 76
Thymusdrüse 26, 129
Topstrategien
bei belasteter Außenluft
308 f.
bei Divertikulitis 156
bei Magengeschwüren 163
bei Reflux 155
bei Verstopfung 161 f.
beim Reizdarmsyndrom
157 f.
für die Menopause 236 f.
für ein gesundes Herz 51 ff.
für ein starkes Immunsystem 31 f., 281 ff.
für eine ausgewogene
Methylierung 30 f.
für eine gesunde Schilddrüse 183 f.
für gesunde Muskeln 204 f.
für mehr Stoffwechselaktivität 185 f.

fürs Immunsystem 134–139
gegen »dicke« Luft 310 f.
gegen AGE 314
gegen Arthrose 203 f.
gegen BPA 312 f.
gegen Brustkrebs 237 f.
gegen Eierstockkrebs 244 f.
gegen eine Senkung der Beckenorgane 241 f.
gegen entzündete Prostata
263 f.
gegen Entzündungen 26 ff.
gegen erektile Dysfunktion
261
gegen Gebärmutterkrebs
243
gegen Glykierung 29 f.
gegen Hämorrhoiden 164
gegen Hodenkrebs 264 f.
gegen Magen- und Dickdarmkrebs 165 f.
gegen oxidativen Stress 28 f.
gegen Pestizide 315
gegen Scheidentrockenheit
240
gegen Testosteronmangel
259 f.
gegen vergrößerte Prostata
262 f.
zur Diabetesprävention
181 f.

Toxine 130, 301–304
Training, körperliches 90, 201
–, mentales 90 ff.
Trainingspuls ermitteln 365
Trinken (Wasser) 28, 33, 38, 57 f., 70, 88, 140, 154, 179, 197, 234, 258, 280
T-Zellen 127 f., 131

Übergewicht 21, 26, 231
– abbauen 140 f.
Übungen für die Rumpfmuskulatur 362 f.
   Brett 363
   Crunches 362 f.
   Radfahren 363
   Sit-ups 362
Ulkus 162 f.
Umfeld, soziales 324 ff.
Urinfarbe 281 f.

Verdauungsprobleme 147, 153, 155–166
   Durchfall 147, 157
   Verstopfung 147, 151, 157, 159, 161
Verdauungssystem 148 f.
Vitamine 24, 28, 31, 40, 56, 83, 148, 152
   B-Vitamine 25, 67, 68 f. , 83
   Folsäure 25, 31, 67, 132
   Vitamin C 132, 136, 148, 271
   Vitamin D 28, 148, 152, 175, 193, 199

Wachstumsfaktoren 91, 323
Walnüsse (und andere Nüsse) 51, 89
Wasser 28, 148, s.a. Trinken
   Geschmacksverbesserungen 367
Wechseljahre, männliche (Andropause) 253
–, weibliche 230, s.a. Menopause

Yoga-Atmung 72

Zähne und Zahnfleisch 85 f.
Zeitmanagement 178
Zellen 20, 128, 131
Zivilisationskrankheiten 20
Zucker 23, 133
Zwiebel 51
Zystitis, interstitielle 274